이해하기 쉬운

건강기능식품

HEALTH FUNCTIONAL FOOD

머리말

국제연합은 2050년 전 세계 인구의 21%가 60세 이상 노인이 차지할 것으로 내다보고 있으며 같은 해 우리나라의 노인인구(65세 이상) 비율이 세계 최고 수준에 이를 것으로 전망하고 있다. 고령자는 일반적으로 신체 기능 저하로 인해 체내 소화기능, 면역기능, 항산화기능 등 기본 방어체계에 문제가 발생한다. 또한 고혈압, 당뇨, 이상지혈증 등의 만성질환이 필연적으로 발생하게 된다. 이에 식품 및 건강기능식품은 만성질환 예방 및 건강 유지의 측면에서 그 중요성이 부각되고 있으며, 고령화 사회 진전과 국민소득 수준의 향상으로 삶의 질과 건강에 대한 관심이 크게 증가되면서 건강기능식품 시장규모는 지속적으로 확대될 전망이다.

'건강기능식품'은 인체에 유용한 기능성을 가진 원료 또는 성분을 사용하여 제조·가공한 식품을 말하며, 기능성은 인체구조 및 기능에 대하여 영양소를 조절하거나 생리학적 작용 등과 같은 보건용도에 유용한 효과를 얻는 것을 말한다. 혈압 강하, 혈행 건강, 콜레스테롤 저하, 체중조절, 치아, 골관절건강, 장 건강 개선 등의 전통적인 기능성 분야 외 최근에는 운동능력 개선, 피부 건강, 눈 건강 등의 신규 기능성 시장도 커지고 있다.

본서에서는 건강기능식품의 정의, 법규, 산업 규모, 소비자 트렌드 및 신규 기능성 시장을 포함한 각 기능성 내용을 서술하였다. 기능성 내용은 질병별로 질병 발생 원인을 병태생리학적 관점에서 서술하고 질병을 예방하거나 개선시키는 데 관여하는 작용기전, 바이오마커를 서술하여 건강기능식품 개발 시 활용할 수 있도록 하였다. 또한 건강기능식품 제조에 주로 사용되는 제형 제조법을 서술하여 건강기능식품 개발현장 실무도 반영하고자 하였다. 이에 본서는 건강기능식품을 배우고자 하는 식품 관련 전공 학생과 건강기능식품산업의 유통, 판매, 연구 분야에 종사하는 모든 분들에게 실제적인 도움을 줄 수 있을 것으로 사료된다.

마지막으로 이번 출판에 있어 수고를 아끼지 않으신 파워북 사장님 이하 편집부와 삽화에 도움을 주신 진서연 님께 감사의 말씀을 드립니다.

2019년 3월
저자일동

차 례

CHAPTER 3 체지방 감소

CHAPTER 4 혈당조절

Health functional food

CHAPTER

1

기능성식품의 정의 및 법규

1. 건강기능식품의 이해 | 2. 건강기능식품에 관한 법률

1. 건강기능식품의 이해

'건강기능식품'은 1970년대 후반부터 「식품위생법」에 의해 특수영양식품, 건강보조식품 등으로 분류되어 오다가 2004년 「건강기능식품에 관한 법률」이 시행되면서 '건강기능식품'으로 입법화되었다그림 1-1.

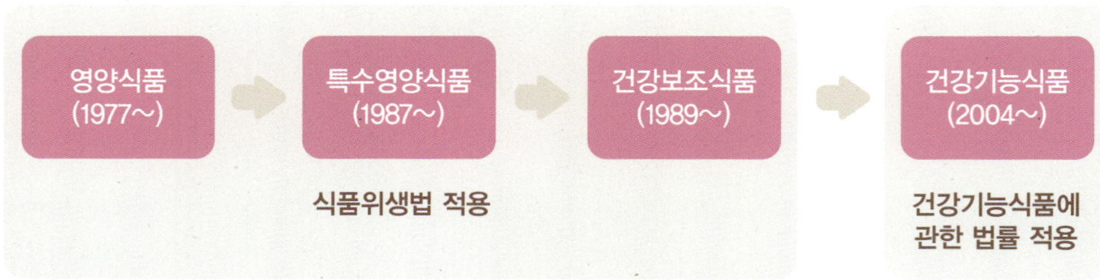

그림 1-1 건강기능식품 관련 용어 변천과정

1) 정의

건강기능식품이란 「건강기능식품에 관한 법률」 제3조 제1호에 따라 "인체에 유용한 기능성을 가진 원료나 성분을 사용하여 제조가공 포함한 식품"으로 정의한다. 언급된 기능성은 동법 동조 제2호에 따라 인체의 구조 및 기능에 대하여 영양소를 조절하거나 생리학적 작용 등과 같은 보건 용도에 유용한 효과를 얻는 것을 말한다. 결과적으로 건강기능식품이란 영양소 기능이나 질병 발생 감소 등의 유용한 성분을 포함하고 있는 원료를 가공하여 제조한 식품이다.

건강기능식품과 유사한 개념으로 사용되는 용어는 식이보충제dietary supplements, 보건기능식품, 식품보충제food supplements 등이 있다. 식이보충제는 미국에서 우리의 건강기능식품에 상응하는 용어로 사용하고 있으며, 보통 비타민, 무기질, 허브 등 식품성분, 아미노산, 식사를 보충하기 위해 사용하는 물질, 농축물, 대사산물, 구성요소, 추출물 혹은 이에 포함된 성분의 원료를 함유한 제품을 의미한다. 보건기능식품은 일본에서 사용하는 개념으로 특정 보건용 식품과 영양기능식품으로 분류된다. 특정 보건용

식품은 생리적 기능이나 특정 보건기능을 나타내는 식품이고 영양기능식품은 특정 영양성분을 포함하는 식품이다. 식이보충제는 유럽에서 사용하는 개념으로 식사를 보충하는 목적을 가진 모든 식품을 의미하여 영양 또는 생리학적으로 효과를 가진 영양소 또는 그 밖의 성분/물질을 농축한 것을 단일 또는 복합적으로 농축한 제품으로 캡슐, 정제 · 알약, 환 등과 같은 형태로 소량 섭취하는 식품이 해당된다.

「건강기능식품의 기준 및 규격」식품의약품안전처 고시 제2018-67호에 따르면 건강기능식품은 정제tablet, 캡슐capsule 환pill, 과립granule, 액체 또는 액상liquid, 분말powder, 편상flake, 페이스트paste, 시럽syrup, 겔gel, 젤리jelly, 바bar, 필름film의 형태이다. 또한 일반식품축산식품 포함에도 첨가된 기능성물질의 기능성표시가 가능하게 확대되었다. 다만, 기능성물질을 첨가한 일반식품은「건강기능식품의 기능성 원료 및 기준 · 규격 인정에 관한 규정」식품의약품안전처 고시 제2016-141호에 따라 식품의약품안전처장의 인정을 받아야 한다. 뿐만 아니라「식품공전」기준 규격에서 어느 식품 유형에 해당하는지를 우선적으로 명시해야 한다.

2) 건강기능식품 기능성원료

건강기능식품은 기능성원료를 사용하여 제조가공한 제품으로 일반적으로 소비자가 접하는 유통제품에 해당한다. 기능성원료는「건강기능식품공전」에 기준 및 규격을 식품의약품안전처에서 고시하여 누구나 별도의 심사 없이 사용할 수 있는 고시된 원료와 고시되지 않은 원료로 영업자가 기능성을 확인하여 개별적으로 식품의약품안전처의 심사를 거쳐 인정받은 영업자만이 사용할 수 있는 개별인정원료로 나눈다.

건강기능식품은 기능성원료를 사용하고, 기타 원료식품 또는 식품첨가물 기준 및 규격에 적합한 것 또는 건강기능식품의 기준 및 규격에 적합한 것 등을 사용하여 정해진 기준 및 규격에 맞게 제조한다.

(1) 고시형 원료

고시형 원료는「건강기능식품공전」에 등재되어 있는 기능성원료이다. 공전에서 정하고 있는 제조기준, 규격, 최종제품의 요건에 적합할 경우 별도의 인정 절차가 필요하지 않다. 영양소비타민 및 무기질, 식이섬유 등 등 약 95여 종의 원료가 등재되어 있다.

(2) 개별인정형 원료

개별인정형 원료는 「건강기능식품공전」에 등재되지 않은 원료로, 개별적으로 식품의약품안전처장이 인정한 원료를 말한다. 개별인정원료로 인정받기 위해서는 영업자가 해당 원료의 기능성, 안전성, 기준 및 규격 등의 자료를 제출해야 하며, 제출된 자료는 관련 규정에 따른 평가를 통해 기능성 원료로 인정받을 수 있다. 인정받은 원료는 인정받은 업체만이 해당 원료를 제조 또는 판매할 수 있다. 현재까지 200여 종의 개별인정 기능성원료가 있다. 개별인정된 기능성원료는 아래 항목 중 하나에 해당될 경우 「건강기능식품공전」에 등재되어 고시형 원료로 전환될 수 있다.

- 기능성원료로 인정받은 일로부터 6년이 경과하고, 품목제조신고 50건 이상생산실적이 있는 경우에 한함인 경우
- 고시된 원료에 대한 기능성 내용 또는 제조기준 중 원재료 추가는 최초로 인정받은 영업자의 인정일을 기준으로 1년이 경과한 경우

알아보기

건강기능식품 품목제조신고란?

건강기능식품 제조업소에서 건강기능식품을 생산하기 전에 제품명, 원료 또는 성분의 함량, 기준 및 규격, 제조공정, 섭취방법, 포장방법, 유통기한 등을 신고하는 제도를 말한다. 품목제조신고가 수리되기 전에는 제품을 제조 · 판매하여서는 안 된다.

3) 기능성 종류

건강기능식품의 기능성은 의약품과 같이 질병의 직접적인 치료나 예방을 하는 것은 아니다. 인체의 정상적인 기능을 유지하거나 생리기능 활성화를 통하여 건강을 유지하

고 개선하는 것을 말하며, 영양소기능, 질병 발생위험 감소기능, 생리활성기능으로 나눈다.

(1) 영양소기능

영양소기능은 인체의 성장증진 및 정상적인 기능에 대한 영양소의 생리학적 작용을 나타낸다. 영양소기능에는 비타민, 무기질, 단백질, 식이섬유, 필수지방산의 기능이 있다표 1-1.

표 1-1 영양소기능 목록(2018. 9. 21 기준)

No	영양소	기능성 내용	일일 섭취량	섭취 시 주의사항
1	비타민 A	• 어두운 곳에서 시각 적응을 위해 필요 • 피부와 점막을 형성하고 기능을 유지하는 데 필요 • 상피세포의 성장과 발달에 필요	210~1,000μgRE	–
2	β-카로틴	• 어두운 곳에서 시각 적응을 위해 필요 • 피부와 점막을 형성하고 기능을 유지하는 데 필요 • 상피세포의 성장과 발달에 필요	①, ②의 경우 0.42~7mg, ③의 경우 1.26mg 이상	–
3	비타민 D	• 칼슘과 인이 흡수되고 이용되는 데 필요 • 뼈의 형성과 유지에 필요 • 골다공증 발생위험 감소에 도움을 줌(질병 발생위험 감소기능)	1.5~10μg	–
4	비타민 E	유해산소로부터 세포를 보호하는 데 필요	3.3~400mg α-TE	–
5	비타민 K	• 정상적인 혈액응고에 필요 • 뼈의 구성에 필요	21~1,000μg	–
6	비타민 B_1	탄수화물과 에너지 대사에 필요	0.36~100mg	–
7	비타민 B_2	체내 에너지 생성에 필요	0.42~40mg	–
8	니아신	체내 에너지 생성에 필요	니코틴산 : 4.5~23mg 니코틴산아미드 : 4.5~670mg	–

No	영양소	기능성 내용	일일 섭취량	섭취 시 주의사항
9	판토텐산	지방, 탄수화물, 단백질 대사와 에너지 생성에 필요	1.5~200mg	–
10	비타민 B_6	• 단백질 및 아미노산 이용에 필요 • 혈액의 호모시스테인 수준을 정상으로 유지하는 데 필요	0.45~67mg	–
11	엽산	• 세포와 혈액 생성에 필요 • 태아 신경관의 정상발달에 필요 • 혈액의 호모시스테인 수준을 정상으로 유지하는 데 필요	120~400μg	–
12	비타민 B_{12}	정상적인 엽산 대사에 필요	0.72~2,000μg	–
13	비오틴	지방, 탄수화물, 단백질 대사와 에너지 생성에 필요	9~900μg	–
14	비타민 C	• 결합조직 형성과 기능 유지에 필요 • 철의 흡수에 필요 • 유해산소로부터 세포를 보호하는 데 필요	30~1,000mg	–
15	칼슘	• 뼈와 치아 형성에 필요 • 신경과 근육기능 유지에 필요 • 정상적인 혈액응고에 필요 • 골다공증 발생위험 감소에 도움을 줌(질병발생위험 감소기능)	210~800mg	–
16	마그네슘	• 에너지 이용에 필요 • 신경과 근육기능 유지에 필요	94.5~250mg	–
17	철	• 체내 산소운반과 혈액생성에 필요 • 에너지 생성에 필요	3.6~15mg	특히, 6세 이하는 과량 섭취하지 않도록 주의
18	아연	• 정상적인 면역기능에 필요 • 정상적인 세포분열에 필요	2.55~12mg	–
19	구리	• 철의 운반과 이용에 필요 • 유해산소로부터 세포를 보호하는 데 필요	0.24~7.0mg	–
20	셀레늄 (또는 셀렌)	유해산소로부터 세포를 보호하는 데 필요	16.5~135μg	–

No	영양소	기능성 내용	일일 섭취량	섭취 시 주의사항
21	요오드	• 갑상선 호르몬의 합성에 필요 • 에너지 생성에 필요 • 신경발달에 필요	45~150μg	–
22	망간	• 뼈 형성에 필요 • 에너지 이용에 필요 • 유해산소로부터 세포를 보호하는 데 필요	0.9~3.5mg	–
23	몰리브덴	산화 · 환원효소의 활성에 필요	7.5~230μg	–
24	칼륨	체내 물과 전해질 균형에 필요	1.05~3.7g	–
25	크롬	–	0.015~9mg	–
26	식이섬유	식이섬유 보충	식이섬유로서 5g 이상	반드시 충분한 물과 함께 섭취할 것 (액상 제외)
27	단백질	• 근육, 결합조직 등 신체조직의 구성성분 • 효소, 호르몬, 항체의 구성에 필요 • 체내 필수영양성분이나 활성물질의 운반과 저장에 필요 • 체액, 산-염기의 균형 유지에 필요 • 에너지, 포도당, 지질의 합성에 필요	단백질로서 12.0g 이상	특정 단백질에 알레르기를 나타내는 경우에는 섭취 주의
28	필수 지방산	필수지방산의 보충	리놀레산은 4.0g 이상, 리놀렌산은 0.6g 이상	–

(2) 생리활성기능

인체의 구조 및 기능에 대하여 건강상의 기여를 하거나 생리학적 작용 등을 통한 건강유지 · 개선기능이다. 생리활성기능으로서 현재 31개의 기능성이 있다표 1-2. 생리활성기능의 기능성원료는 입증자료의 수준에 따라 생리활성 1, 2, 3등급으로 세분화되어 있었으나 2016년부터 하나로 통합되어 '○○에 도움을 줄 수 있음'으로 표기할 수 있다.

표 1-2 생리활성기능 목록(2021. 6. 25 기준)

번호	기능성 분야	번호	기능성 분야	번호	기능성 분야
1	기억력 개선	12	피부 건강	23	운동수행능력 향상/지구력 향상
2	혈행 개선	13	콜레스테롤 개선	24	치아 건강
3	간 건강	14	혈압조절	25	배뇨기능 개선
4	체지방 감소	15	긴장완화	26	면역과민반응에 의한 피부상태 개선
5	갱년기 여성 건강	16	장 건강	27	갱년기 남성 건강
6	혈당조절	17	칼슘흡수 도움	28	월경 전 변화에 의한 불편한 상태 개선
7	눈 건강	18	요로 건강	29	정자 운동성 개선
8	면역기능	19	소화기능	30	유산균 증식을 통한 여성의 질 건강
9	관절/뼈 건강	20	항산화	31	어린이 키 성장 개선
10	전립선 건강	21	혈중중성지방 개선	32	수면질 개선
11	피로 개선	22	인지능력	33	근력 개선

(3) 질병 발생위험 감소기능

특정 질병을 표시할 수 있으며, 질병에 대한 발생위험을 감소시킬 수 있음을 직접적으로 표시할 수 있다. 현재까지 다음의 2건에 대해서만 인정되었다.

- 골다공증 발생위험 감소에 도움을 줌
  - 칼슘일일 섭취량 : 210~800mg
  - 비타민 D일일 섭취량 : 1.5~ 10μg
- 충치 발생위험 감소에 도움을 줌
  - 자일리톨개별인정원료

2. 건강기능식품에 관한 법률

1) 제정 배경

최근 우리나라 국민의 식생활이 서구화되면서 고혈압, 심장질환, 당뇨병, 비만 등 소위 생활습관병이 증가되고 인구의 노령화로 국민의료비 지출이 지속적으로 증가하고 있다. 이러한 환경 변화 속에 건강에 대한 관심 증가와 과학기술의 발달에 힘입어 식생활을 통해서 부족되기 쉬운 영양소나 영양성분을 섭취할 목적으로 정제나 캡슐 형태의 제품들을 널리 섭취하기 시작하였다. 이러한 식품들은 소위 건강보조식품, 영양보충용 식품, 인삼제품 등으로 판매되고 「식품위생법」상에서 관리되어 왔으나 일반식품과는 달리 건강기능식품은 국민의 건강증진 및 질병의 예방에 직접적인 영향을 미칠 수 있기 때문에 안전성 및 기능성에 대한 과학적인 증명과 운영관리시스템의 차별화가 필요하게 되었다.

이미 미국, 일본 등 선진국의 경우 국민건강증진 및 국민의료비 절감 등의 차원에서 국가정책으로 건강기능식품에 대한 별도의 법률체계를 마련하여 국민건강 및 국내 식품산업의 육성에 기여하고 있는 점에 주목하여 「건강기능식품법」의 제정이 본격화되어 2002년 8월 26일 법률 제6727호로 제정 · 공포하게 되었고, 2004년 시행되었다표 1-3.

표 1-3 건강기능식품 법률 조항

조항	내용
제1장	[총칭] 목적, 책무, 정의
제2장	[영업] 종류, 시설기준, 허가, 신고, 품목제조신고, 영업자 준수사항, 품질관리인, 교육
제3장	[기준 및 규격과 표시 · 광고] 기준 및 규격, 원료인정, 재평가, 기능성 표시 · 광고 심의, 표시기준, 유전자변형건강기능식품 표시, 공전
제4장	[검사] 출입 · 수거 · 검사, 위생검사 등 요청, 자가품질검사, 원재료의 검사 확인, 검사명령
제5장	[우수건강기능식품제조기준] 우수건강기능식품제조기준, 건강기능식품이력추적관리 등록기준
제6장	[판매 등의 금지] 위해, 기준 · 규격 위반, 표시기준 위반, 유사 표시
제7장	[건강기능식품심의위원회] 건강기능식품심의위원회, 단체 설립

조항	내용
제8장	[행정제재] 시정명령, 폐기처분, 시설의 개수명령, 영업허가취소, 품목제조정지, 행정제재처분 효과 승계, 폐쇄조치, 과징금 부과
제9장	[보칙] 다른 법률과의 관계, 국고 보조, 포상금, 권한 위임, 수수료
제10장	[벌칙] 벌칙, 양벌규정, 과태료, 특례

알아보기

건강기능식품 관련 법체계

법령의 체계

법령의 체계	설명	건강기능식품 관련 법체계
헌법		
법률	법률은 국회의 의결을 거쳐 제정 · 공포 식품위생법은 법률에 해당	건강기능식품에 관한 법률
명령 대통령령, 총리령, 부령(각부장관)	명령은 국회의 의결을 거치지 않고 제정 제정권자는 대통령령, 총리령, 부령 (각 부처장관이 제정) 식품위생법 시행령은 대통령령, 식품위생법 시행규칙은 부령에 해당	건강기능식품에 관한 법률 시행령 건강기능식품에 관한 법률 시행규칙
행정규칙	행정기관이 법조 형식으로 정립하는 규범 고시, 훈령, 예규 등이 해당	건강기능식품의 기준 및 규격

건강기능식품법률의 조문체계

조 : 제1조

항 : 원문자 ① ② ③

호 : 일반 숫자 1 2 3

목 : 가나다문자 가 나 다

단 : 양괄호 숫자 (1) (2) (3)

양괄호 문자 (가) (나) (다)

2) 주요 내용

법률은 건강기능식품에 대한 허가와 시설기준, 품질관리인 자격기준, 건강기능식품 기준 및 규격, 기능성표시 · 광고심의, 우수건강기능식품 제조기준을 그 주요 내용으로 한다.

(1) 영업의 허가와 시설기준

건강기능식품의 제조, 수입, 판매에 대한 업종으로 구분하여 각 업종별 건강기능식품제조업, 건강기능식품판매업, 건강기능식품수입업에 따른 필요한 시설기준을 마련하였고, 「식품위생법」에서의 영업신고를 식품의약품안전처의 영업허가와 품목신고를 받도록 하여 영업 및 품목을 사전 운영 · 관리하도록 하였다.

(2) 품질관리인

건강기능식품의 품질 및 위생상의 안전성을 확보하기 위해 일정수준의 전문교육을 이수한 자를 제조업소에 두는 것을 의무화하여 건강기능식품의 품질 및 위생을 관리하도록 한 것이다. 품질관리인의 자격은 대통령령으로 정한다.

알아보기

품질관리인의 자격기준

「건강기능식품에 관한 법률 시행령」 제4조 품질관리인의 자격기준 (2018. 9. 21 기준)은 다음과 같다.

1. 「국가기술자격법」에 따른 식품기술사의 자격이 있는 자
2. 「국가기술자격법」에 따른 식품기사로서 건강기능식품과 그 원료 및 성분, 그 밖의 일반식품 또는 식품첨가물(이하 이 조에서 "건강기능식품 등"이라 한다)을 제조하는 업무(제2조 제1호 나목에 따른 건강기능식품벤처제조업에 종사하는 품질관리인의 경우에는 건강기능식품 등을 연구하는 업무를 포함한다. 이하 이 조에서 같다)에 1년 이상 종사한 경력이 있는 자

2의2. 「국가기술자격법」 제2조 제2호에 따른 식품산업기사로서 건강기능식품 등을 제조하는 업무에 3년 이상 종사한 경력이 있는 사람

3. 「고등교육법」 제2조 각 호에 따른 학교(같은 조 제4호의 전문대학은 제외한다. 이하 이 조에서 “대학 등”이라 한다)에서 식품가공학 · 식품화학 · 식품제조학 · 식품공학 · 식품과학 · 식품영양학 · 위생학 · 발효공학 · 농화학 · 미생물학 · 유전공학 · 생명공학 등 식품 관련 분야(이하 이 조에서 “식품 관련 분야”라 한다)의 학사학위를 취득(법령에서 이와 같은 수준의 학력이 있다고 인정한 경우를 포함한다. 이하 이 조에서 같다)한 사람으로서 건강기능식품 등을 제조하는 업무에 3년 이상 종사한 경력이 있는 사람
4. 대학 등에서 식품 관련 분야의 학사학위를 취득하고 「고등교육법」 제29조에 따른 대학원(이하 이 조에서 “대학원”이라 한다)에서 식품 관련 분야의 석사학위 이상의 학위를 취득한 사람으로서 건강기능식품 등을 제조하는 업무에 1년 이상 종사한 경력이 있는 사람
5. 대학 등에서 식품 관련 분야가 아닌 분야의 학사학위를 취득하고 대학원에서 식품 관련 분야의 석사학위 이상의 학위를 취득한 사람으로서 건강기능식품 등을 제조하는 업무에 3년 이상 종사한 경력이 있는 사람
6. 「고등교육법」 제2조 제4호에 따른 전문대학에서 식품 관련 분야를 전공하고 전문학사학위를 취득한 사람(법령에서 이와 같은 수준의 학력이 있다고 인정한 사람을 포함한다)으로서 건강기능식품 등을 제조하는 업무에 5년(「고등교육법」 제48조 제1항에 따른 수업연한이 3년인 전문대학 졸업자의 경우는 4년을 말한다) 이상 종사한 경력이 있는 사람
7. 「초 · 중등교육법」 제2조 제4호에 따른 고등학교 · 고등기술학교 졸업자(법령에서 이와 같은 수준의 학력이 있다고 인정한 사람을 포함한다)로서 건강기능식품 등을 제조하는 업무에 7년 이상 종사한 경력이 있는 사람
8. 그 밖에 제1호 내지 제7호에 따른 기준과 같거나 그 이상의 자격 · 학력 또는 경력이 있다고 인정되는 자로서 식품의약품안전처장이 정하여 고시하는 자

(3) 건강기능식품 기준 및 규격

건강기능식품의 제조 · 사용 · 보존 등에 관한 기준 및 규격과 원료 또는 성분에 대해서 식품의약품안전처장이 제19조의 규정에 의한 「건강기능식품공전」에 고시한다. 고시되지 아니한 건강기능식품과 원료 또는 성분은 식품의 안전성, 기능성 등의 과학적 평가에 의해 식품의약품안전처가 자가기준 · 규격으로 인정할 수 있도록 하였다.

(4) 기능성표시 · 광고심의

건강기능식품의 허위 · 과대표시 · 광고의 사전 예방을 통해 소비자를 보호하고 기능성에 대한 올바른 정보 제공을 통해 소비자의 알 권리를 확보하기 위하여 식품의약품안전처장의 사전심의를 받도록 하였다. 해당 표시 · 광고심의를 심의기관에 위탁할 수 있으며, 위탁기관은 기능성표시 · 광고위원회를 설치하여 운영하도록 하였다. 건강기능식품은 용기 · 포장에 다음과 같은 표시를 해야 한다.

- 건강기능식품이라는 문자 또는 건강기능식품임을 나타내는 도형
- 기능성분 또는 영양소 및 그 영양권장량에 대한 비율
- 섭취량 및 섭취방법, 섭취 시 주의사항
- 유통기한 및 보관방법
- 질병의 예방 및 치료를 위한 의약품이 아니라는 내용의 표현
- 그 밖에 식품의약품안전처장이 정하는 사항

(5) 우수건강기능식품제조기준 등

소비자들의 건강기능식품에 대한 기대심리는 일반식품과 달라 식품의 안전성뿐만 아니라 식품의 특정 성분 또는 특정 영양성분의 관리가 건강기능식품의 품질관리에 매우 중요하다. 따라서 국가가 최소한의 과학적 · 합리적 가이드라인을 제시함으로써 기업의 자주적인 기술개발이 억제되지 않도록 하고 기업 스스로 자주적이고 자율적으로 품질기준을 향상시킬 수 있도록 하기 위하여 건강기능식품 GMP 제도를 도입하였다.

알아보기

건강기능식품 표시 확인하기

1. 나에게 알맞은 기능성인가?

'영양 · 기능 정보'에 표시된 기능성을 확인한다.

2. 건강기능식품인지 확인

식품의약품안전처에서 인정 · 신고된 제품만 제품 포장에 '건강기능식품'이라는 표시 또는 도안이 있다. 제품 앞면에 이러한 표시가 없다면 식품의약품안전처에서 인정한 것이 아니다.

3. 믿을 수 있는 표시 광고인지 확인

기능성을 인정받은 건강기능식품은 소비자에게 판매되기 전 제품 포장에 표시를 하거나 광고를 하게 되며, 이때 표시 · 광고하는 내용에 대해서는 사전심의를 받아야 한다. 사전심의는 한국건강기능식품협회에 설치된 기능성 표시 · 광고심의위원회를 통하여 받는다. 사전심의를 통과한 제품은 '사전심의 필 도안'을 사용할 수 있다. 방송매체, 인쇄매체, 인터넷 등을 통한 표시 · 광고에 대하여 사전심의한 결과 심의를 통과한 제품들은 방송 중 자막 또는 멘트 등의 방법으로 '이 광고는 기능성표시 · 광고심의위원회의 심의를 받은 내용입니다'라고 하든가, 심의 도안을 사용할 수 있다.

4. 우수한 품질인지 확인

건강기능식품 제조업소가 안전하고 질 좋은 건강기능식품을 생산하도록 GMP 제도가 운영되고 있다. '우수건강기능식품제조기준(Good Manufacturing Practice, GMP)'은 건강기능식품의 품질을 보증하기 위한 제조 및 품질관리기준이며, 제조 및 품질관리가 우수한 업소는 'GMP 인증 도안'이 있다. GMP 제품은 과학적으로 품질이 관리되는 제품으로 보통의 건강기능식품보다 더 믿을 수 있다.

5. 안전한 섭취방법 확인

6. 유통기한 확인

영양 · 기능정보		
콜레스테롤 개선 / 혈행 개선		
1회분량 1캡셀 (1001mg)당		
1회분량 당	함량	%영양소기준치
열량	10kcal	
탄수화물	0g	0%
단백질	0g	0%
지방	1g	2%
나트륨	0mg	0%
감마리놀렌산	100mg	
%영양소기준치: 1일 영양소기준치에 대한 비율		

영양 · 기능정보

건강기능식품 표시 도안

사전심의 필 도안

GMP 인증 도안

Health functional food

CHAPTER

2

기능성식품의 발달 및 시장 현황

1. 국내 건강기능식품시장 현황 | 2. 세계 건강기능식품시장 현황

1. 국내 건강기능식품시장 현황

국내 건강기능식품시장은 지속적으로 성장해오고 있으며, 2009년 이후 성장세가 둔화되면서 시장 성장단계 중 성숙기에 접어든 것으로 판단하고 있다.

1) 건강기능식품 생산 추이

식품의약품안전처 건강기능식품 생산실적자료에 의하면 최근 5년간2013~2017 국내 총생산GDP은 연평균 4.7%의 성장률을 나타내었으나, 건강기능식품의 경우 최근 5년간 연평균성장률이 10.9%로 타 산업에 비하여 급격하게 증가하고 있음을 알 수 있다.

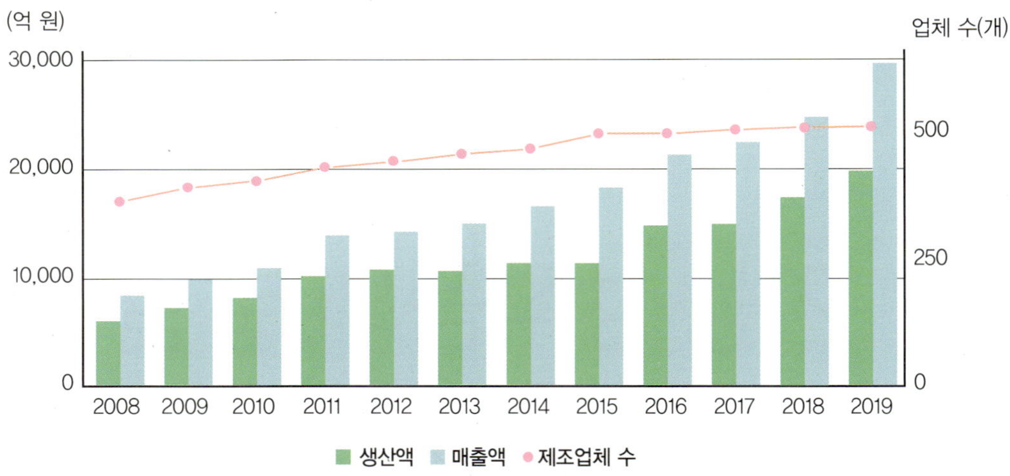

그림 2-1 건강기능식품 생산 현황

출처 : 식품의약품안전처

(1) 건강기능식품 관련 업체

건강기능식품 관련 업체는 크게 국내에서 제조하는 제조업체와 수입하는 수입업체로 나눌 수 있다. 식품의약품안전처에서 발표한 2016년 건강기능식품 생산실적 통계

표 2-1 건강기능식품 관련 업체 현황

(업체 수)

구분		2008	2009	2010	2011	2012	2013	2014	2015	2016
건강기능식품 제조업	건강기능식품 전문제조업	328	349	361	386	396	407	414	434	433
	건강기능식품 벤처제조업	28	36	36	38	39	42	46	53	54
	소계	356	385	397	424	435	449	460	487	487
건강기능식품수입업		2,395	2,528	2,818	2,772	2,926	3,139	3,386	3,596	–*
건강기능식품 판매업	건강기능식품 일반판매업	54,538	59,370	70,753	78,591	82,246	90,687	95,404	92,217	92,587
	건강기능식품 유통전문 판매업	1,281	1,318	1,481	1,590	1,736	1,924	2,176	2,474	2,718
	소계	55,819	60,688	72,234	80,181	83,982	92,611	97,580	94,691	95,305
총계		58,570	63,601	75,449	83,377	87,343	96,199	101,426	98,774	95,792

* 2016년부터 건강기능식품수입업 영업신고 업무가「수입식품안전관리 특별법」에 따라 수입식품 등 수입판매업으로 통합

출처 : 식품의약품안전처 통계자료(http://www.mfda.go.kr)

자료에 의하면 국내 건강기능식품 제조업체는 매년 증가하여 2015년에는 487개소이며 수입업체는 3,596개소이다표 2-1. 건강기능식품 수입업체가 제조업체보다 월등히 많은 이유는 제조업체가 생산시설을 구축하고 식품의약품안전처의 '허가'를 통해 영업을 해야 하는 반면에 수입업체는 '신고'만으로 영업할 수 있기 때문에 수입을 통한 판매 및 유통에 많이 의존하는 상황이다. 건강기능식품 판매업의 경우도 매년 꾸준히 증가하고 있으며, 2015년 기준으로 총 9만 4,691개소이다.

(2) 건강기능식품 생산실적

국내 건강기능식품 총생산액 및 출하액을 2016년을 기준으로 볼 때 2013년 이후로 꾸준히 증가하고 있다. 이와 더불어 수출액 또한 증가추세이다표 2-2.

표 2-2 건강기능식품 생산 및 수출액

구분	생산액	출하액	수출액	
	[천 원]	[천 원]	[천 원]	[달러]
2013	1,042,002,680	1,406,577,691	75,422,137	68,878,664
2014	1,120,757,558	1,564,056,002	66,985,603	63,614,058
2015	1,133,222,686	1,732,559,521	90,433,556	79,958,936
2016	1,471,479,806	2,017,548,499	108,447,786	93,456,439

출처 : 식품의약품안전처 통계자료(http://www.mfda.go.kr/pgm)

(3) 건강기능식품 품목별 생산실적

2017년 기준으로 건강기능식품 총 55개 품목 중 상위 5개 품목이 생산실적에서 차지하는 비중이 약 81.7%였다. 품목별로는 홍삼, 개별인정형, 비타민 및 무기질, 프로바이오틱스, 밀크씨슬 추출물 순이다표 2-3. 특히, 전체 생산실적에서 홍삼이 차지하는 비중이 매년 42% 정도를 차지하고 있다. 뒤를 이어 개별인정형 제품과, 프로바이오틱스 또한 꾸준한 성장세에 있으며 밀크씨슬 추출물은 개별인정형 원료에서 고시형 원료로 전환된 제품으로 상위 5위에 해당될 만큼 뚜렷한 증가 추이를 보였다.

표 2-3 건강기능식품 품목별 생산실적 현황

(단위 : 억 원)

순위	구분	2015	2016	2017	2018	2019
1	홍삼	6,943	9,900	10,358	11,096	10,598
2	개별인정형	3,195	2,357	2,450	3,226	5,486
3	프로바이오틱스	1,579	1,903	2,174	2,994	4,594
4	비타민 및 무기질	2,079	1,843	2,259	2,484	2,701
5	EPA 및 DHA 함유 유지	485	700	625	755	1,035
	누계 (5품목)	14,281	16,703	17,866	20,554	24,414
6	프락토올리고당	14	58	29	108	462
7	밀크씨슬추출물	705	1,091	1,042	823	451

순위	구분	2015	2016	2017	2018	2019
8	마리골드꽃추출물	204	309	357	423	440
9	가르시니아캄보지아추출물	277	278	94	375	386
10	알로에겔	560	475	376	340	333
누계 (10품목)		16,041	18,914	19,964	22,622	26,486
11	기타품목	2,189	2,346	2,410	2,599	3,022
총생산실적		18,230	21,260	22,374	25,221	29,508

* 개별인정형 건강기능식품의 제품별 생산실적은 표 2-4에 제시

출처 : 식품의약품안전처 통계자료(http://www.mfda.go.kr)

(4) 개별인정형 생산실적

2013년 이후 생산실적이 크게 증가하고 있는 개별인정형은 상위 10개 원료를 바탕으로 2017년 기준으로 전체 생산실적의 68.9% 이상을 차지하고 있다. 2009년까지만 해도 헛개나무과병 추출분말 외에 크게 실적을 나타내는 개별인정형 원료가 없어 상위 10개 품목이 차지하는 비중이 26% 정도밖에 되지 않았다. 그러나 2010년 이후 간 건강에 대한 관심이 증가하면서 헛개나무과병 추출분말 외에도 밀크씨슬 추출물과 같이 다양한 원료를 사용한 건강기능식품의 생산실적이 증가하였고, 이 중 밀크씨슬 추출물은 고시형으로 인정되었다.

현재는 어린이 키 성장, 체지방 감소와 같은 다양한 기능성들에 대한 개별인정형 원료들이 2014년 이후부터 판매량이 상위 10위권 안에 진입하여 급격한 성장을 보이고 있다표 2-4. 개별인정형 제품의 두드러진 증가는 관련 연구활동에 따른 새로운 기능성 물질의 발굴과 상품화가 잇따른 결과로, 이는 시장에 존재하는 소비자의 다양한 수요에서 기인한 것은 물론이고, 차별화된 제품을 생산 및 판매하고자 하는 각 기업의 마케팅 전략에 의해 주도된 것으로 판단된다.

표 2-4 개별인정형 건강기능식품 제품별 생산실적 현황

(단위 : 억 원)

순위	구분	2015	2016	2017	2018	2019
1	헛개나무과병추출분말	255	249	226	543	945
2	헤모힘 당귀등 혼합추출물	714	533	582	699	926
3	락추로스 파우더	1	2	–	–	802
4	황기추출물 등 복합물	266	98	67	207	367
5	초록입홍합추출오일	103	145	194	210	299
누계 (5품목)		1,339	1,027	1,069	1,660	3,340
6	저분자콜라겐펩타이드	–	5	60	82	156
7	루테인지아잔틴복합추출물20%	19	20	34	19	141
8	콜레우스포스콜리추출물	9	8	20	48	122
9	루테인지아잔틴복합추출물	10	8	–	11	115
10	미역 등 복합추출물(잔티젠)	183	93	70	114	111
누계 (10품목)		1,560	1,160	1,253	1,934	3,986
11	기타품목	1,635	1,197	1,197	1,295	1,500
총생산실적		3,195	2,357	2,450	3,229	5,486

출처 : 식품의약품안전처 통계자료(http://www.mfda.go.kr)

2) 소비 트렌드

국내 건강기능식품은 전통적으로 면역력 증진, 간 건강, 관절 건강에 대한 소비시장이 주축이 되었으며, 최근 이너뷰티, 눈 건강에 대한 소비시장이 자리 잡고 있다.

(1) 면역력 증진에 대한 관심 증가

메르스중동호흡기증후군, 독감 등 전염병 질환이 증가 추세이다. 게다가 미세먼지가 최근에 사회적인 문제로 대두되면서 홍삼, 프로바이오틱스, 스피루리나 등 면역력증진에 도움을 줄 수 있는 원료가 첨가된 건강기능식품에 대한 관심이 높아지고 있다.

① 홍삼

홍삼은 국내에서 가장 많이 판매되는 품목이며, 국내 대표적인 건강기능식품으로 꼽힌다. 홍삼은 사포닌 성분인 진세노사이드와 산성다당체를 함유하고 있어 면역력을 향상시키고 피로회복에 도움을 주는 것으로 알려져 있다. 비록 건강기능식품 품목이 다양해지면서 홍삼의 비중이 2011년 53%에서 2015년 38%로 감소했지만 여전히 가장 높은 비중을 차지하고 있다.

② 프로바이오틱스

프로바이오틱스는 장내 환경에 유익한 작용을 하는 미생물을 말한다. 신체 면역세포의 70% 이상이 집중되어 있는 장기능을 강화시켜 신체 면역력을 높이고, 천식, 비염, 피부염 등의 질환을 예방하는 데 도움을 준다. 프로바이오틱스에 대한 소비자 수요가 최근 증가하면서 기존의 발효유를 포함하여 유산균이 첨가된 분유, 제과 등 관련 식품 출시가 잇따르고 있다. 여기에 아토피질환에 효과를 보이는 유산균주가 선보이면서 피부질환과 미용업계에서 활용되어 프로바이오틱스 시장의 고성장세가 지속될 전망이다.

(2) 이너뷰티에 대한 관심 증가

젊은 여성 소비자들을 중심으로 이너뷰티inner-beauty에 대한 관심이 높아지고 있는 추세로 피부 표면에 바르는 화장품에 그치지 않고, 피부에 도움이 되는 원료로 만든 건강기능식품을 섭취하면서 피부 속 건강관리도 신경 쓰고 있다. 피부 보습 관련 기능성 원료는 프로바이오틱스와 히알루론산, 콜라겐 등이 있다.

(3) 눈 건강에 대한 수요 증가

현대인들의 스마트폰 사용 증가와 황사 등과 같은 환경문제로 인해 눈 건강관리에 대한 수요가 늘고 있다그림 2-2, 그림 2-3. 눈 건강에 도움이 되는 건강기능식품 소재는 비타민 Aβ-카로틴, 루테인, DHA 및 EPA 함유 유지오메가-3, 빌베리추출물, 헤마토코쿠스 등이 있다.

특히, 루테인은 눈의 망막 중심에 있는 황반의 구성성분으로 노화로 인해 감소할 수

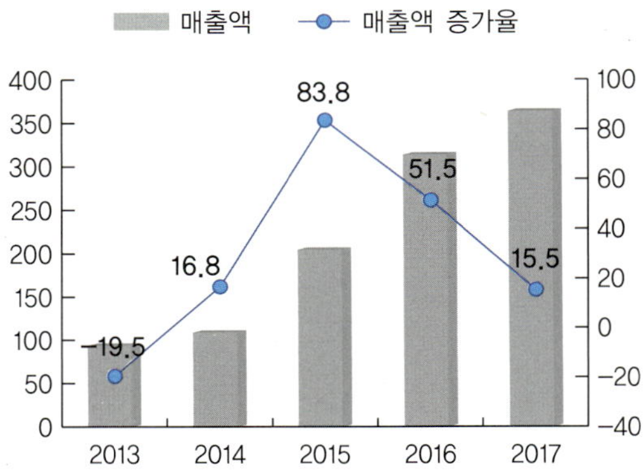

그림 2-2 루테인 매출액 추이

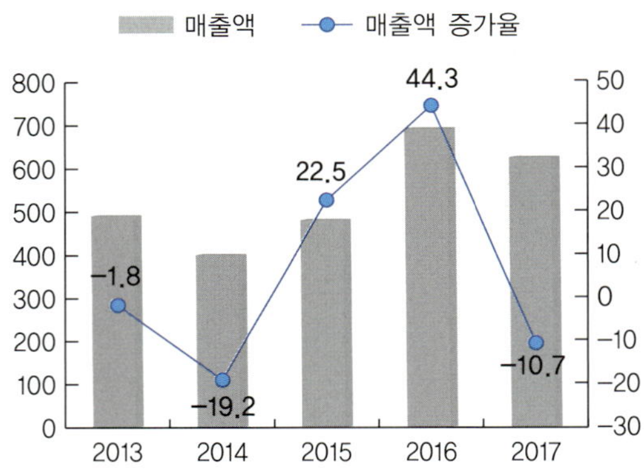

그림 2-3 DHA 및 EPA 함유 유지 매출액 추이

있는 황반색소 밀도를 유지하여 눈 건강에 도움을 준다. 체내에서 스스로 합성되지 않고 나이가 들면서 점차 감소하기 때문에 외부로부터 보충이 요구되는 성분이다.

(4) 고령화사회의 필연적인 수요 확대가 기대되는 품목들

우리나라의 2015년 65세 이상 고령인구 비율이 13.2%를 기록했다. 통계청에 따르면 2060년에는 세계에서 두 번째로 고령인구 비율이 높은 나라가 될 전망이다. 이에 따라 고령친화식품 수요 증가와 맞물려 건강기능식품시장의 필연적인 성장세가 예상된다. 특히, 기억력 개선, 혈당조절, 관절이나 뼈 건강, 간 건강과 같은 품목들의 수요 확대가 예상된다.

3) 건강기능식품의 유통

건강기능식품의 기본적인 구조는 생산 후, 건강기능식품 판매업체, 대리점, 총판, 중개인 등을 거쳐 소매판매 채널로 이동하는 구조이다그림 2-4. 직접판매 비중은 비록 감소 추세에 있기는 하지만 가장 높은 비중을 차지하고 있다. 국내 대표 건강기능식품인 홍삼은 온·오프라인 판매가 주를 이루고 있지만, 그 외 유제품류나 개별인정형 제품은 방문판매나 다단계판매가 주요 유통채널로 사용되고 있다. 최근 소비경향이 온라인

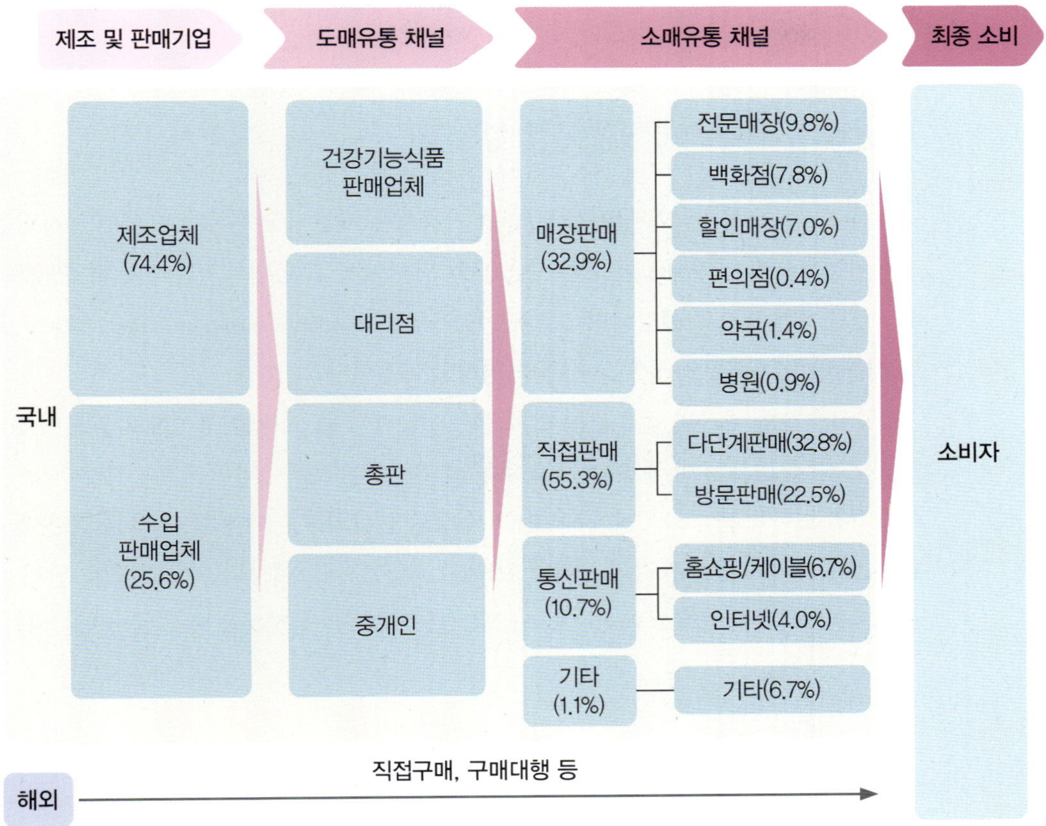

그림 2-4 건강기능식품 유통구조

을 통해 식품을 구매하는 패턴이 증가하면서 건강기능식품 역시 온라인 비중이 높아지고 있다. 특히, 해외 직접 구매의 가장 높은 비중을 차지하고 있는 품목은 건강기능식품으로 2015년 기준 16.4%의 비중을 나타내고 있다.

2. 세계 건강기능식품시장 현황

1) 글로벌 건강기능식품시장 성장률

농수산식품유통공사가 발간한 2016년 가공식품 세분시장 현황에 따르면 건강식품/건강기능식품의 시장규모는 2009년 803억 달러에서 2015년 1,179억 달러 수준으로 46.8% 증가한 것으로 예상되며 2020년에는 연간compound annual growth rate, CAGR 7.3%씩 성장하여 1,677달러 규모의 시장을 형성할 예정이다그림 2-5.

2015년 기준 국가별 점유율은 미국 34.4%로 가장 큰 시장을 형성하고 있으며 유럽 14.2%, 중국 13.8%, 아시아중국, 일본 제외 10.0%, 일본 9.2%, 남미 7.5%, 기타 10.8%로 이루어져 있다표 2-5. 2020년까지 CAGR 성장률을 살펴봤을 때 미국, 서유럽, 일본 등과 같은 선진국의 성장률은 각각 연평균 7.1%, 2.5%, 2.3%로 예상되는 반면 중국, 남미, 아시아지역에서는 각각 CAGR 10.4%, 11.7%, 9.5%의 높은 성장률을 보여 줄 전망이다.

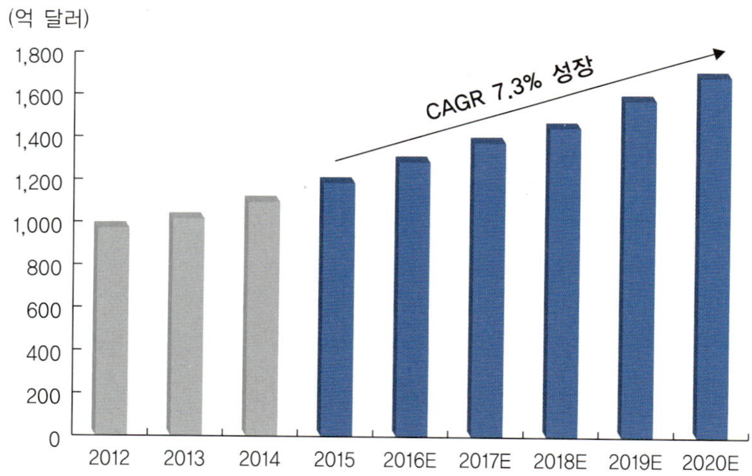

그림 2-5 글로벌 건강식품/건강기능식품 시장규모 전망

표 2-5 국가별 건강식품/건강기능식품 시장규모 및 전망

(단위 : 억 달러)

구분	2015	2020E	연평균 성장률(%)	2015년 점유율	2020년 점유율
미국	404	568	7.1	34.3%	33.9%
서유럽	168	190	2.5	14.2%	11.3%
중국	163	267	10.4	13.8%	15.9%
아시아(중, 일 제외)	118	187	9.5	10%	11.2%
일본	109	122	2.3	9.2%	7.3%
남미	89	155	11.7	7.5%	9.2%
기타	127	188	8.2	10.8%	11.2%

출처 : 식품의약품안전처 통계포털

2) 건강기능식품의 세계시장 트렌드

최근 국내 건강기능식품시장의 경우 개별인정형 제품, 천연원료 추출물, 프로바이오틱스와 같은 제품들이 큰 폭으로 지속 성장하고 있다. 특히, 합성원료보다 천연원료를 선호하며 연령대, 성별, 특정 상황에 맞게 생산된 맞춤형 제품들의 소비가 증가하고 있다.

세계시장 또한 국내시장과 유사한 트렌드를 보인다. 제품과 원료에 대한 안전성과 신뢰성을 중요시하며 천연원료를 선호한다. 또한 소비자들의 요구에 맞춰 특화된 맞춤형 제품의 출시가 늘어나고 있다.

(1) 제품 형태의 다양화

소비자들의 소득 수준이 향상되고 소비 패턴이 다양해지면서 건강기능식품시장에도 소비자들의 요구에 맞춘 다양한 제품의 출시가 늘고 있다. 일상생활에서 먹는 젤리 형태의 비타민 제품과 같이 기존의 알약 형태를 벗어난 음료, 분말, 검, 젤리, 스프레이 형태의 각기 다른 장점을 지니고 있는 제품들이 증가하고 있다.

(2) 친환경 기능성원료

화학성분이 다수 함유된 합성원료에 대한 기피심리의 증가로 인해 친환경이나 천연원료에 대한 요구와 관심이 증가하고 있다. 국내에도 높은 성장률을 기록하고 있는 개별인정형 제품들은 천연추출물로 얻은 원료가 대부분 차지하고 고가임에도 판매가 매년 증가하고 있다.

유럽의 경우에도 천연원료에 대한 제품 선호도가 높아 일반적인 건강기능식품 섭취빈도가 낮고 성장이 정체되었다. 이와 달리 자연적이고 건강에 좋은 원료 사용을 강조한 제품들이 출시되고 있다.

(3) 맞춤형 제품 확대

대부분의 건강기능식품은 성별, 연령과 관계없이 단일 품목으로 출시되었으나, 하나의 제품이 모든 사람에게 동일한 효능을 발휘할 수 없다는 인식이 강화되며 맞춤형 제품에 대한 수요가 크게 증가하였다. 국내는 2010년을 기점으로 어린이와 여성을 상대로 한 다양한 개별인정형 원료들이 증가하여 시장이 확대되었다. 현재 국내시장은 어린이를 위한 성장발육 및 면역성 강화제품, 20~30대를 위한 이너뷰티, 슬리밍뷰티 관련 제품, 50~60대를 위한 갱년기 및 웰에이징 제품 등의 판매가 확대되고 있다.

글로벌 시장도 개인 특성에 맞는 제품에 대한 선호도가 높아지고 있으며 현재 연령, 성별, 상황에 맞는 다양한 제품들이 출시되고 있다. 특히, 미국에서는 다이어트, 식사대체, 운동보조식품들의 점유율이 점진적인 증가 추세를 보인다.

CHAPTER

3

체지방 감소

1. 체지방

우리의 몸은 수분, 단백질, 지방과 소량의 당질로 구성되어 있다. 지방은 인체의 필수적인 구성성분으로 체내 중요물질의 전구체 역할을 하기도 하고 중요한 열량원으로 사용되기도 한다. 체내에 존재하는 지방, 즉 체지방은 피하지방subcutaneous fat과 내장지방visceral fat으로 구분할 수 있다. 피하지방은 피부 아래의 조직에 저장되어 있는 지방이고, 내장지방은 복강 안쪽의 내장 사이에 저장되어 있는 지방이다. 그리고 복부지방abdominal fat은 복부의 피하지방과 내장지방 모두를 일컫는 말이다. 체내에 축적된 지방은 장기를 보호하고 체온을 유지하는 기능을 하지만 필요량 이상으로 지방이 축적되는 경우 비만을 유발한다.

1) 체지방 증가의 원인

비만은 과도한 체지방의 증가 때문에 대사장애가 유발된 상태를 말한다. 비만은 섭취 에너지 총량과 소비 에너지 총량 사이의 균형이 무너진 상태인 일차성 비만과 유전, 내분비질환, 약제 등에 의한 이차성 비만으로 나누어지는데, 전체 비만 인구의 약 90%가 일차성 비만이다. 비만의 원인은 한 가지 원인으로 특정하기는 힘들고 복합적으로 작용하여 생기는 경우가 많다. 여기에는 식습관, 인종, 사회경제적인 요소, 장내 미생물, 생활습관, 연령, 유전, 신경내분비 변화, 환경 화학물질 및 독소 등이 있으며, 임신 중 흡연이나 임신성 당뇨병은 2세대의 비만을 유도하는 경향도 있다. 식사를 빨리하는 경우, 식사 횟수가 적은 경우 상대적으로 과식을 할 경우가 많아서 과체중의 원인이 되기도 한다. 좌식 생활 또한 신체활동량을 줄이고 오랜 TV 시청이나 컴퓨터 작업이 비만의 원인이 되기도 한다.

2) 체지방과 비만

비만은 제2형 당뇨병, 고혈압, 관상동맥질환, 대사증후군, 이상지질혈증 등의 발생 위험을 높인다. 특히, 제2형 당뇨병의 경우 체질량지수가 1kg/m^2 증가할 때마다 20%씩 증가한다. 관상동맥질환의 경우에는 비만한 경우 위험이 50% 높아진다. 골관절염, 허리통증, 수면무호흡증, 하지정맥류 같은 질환도 체중과 밀접한 연관이 있다. 성조숙증, 월경 이상, 발기부전, 불임 및 난임 등의 호르몬에 영향을 주어 다양한 질환을 일으키기도 한다. 비만은 사망률과도 밀접한 관련이 있으며, 특히 나이가 어릴수록 비만과 사망률의 상관관계가 높아진다. 5~10% 정도의 체중감량만으로 비만과 관련된 건강상의 문제를 많이 감소시킬 수 있으므로 체중감량은 건강에 있어서 매우 중요한 요소이다.

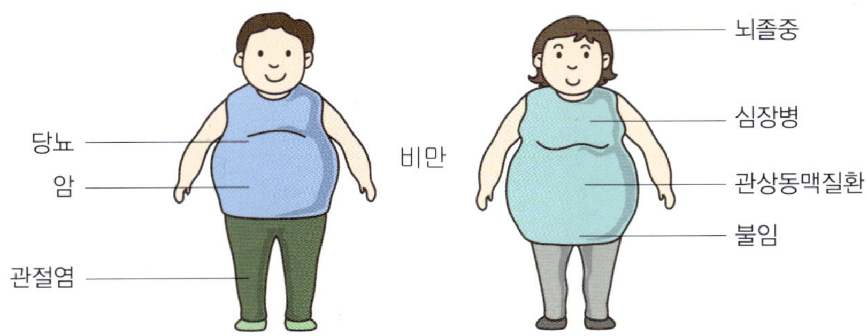

그림 3-1 건강을 위협하는 비만

3) 비만도 진단기준

비만은 단순히 체중이 무거운 것보다 체지방이 과잉 축적된 상태이다. 특히, 체중을 신장의 제곱으로 나눈 값인 체질량지수body mass index, BMI는 세계적으로 가장 많이 사용되는 진단방법이다. 세계보건기구에서는 25kg/m^2 이상을 과체중, 30kg/m^2 이상을 비만으로 정의하였다. 하지만 백인에 비하여 황인종의 경우에는 26kg/m^2 이하에서도

당뇨병 및 심혈관계질환 위험이 증가하기 때문에 대한비만학회에서는 23kg/m^2 이상을 과체중, 25kg/m^2 이상을 비만으로 정의하였다.

4) 비만의 유병률

국민건강영양조사에 따르면 국내의 비만 유병률은 그림 3-2와 같이 평균적으로 연도에 따라 증가하고 있다. 성별로 나누어 보면 여자는 2016년 26.4%이며, 1998년 이후 23~28%를 유지하고 있고 남자는 1998년 이후 계속 꾸준히 증가하여 2016년 40%를 초과한다.

비만 유병률 감소는 체지방 감소와 밀접한 관련성이 있으므로, 식품의약품안전처에서는 '체지방 감소'를 건강기능식품의 기능성 내용으로 인정하고 있다.

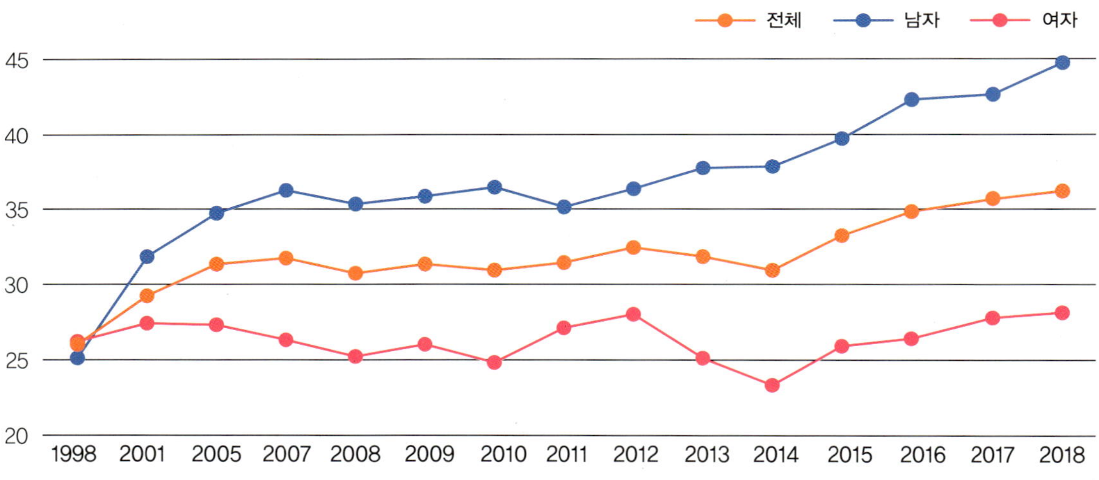

비만 유병률 : 체질량지수(kg/㎡) 25 이상인 분율, 만 19세 이상
※ 2005년 추계인구(장래인구추계, 2016. 12 공표)로 연령표준화

그림 3-2 비만 유병률

출처 : 보건복지부 · 질병관리본부(2019).

2. 체지방 감소기전

지방을 식품을 통하여 먹게 되면 저작운동에 의해 잘게 부서지고 위를 지나 소장으로 내려온다. 일부 이미 유화되어 있는 지방우유, 드레싱, 달걀 노른자은 위에서 일부 소화되지만 매우 극소량이다. 소장에 도달한 지방은 쓸개에서 소장으로 배출된 쓸개즙에 의해 유화되어 췌장에서 발현되는 지방소화효소lipase의 활성을 돕는다. 소장 내에서 인지질, 지방산, 콜레스테롤 등 물에 녹지 않는 지용성 물질들은 쓸개즙과 결합하여 교질입자micells를 형성한다. 즉, 쓸개즙이 지방 부분과 결합하여 수용성 용액에 분산될 수 있도록 유화emulsification되고 소화효소가 접근할 수 있게 분해되어 흡수될 수 있는 형태를 만든다. 지방 흡수는 소장 중부와 하부에서 주로 나타난다. 소장은 융모와 돌기가 있어서 거대한 표면적을 가진다. 각 융모에는 혈관이 들어 있으며, 림프관이 있다. 교질입자상의 지방과 단·중쇄의 트리글리세리드는 소장의 점막세포로 직접 흡수되나, 장쇄지방산은 카일로마이크론chylomicrons의 형태로 흡수된다. 쓸개즙은 소장으로 다시 배출되어 지방유화에 사용된다. 카일로마이크론은 지방소화효소에 의해 분해된 글리세롤과 지방산으로 분해된다. 직경이 1마이크론인 세포 밖의 지방구를 카일로마이크론이라 하고, 이는 중성지질, 인지질, 콜레스테롤, 지용성 비타민을 포함한다. 이들은 확산에 의해 소장의 상피세포로 흡수된다. 카일로마이크론은 융모의 림프관으로 들어간다. 지방의 흡수는 지방 섭취량 95% 정도이다. 정상 성인은 1일 대략 300g 정도의 지방을 흡수한다. 경우에 따라서 지방의 흡수가 저해되면 변에 많은 양의 지방이 배출되는 지방변이 나타난다. 지방산은 근육조직 및 지방조직 등으로 유입되고 지방산은 근육조직에서 에너지로 사용된다. 사용되고 남은 지방은 지방조직에서 다시 중성지방으로 저장된다.

1) 체지방 감소기전

체지방 감소를 위해서는 그림 3-3과 같이 ① 체지방 흡수를 억제하거나, ② 열량으로 소비하거나, ③ 지방의 생산되는 양을 줄이는 방법을 사용할 수 있다.

(1) 체지방 흡수 억제

식이로부터 섭취되는 지방의 흡수를 억제하면 체지방의 축적을 막을 수 있다. 소장에서 지방을 분해하는 효소의 활성을 막거나 흡수된 지방을 흡착하여 변으로 배설하는 방법을 통하여 체지방 흡수 억제가 가능하다.

(2) 지방 산화 촉진

식이로부터 섭취된 지방이나 축적된 체지방의 산화를 통해 소비하여 체지방의 양을 줄일 수 있다. 지방산 산화에 관여하는 효소인 카르니틴 팔미토일 트랜스퍼레이스carnitine palmitoyl transferase, CPT의 활성을 증가시켜 지방산이 미토콘드리아로 이동하는 것을 늘리고, 미토콘드리아 내에서의 β-산화를 촉진시킴으로써 지방으로부터의 에너지를 많이 만들어 내면 체내의 지방을 줄일 수 있다.

(3) 지방 합성 억제

일반적으로 체내에 사용되는 칼로리보다 흡수하는 칼로리가 많을 경우 단위 부피당 에너지를 많이 저장할 수 있고 지용성물질이기 때문에 삼투압에 영향을 미치지 않는 지방으로 전환하여 저장한다. 때문에 지방 합성을 억제하면 체지방의 양을 조절할 수 있다. 이를 위해서는 지방 합성 및 지방산 생합성에 관여하는 포도당-6인산-탈수소효소glucose-6-phosphate dehydrogenase나 아세틸-CoA 탈산화효소acetyl-CoA carboxylase, ACC, 지방산 합성효소fatty acid synthase 등을 저해하는 방법으로 이루어질 수 있다.

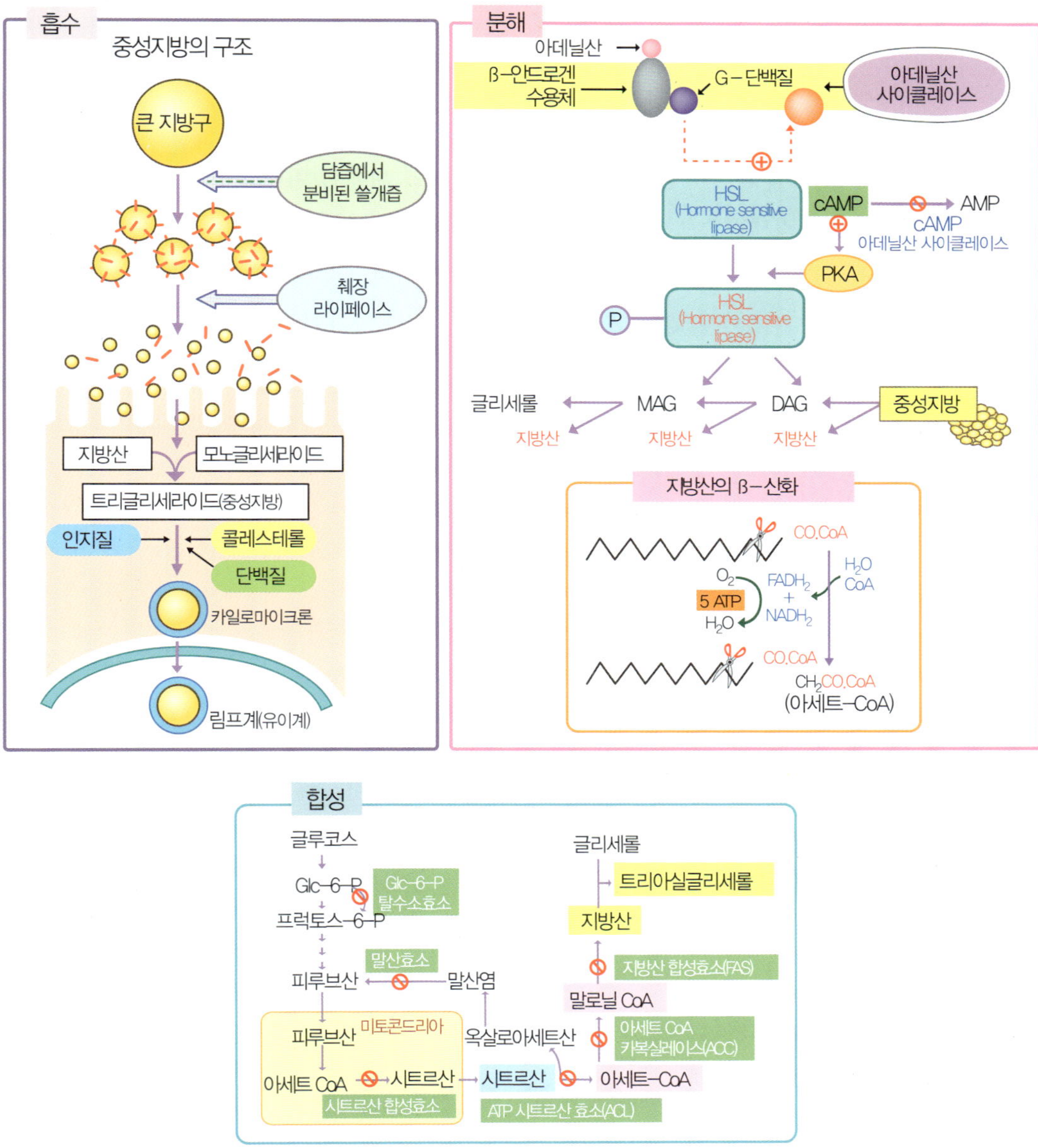

그림 3-3 지방의 합성과 분해

2) 체지방 감소 바이오마커

(1) 췌장 라이페이스 활성

지방은 췌장에서 생성되는 라이페이스lipase에 의해 십이지장에서 지방을 분해하여 지방산과 글리세린으로 분해하는 효소이다. 분해된 지방산은 장내 상피세포에 의해 흡수되는데, 라이페이스의 활성을 막으면 지방이 분해되지 않고 대변으로 배출되어 체중감소효과를 가져온다. 대표적 비만치료 약물 중에 하나인 올리스타트Orlistat, genical는 장관 내 중성지방의 흡수를 30% 정도 억제하여 체중을 감량하는 동시에 여러 가지 대사상태를 개선한다. 이러한 약물들은 지방이 흡수되지 않고 배설되기 때문에 지방변, 복부팽만, 배변실금 등의 부작용을 나타냈다.

(2) ATP-시트르산 리에이스

많은 조직에서 세포질 내의 아세틸-CoA의 합성을 담당하는 주요 효소이다. 시트르산과 CoA로부터 아세틸-CoA와 옥살로아세테이트의 형성을 촉매하여 ATP와 ADP 및 인산염의 가수분해를 촉진한다. 생성물인 아세틸-CoA는 지방 생성과 콜레스테롤 생성을 포함한 몇 가지 중요한 생합성 경로이다. 이 효소는 대표적 체지방 개선 소재인 가르시니아 캄보지아Garcinia cambogia 추출물의 기능성분인 하이드록시시트릭산hydroxycitric acid, HCA의 분자표적이다. HCA는 ATP-시트르산 리에이스의 활성을 저해하여 탄수화물이 지방으로 축적되는 것을 막는다.

(3) 지방세포 분화

지방 전구세포preadipocyte가 성숙한 지방세포로 분화되는 과정을 조절하는가를 측정하여 효능을 평가한다. 실험이 용이하기 때문에 많은 경우 세포주 실험에서 이 실험 모델을 이용하여 소재를 평가한다. 지방 전구세포인 3T3-L1 세포에 배양액에 분화유도물질IBMX 3-isobutyl-1-methylxanthine, dexamethasone, insulin(MDI)을 처리하여 배양하면 지방세포로 분화가 유도된다. 분화 초기에는 세포의 수가 늘어나고, 분화 후기가 되면서 세포의 크기가 커지면서 지방을 더욱 많이 가질 수 있는 상태가 된다. 이때 지방세포 분화 수 및 지방세포 내 지방함량을 측정하여 시험물질의 체지방 저해에 대한 기능성을 평가할 수 있다. 이를 위해 오일-레드 오Oil-Red O 염색법을 이용하여 형태조직학적 변화Morphological/Histological change를 확인할 수 있다.

(4) 유리지방산과 글리세롤

혈중의 유리지방산과 글리세롤은 지방이 분해되면 생성되는 산물이다. 이는 지방분해의 지표가 된다.

(5) cAMP 농도

cAMP는 호르몬 민감성 지방분해효소hormone sensitive lipase와 같은 지방분해효소를 활성화해 중성지방 분해를 촉진한다. cAMP는 세포 표면 수용체에 프로스타글란딘 E2prostaglandinE2(PGE2), β-아드레날린 길항제β-adrenergic agonist, 히스타민들이 결합하여 아데닐산고리화효소adenylate cyclase를 활성화시키거나 세포 내 cAMP 인산에스테르가수분해효소phosphodiesterase의 작용을 억제함으로써 세포 내 농도가 증가된다.

(6) 지방 대사물

지방이 β-산화를 통하여 분해되면 말론알데하이드malondialdehyde, MDA, 아세트알데하이드acetaldehyde, ACT, 포름알데하이드formalaldehyde, FA, 아세톤acetone, ACON 등의 대사산물이 생성된다. 이는 지방의 β-산화가 증가하는 것을 관찰하기 위해 이용되는 주요한 지표이며, 소변에서 주로 측정한다.

(7) 탈공역단백질

탈공역단백질uncoupling protein, UCP은 세포에서 열heat을 생성함으로써 에너지를 소비하는 기능을 하는 단백질로 미토콘드리아 내막에 존재한다. 지방을 태워 에너지를 만들어 내면 지방은 자연히 줄어들 수 있다. UCP는 ATP를 이용하여 열을 발생시켜 에너지를 소비한다. UCP는 갈색지방조직UCP1과 백색지방조직UCP2, 근육세포UCP3 등에서 발견되는데, UCP1은 갈색지방조직에서 추위에 반응하여 체온이 떨어지는 것을 막기 위하여 열을 발생시키는 반면, UCP2와 UCP3는 조직의 지방을 태우는 기능을 한다. 비만한 사람의 경우 UCP 발현이 적은 경향을 보인다. UCP 발현이 증가하면 에너지 소비가 증가하여 체지방을 감소시키는 데 공헌할 수 있다.

(8) 렙틴

렙틴leptin은 가장 많이 알려진 지방세포 분비 단백질이며 식욕조절에 관여한다. 지방세포에서 분비된 렙틴은 렙틴 수용체와 결합함으로써 작용한다. 렙틴 수용체는 대부분 섭식 중추와 포만 중추에 있는데, 섭식 중추의 경우 활성을 억제하고, 포만 중추의 경우 활성을 촉진한다. 체내 에너지 균형을 조절하는 중요 단백질로 체중조절에 밀접한 관계가 있으며, 렙틴 유전자가 결핍된 ob/ob 마우스와 렙틴 수용체가 결핍된 db/db 마우스의 경우 비정상적으로 체중이 증가하게 된다.

(9) 아디포넥틴

아디포넥틴adiponectin은 지방세포가 분비하는 펩티드이며, 이의 감소는 비만 관련 질환에서 핵심적인 역할을 한다. 지방세포가 주로 발현하고 골격 및 심근세포 및 내피세포와 같은 다른 세포에서도 소량 발현된다. 사람과 마우스에서 아디포넥틴을 투여하면 인슐린 저항성 감소, 항동맥경화 및 항염증 효과가 있고 특정 환경에서는 체중이 감소하는 것으로 나타났다.

(10) AMPK

AMPKAMP-활성단백질인산화효소는 세포 내에서 ATP/AMP 비율이 낮아지는 경우에 활성화되어 하위 신호전달체계를 활성화한다. 이는 세포 내의 에너지가 부족한 상태를 감지하여 그에 반응하는 것이다. 간에서 지방산 산화를 늘리고, 지방산 생합성을 줄인다. 또한 지방조직에서 지방분해lipolysis를 늘리고, 지방 합성lipogenesis을 줄인다.

AMPK는 렙틴과 아디포넥틴의 에너지 대사조절과정에서 중간 매개체가 된다. 또한 근육에서 지방산 산화를 증가시키고 포도당 유입이 증가하여 에너지로 사용하며 시상하부에서 작용하여 식사 섭취를 감소시킨다.

(11) PPAR γ

PPARperoxisome proliferator-activated receptor γ는 지방조직에서 많이 발현되고 지방조직의 형성과 지방산 저장 및 포도당 대사를 조절한다. PPAR γ의 발현량이 증가하면 지방이 축적된다.

(12) SREBP

콜레스테롤 농도에 따라 양이 조절되는 스테롤조절요소sterol regulatory element에 결합하는 단백질을 SREBPsterol-regulatory element binding protein라 한다. SREBP는 콜레스테롤 대사뿐만 아니라 인슐린 저항성, 비만조절에 중요한 역할을 하는데, 중성지방 대사와 지방세포 분화에 관여한다.

(13) C/EBP

C/EBPCCAAT/enhancer binding protein는 갈색지방조직과 백색지방조직에서 발현되는 지방세포 분화 전사인자이다. C/EBP β와 C/EBP δ는 지방세포 분화과정의 초기 단계에 발현이 늘어나, PPAR γ의 발현을 유도한다.

3. 기능성평가

1) 시험관 내 시험

기능성평가를 위해 직접 배양한 일차 배양primary세포를 사용할 수도 있지만 배양이 번거롭고 재현성이 낮으므로 주로 세포주화되어 있는 3T3-L1 마우스 지방전구세포mouse preadipocyte를 많이 사용한다. 3T3-L1세포는 3T3세포의 일종으로 오일-레드오 염색법을 이용하여 지방세포 내의 지방을 염색하여 분화 정도를 측정한다.

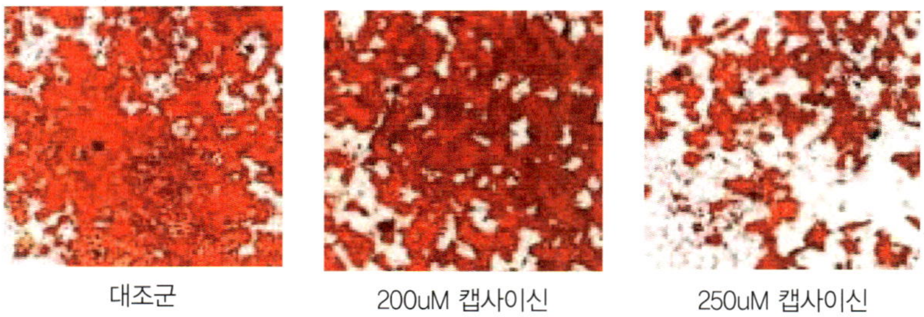

그림 3-4 시험물질에 따른 지방세포 기능성평가

알아보기

3T3-L1 세포

1974년 하워드 그린(Howard Green) 박사 연구팀에 의해 분리된 3T3-L1은 스위스의 생쥐 배아(mouse embryo)에서 유래한 3T3세포(3T3는 3-day transfer, 3일에 한 번씩 계대 배양을 하는 세포) 연구 중에 한 클론(clone)이 지방 축적을 하는 것을 관찰하였고 이를 3T3-L1이라 명명하였다.

2) 동물실험

일반 마우스에 고지방 식이를 주면 비만이 유도된다. 또한 유전자 변형 동물 ob/ob

나 db/db 마우스는 자연적으로 일반 마우스에 비해 비만이 유도된다. ob/ob 마우스는 렙틴 유전자가 결핍된 마우스이고 db/db 마우스는 렙틴 수용체가 결핍된 마우스이다. 이렇게 동물의 체중이 늘어나는 과정에서 기능성 식품 소재가 체중을 어떻게 조절하는 가를 측정한다. 각종 기관/조직에서의 지방 축적량의 변화를 살펴보아야 하고, 보조적으로 원료의 작용기전을 설명하기 위해 바이오마커의 활성 및 그 발현 정도 등을 측정한다.

3) 인체적용시험

체질량지수를 기준으로 정상18.5~22.9, 비만 전 단계23.0~24.9, 비만 1단계25.0~29.9, 비만 2단계30.0~34.9에 속하며 약물을 복용하지 않는 성인을 시험 대상으로 한다. 위약대조연구randomized, controlled trial를 기본으로 설계하고 체지방, 체질량지수BMI, 허리둘레, 허리-엉덩이둘레 비율WHR 등을 측정한다.

(1) 체지방 측정

① 생체 전기저항분석법

지방조직은 전류가 상대적으로 잘 흐르지 않고 지방을 제외한 기타 조직은 전류가 잘 흐르기 때문에, 전기저항과 체지방량 사이에는 높은 양의 상관관계가 있다. 이 원리를 이용하여 성, 연령, 인종, 키, 체중 등의 지표를 활용하여 체지방을 계산하는 방법이 생체 전기저항분석법bioelectric impedence analysis이다. 비만 정도가 아주 심한 환자에게는 정확도와 재현성이 낮다는 단점이 있지만 장치가 개발된 이후부터 많은 데이터가 쌓여 빅데이터화되었고, 전기저항 자체가 더욱더 정밀하게 측정이 가능해지면서 단점을 극복해가고 있다.

② DEXA

DEXADual-Energy X-ray Absorptiometry는 대상을 통과하는 동일한 경로를 따르는 두 에너지의 저선량 X선을 사용하여 주로 골밀도를 평가하는 방법이다. 뼈와 연조직을 구별하고 지방과 지방이 없는 부분도 평가가 가능하다. 내장지방면적, 피하지방면적, 총지방면적을 정확하게 측정할 수 있다. 하지만 방사선에 노출된다는 것과 고가의 장비를 사용해야 한다는 단점이 있다. 인체적용시험에서도 사용되기는 하지만 상대적으로 소형화와 방사선 사용에 자유로운 동물실험에 많이 활용된다.

③ 단층촬영법

단층촬영법computer tomography, CT은 X-레이가 검체를 통과하면서 횡단 영상을 보여 준다. 다양한 질환의 진단에 사용되고 있고 내장지방 등의 지방 분포를 정확히 보여주기 때문에 좋은 방법이지만 장비가 고가이고 방사선에 노출되는 단점이 있다.

(2) 체질량지수

체질량지수BMI는 키와 체중을 이용하여 비만 정도를 평가하는 방법으로, 체중kg을 신장m의 제곱으로 나눈 값이다. 한국인에서는 23kg/m^2 이상을 과체중, 25kg/m^2 이상을 비만으로 정의한다.

$$\mathbf{BMI = kg/m^2}$$

표 3-1 한국인에서 체질량지수와 허리둘레에 따른 동반질환 위험도

분류	체질량지수	정상허리둘레 (남 < 90cm, 여 < 85cm)	복부비만 (남 > 90cm, 여 > 85cm)
저체중	< 18.5	낮음	보통
정상	18.5~22.9	보통	약간 높음
비만 전 단계	23~24.9	약간 높음	높음
1단계 비만	25~29.9	높음	매우 높음
2단계 비만	30~34.9	매우 높음	가장 높음
3단계 비만	≥ 35	가장 높음	가장 높음

출처 : 비만진료지침(2018).

(3) 허리둘레

허리둘레는 복부지방량을 반영하는 매우 유용한 지표이다. 측정부위는 허리의 가장 가는 부위, 10번째 늑골 하연, 직립자세에서 장골능 바로 위쪽이다. 남자는 90cm 이상 여자는 85cm 이상일 경우 복부비만으로 진단한다.

(4) 허리-엉덩이둘레 비율

허리-엉덩이둘레 비율WHR은 복부형중심성 비만을 알아내는 방법으로 사용되며, 허리둘레를 엉덩이둘레로 나눈 수치이다. 허리둘레는 배꼽을 지나는 배의 둘레를 측정하고, 엉덩이둘레는 엉덩이의 최대 돌출부위를 측정한다. 허리-엉덩이둘레 비율이 남자의 경우 1 이상 여자의 경우 0.85 이상인 경우에 복부비만이라고 진단한다.

4. 기능성원료

1) 고시형 원료

(1) 가르시니아 캄보지아 추출물

가르시니아 캄보지아Garcinia cambogia 추출물을 분무건조하여 기능성분인 HCA (-)-hydroxycitric acid를 약 60% 이상으로 표준화한 소재이다. 시장에서 많은 제품들이 가르시니아 캄보지아 추출물을 함유시켜 건강기능식품으로 인정받아 왔다. 가르시니아 캄보지아의 기능성분인 HCA는 탄수화물이 지방으로 전환될 때 사용되는

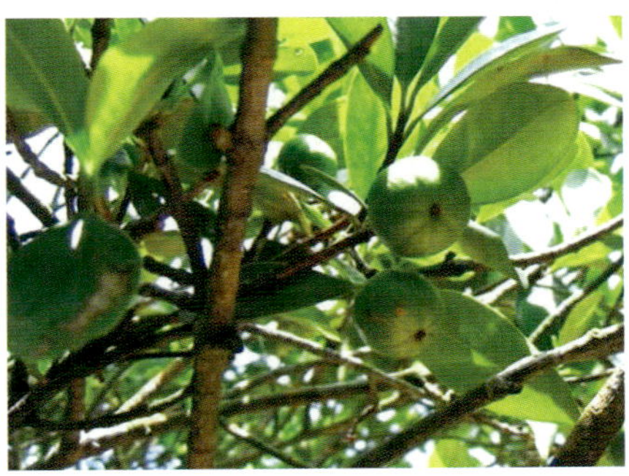

그림 3-5 가르시니아 캄보지아

효소인 ATP-시트르산 리에이스의 활성을 억제하여 체지방이 형성되는 것을 막아 체지방을 감소시킨다. ATP-시트르산 리에이스의 기질인 시트르산과 HCA는 비슷한 구조를 가져 ATP-시트르산 리에이스가 잘못 인식하여 ATP-시트르산 리에이스의 활성은 HCA가 저해할 수 있다. 가르시니아 캄보지아 추출물은 HCA로서 750~2,800mg을 일일 섭취량으로 규정하고 있다. 2018년 가르시니아 캄보지아 추출물을 재평가한 결과 급성간염, 간부전과 같은 간 손상과 심장질환, 신경과민·수면장애 등의 부작용이 제시되어 '간·신장·심장질환자, 알레르기·천식질환자는 전문가와 상담하고 임산부·수유부·어린이는 섭취를 피하라'는 문구가 추가되었다.

(2) 녹차 추출물

녹차는 대표적인 전통차류로서 많은 연구에서 녹차의 카테킨이 다양한 기능성을 나타낸다는 연구가 이루어졌다. 적포도주의 레스베라트롤resveratrol, 카레의 커큐민curcumin과 더불어 녹차 카테킨 중 한 물질인 에피갈로카테킨 갈레이트epigallocatechin gallate, EGCG는 가장 연구가 다양하게 이루어진 물질이다. 암, 비만, 당뇨, 심혈관질환 등 다양한 질환을 예방할 수 있음이 보고되었다. 체지방조절과 관련해서는 기름진 음식을 주로 먹는 중국인들이 비교적 비만도가 낮은 것에 착안하여 녹차가 체지방조절에 주요한 역할을 할 것으로 보여 많은 연구가 이루어졌다. 녹차 추출물에 있는 카페인과 카테킨 성분들은 식이 섭취를 감소시키는 작용을 통해 체지방을 감소시켜 체중조절효과를 나타내고 데오필린, 데오브로민 등의 물질들은 지방 가수분해를 촉진시켜 지방분해를 증가시킨다. 녹차 추출물의 일일 섭취량은 0.3~1g이다. 식품의약품안전처에서는 과잉 섭취 시 간 독성을 야기시킬 수 있으므로, 2018년 EGCG의 간독성과 관련하여 하루 섭취량을 EGCG로서 300mg 이하로 설정했다.

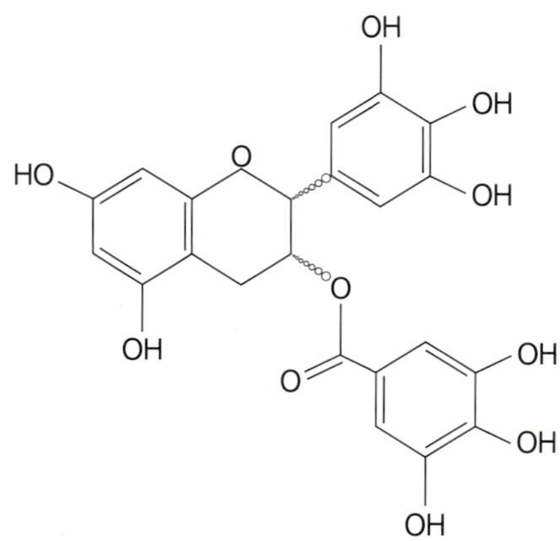

그림 3-6 에피갈로카테킨 갈레이트(EGCG)

(3) 공액리놀레산

공액리놀레산conjugated linoleic acid은 미국의 위스콘신 대학에서 마이클 파리자Michael Pariza 교수팀과 마크 쿡Mark Cook 교수팀에 의해 1980년대 말 발견되어 체중 조절 및 체지방 감소효과가 있음이 밝혀졌다. 미국 FDA에서는 2008년 GRASGenerally Regarded as Safe로 인증되어 일반식품에도 첨가할 수 있게 되었다. CLA는 탄소가 18개이고 이중결합이 2개인 불포화지방산으로 28개 이성질체가 가능하나 이 중에서 생물활성인 것은 c9, t11-CLA와 t10, c12-CLA이다. 특정 구조의 물질로 존재하기보다는 이성질체의 조합으로 존재한다. t10, c12-CLA가 더 큰 체지방 감소효과가 있다. 하지만 이성질체들의 조합으로 있는 복합체 역시 체중 감소와 체지방 감소에 효능이 있는 것으로 알려져 있다. 동물실험 결과 간, 지방, 근육조직에서 β-산화작용을 증가시켜 지방을 분해하고 에너지 소비를 증가시킨다고 알려져 있다. 또한 지방산 합성에 꼭 필요한 효소들을 억제하고 PPAR-γ 발현을 증가시켜 체지방 감소효과를 낸다. 일일 섭취량은 1.4~4.2g이다. 부작용으로 위장장애가 있고 영유아 및 임산부는 섭취를 삼가야 한다.

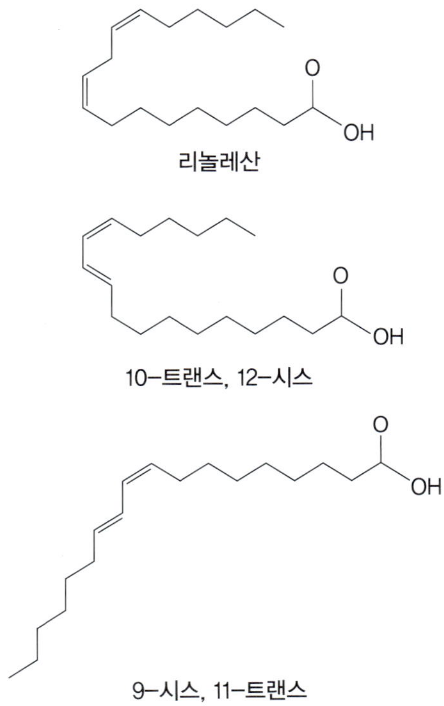

그림 3-7 리놀레산과 공액리놀레산

(4) 키토산/키토올리고당

키토산chitosan은 D-글루코사민과 N-아세틸글루코사민으로 이루어진 선형 다당류이다. 게, 가재, 새우 등의 갑각류 생물에서 키틴을 탈아세틸화하여 얻어낸다. 키토올리고당은 큰 분자량 때문에 식용이 어려운 키토산의 단점을 해결하기 위하여 효소 처리를 통하여 가수분해하여 제조한다. 소화관 내에서 키토산/키토올리고당은 양전하를 띠는데, 음이온을 띠는 담즙과 결합하여 배설된다. 이 과정에서 담즙이 더 필요하여 체내에서 많은 양의 담즙을 분비하고 담즙을 만드는 데 필요한 콜레스테롤이 배설된다. 또한 지방소화에 필수적인 담즙을 배설시키기 때문에 지방이 제대로 흡수되지 못하게 한다. 키토산은 탈아세틸화도당 사슬 중에 글루코사민 잔기 비율가 80% 이상이어야 하며, 키토산글루코사민으로서을 800mg/g 이상 함유하고 있어야 한다. 키토올리고당은 키토올리고당을 200mg/g 이상 함유하고 있어야 한다. 일일 섭취량은 키토산과 키토올리고당의 합으로서 3.0~4.5g이다. 장기간 섭취할 경우 지용성비타민의 부족이 있을 수 있다.

2) 개별인정형 기능성원료

식물성 유지 다이글리세라이드, 보이차 추출물, 레몬밤 추출물 혼합분말, 대두배아추출물 등 복합물, 그린마테 추출물, 키토산, 락토페린우유정제단백질, 미역 등 복합추출물잔티젠, 녹차 추출물, 중쇄지방산 함유 유지, 콜레우스포스콜리 추출물, 깻잎 추출물, 락토바실러스가세리lactobacillus gasseri BNR17, 서목태쥐눈이콩 펩티드 복합물, 발효식초석류복합물, 와일드망고 종자 추출물, 그린커피빈 추출물, 풋사과 추출 폴리페놀applephenon, 마테열수 추출물, 공액리놀레산, L-카르니틴 타르트레이트, 키토올리고당, 핑거루트 추출분말, 돌외잎주정 추출분말 등이 있다.

(1) 그린마테 추출물

마테mate, liex paraguayensis는 감탕나무과의 상록 소교목으로 남아메리카의 브라질이나 파라과이 지역에 분포한다. 건조하여 잘게 자른 마테의 잎은 차로 만들어 많은 남미인들이 즐겨 마셨다. 일반적인 차로서도 많이 즐겼지만 약리적 성질을 가지는 치료제로도 사용되었다. 최근 항산화 성질, 지질 환원성질과 항돌연변이 효과, 체중감량 성질에 관련된 연구가 이루어져 그 효능이 과학적으로 밝혀졌다. 특히, 60kg 이상의 20~60세에게 그린마테 추출물을 6주간 복용시킨 경우 체지방과 지방량의 감소가 관찰되어 건강기능식품 개별인정을 획득하였다. 마테 추출물은 클로로겐산chlorogenic acid을 지표물질로 선정하여 표준화하였다. 그린마테 추출물의 일일 섭취량은 3g이다.

(2) 그린커피빈 추출물

커피빈은 다양한 화학물질을 포함한 식품 소재이다. 일반적으로 커피빈을 로스팅하여 그 향을 증진시키고 추출법에 맞게 갈아서 뜨거운 물이나 증기 등으로 추출해서 마신다. 세계적으로 가장 많은 사람이 즐기는 음료이고, 특히 국내에서 많은 사람들이 좋아하는 기호식품이다. 하지만 국내에서는 과거 믹스커피로 통용되는 많은 설탕과 프림으로 맛을 낸 커피 때문에 일반적으로 커피는 건강에 좋지 못한 식품으로 간주되었다. 또한, 카페인을 과량 복용했을 때 생기는 부작용들 때문에 커피를 줄이는 것이 건강에 좋다는 생각이 많은 사람들에게 퍼져 있다. 하지만 최근 여러 연구에서 커피에 들어 있는 많은 성분들이 건강에 긍정적 역할을 하고 커피를 주기적으로 마시는 경우 수명연장효과가 있는 것이 대규모 임상연구를 통하여 밝혀졌다. 또한 일반적으로 커피를 섭취하는 경우 로스팅을 통하여 다양한 향기성분이 생성되지만 열에 약한 폴리페놀이 크게 파괴되기도 한다. 이에 착안하여 로스팅을 하지 않은 풍부한 폴리페놀을 함유한 그린커피빈 추출물이 건강기능식품으로 개발되었다. 카페인을 제거하여 카페인으로 인한 부작용을 줄인다. 그린커피빈 추출물은 그린마테 추출물과 같은 클로로겐산이 지표성분이며 에너지와 지방 대사를 촉진하여 체지방 감소에 도움이 된다. 그린커피빈 추출물은 400mg 일일 섭취량을 가진다.

(3) 핑거루트 추출분말

핑거루트Boesenbergia rotunda는 동남아시아, 인도, 스리랑카 및 중국 남부에서 자라는 생강종이다. 핑거루트는 식품의 조미료로 사용되고 전통 의학에서 여러 가지 질병을 치료하며, 특히 출산 후 전통 강장제, 10대 소녀들을 위한 미용 보조, 백혈병 예방요법으로 사용되어 왔다. 핑거루트의 잎은 음식 알레르기 및 중독을 완화하기 위해 사용되기도 하였다. 핑거루트 추출분말은 판두라틴 Apanduratin A를 지표물질로 하여 95% 에탄올을 이용하여 추출하여 소재화하였다. 국내 인체적용시험을 통하여 체지방량과 복부 내장지방 면적의 감소를 확인하였다. 체지방이 감소하면서 체중이 감소하면 피부가 나빠지는 것이 일반적인 상황이다. 핑거루트 추출분말의 경우에는 '피부 보습에 도움을 줄 수 있음'과 '자외선에 의한 피부손상으로부터 피부 건강을 유지하는 데 도움을 줄 수 있음'의 두 가지 피부와 관련한 건강기능식품 소재로서 개별인정을 획득하여 피부 건강 개선 효능이 있음을 인정받았다. 따라서 체지방 감소뿐 아니라 체지방 감소에 따라 생기는 피부 건강이 나빠지는 것을 동시에 해결할 수 있는 소재여서 시장에서 소비자의 선택을 받을 수 있는 장점을 가지고 있다. 핑거루트 추출물의 일일 섭취량은 추출분말로서 600mg이다.

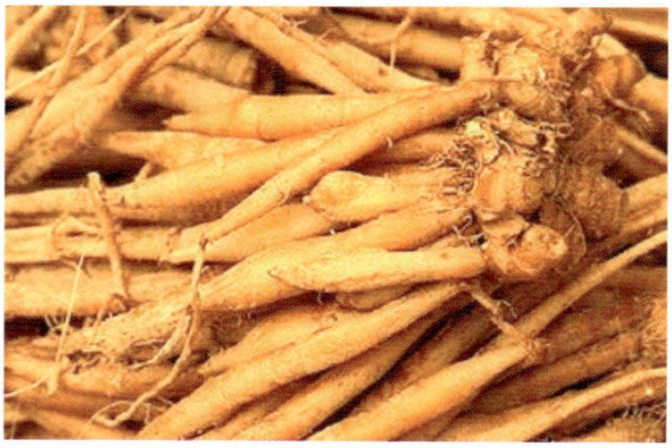

그림 3-8 핑거루트

(4) 풋사과 추출 폴리페놀 애플페논

사과는 대표적으로 폴리페놀이 많은 과일이다. '하루 1개만 먹으면 의사가 필요 없다 An apple a day keeps the doctor away.'라는 속담이 있을 정도로 건강에 좋은 과일이다. 일반적으로 식물의 폴리페놀은 식물이 균이나 곤충으로부터 자신을 보호하기 위하여 생성한다. 사과의 경우도 사과가 익어가는 초기에 균이나 곤충으로부터 공격을 받으면 씨앗을 건강하게 성숙시킬 수 없기 때문에 높은 농도의 폴리페놀을 포함하게 한다. 사과가 충분히 익으면 당도를 높여 동물이 이를 섭취하여 씨앗을 멀리 퍼뜨릴 수 있게 한다. 폴리페놀은 떫거나 쓴맛을 가지는 경우가 많아 어느 정도 과육이 성숙하면 폴리페놀을 동물이 쉽게 섭취할 수 있도록 한다. 때문에 풋사과가 성숙된 사과에 비해 높은 폴리페놀 농도를 가진다. 이를 활용하여 풋사과 추출 폴리페놀인 애플페논applephenon을 건강기능식품으로 소재화하였다. 91명을 대상으로 12주 동안 600mg의 애플페논을 섭취하게 한 임상실험을 통하여 '체지방의 감소에 도움을 줄 수 있다'는 건강기능식품 개별인정을 받았다. 사과에 알레르기가 있는 사람은 섭취 시 주의해야 한다. 풋사과 추출 폴리페놀의 일일 섭취량은 애플페논으로서 600mg이다.

(5) 와일드망고 종자 추출물

와일드망고irvingia gabonensis는 망고의 한 종류로서 아프리카 토착종으로 서아프리카 카메룬 쪽 낙엽수가 우거진 열대 우림 수풀지대가 원산지로 알려져 있다. 원주민들의 영양분 보충과 배고픔을 달래주는 고마운 과일이었다. 북미지역에서 와일드망고 종자 추출물이 체중 감량효과를 가진다는 것이 TV를 통하여 소개되면서 관심을 끌게 되었고 여러 연구가 이루어졌다. 국내에서는 BMI지수 25~40kg/m^{2}인 건강한 성인 102명을 대상으로 10주간 와일드망고 종자 추출물을 섭취하게 한 결과 체지방량이 감소하여 건강기능식품으로 인정받았다. 일일 섭취량은 300mg이다.

표 3-2 체지방 개선 건강기능성원료 현황(2018년 12월 기준)

고시형	개별인정형
녹차 추출물, 공액리놀레산, 가르시니아 캄보지아 추출물, 키토산/키토올리고당	그린커피빈 주정추출물, 락토바실러스 가세리 BNR17, 풋사과 추출 폴리페놀(applephenon), 와일드망고 종자 추출물, 중쇄지방산 함유 유지, 보이차 추출물, 그린커피빈 추출물, 발효식초 석류 복합물, 마테열수 추출물, 핑거루트 추출분말, 돌외잎주정 추출분말, 미역 등 복합추출물(잔티젠), 락토페린(우유정제단백질), 콜레우스포스콜리 추출물, 레몬밤 추출물 혼합분말, L-카르니틴 타르트레이트, 서목태(쥐눈이콩) 펩티드 복합물, 다이글리세라이드 함유 유지, 깻잎 추출물, 대두배아열수 추출물 등 복합물, 그린마테 추출물, 히비스커스 등 복합추출물 FAC, 닭가슴연골분말, 참당귀 추출분말, 까마귀쪽나무열매 주정추출물

CHAPTER 4

혈당조절

1. 혈당 | 2. 당뇨병 | 3. 기능성평가 | 4. 기능성평가 모델 | 5. 기능성원료

1. 혈당

혈당은 세포의 기본 에너지원이며, 뇌세포, 적혈구, 신장수질 등은 포도당을 유일한 에너지원으로 사용하기 때문에 혈당 농도가 저하되면 세포에 에너지 공급이 감소되어 정상적인 기능을 유지하기가 어렵다. 이에 일정 범위공복 시 80~100mg/dL의 농도로 항상성을 유지하고 있다.

1) 혈당의 항상성 유지

혈당의 항상성 유지에 관여하는 대표적인 호르몬으로는 인슐린과 글루카곤이 있으며, 혈당 상승 시에는 인슐린이 분비되어, 포도당을 간에 저장하고, 각 조직의 세포에서 포도당 이용을 촉진한다. 반대로, 혈당 저하 시 글루카곤이 분비되어 간에 저장된 글리코겐을 혈액으로 방출시켜 혈당을 정상 수준으로 유지하도록 도와준다그림 4-1.

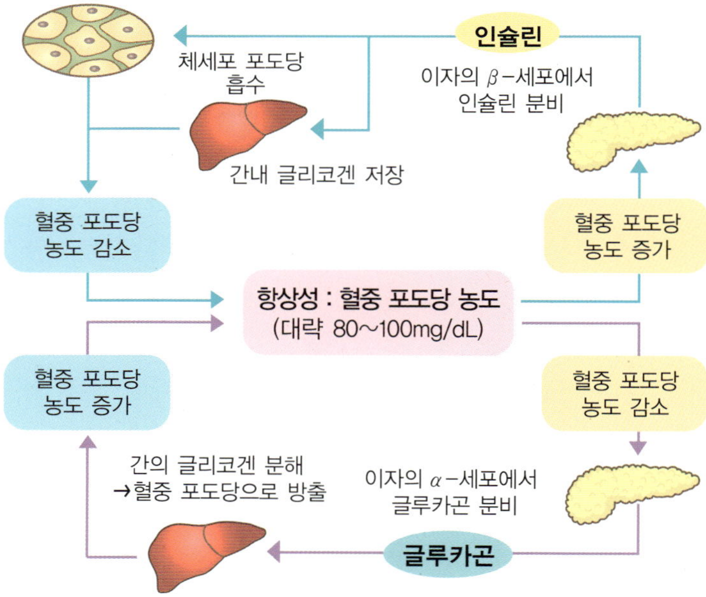

그림 4-1 혈당의 항상성 조절

2) 혈당조절 호르몬

혈당을 조절하는 호르몬으로는 인슐린, 글루카곤, 소마토스타틴, 에피네프린, 코티솔, 부신피질자극호르몬, 성장호르몬, 티록신 등이 있다. 대표적인 호르몬으로는 인슐린과 글루카곤이 있으며, 췌장의 랑게르한스섬langerhans islet에서 분비가 되고, 인슐린은 β-세포에서 분비되며, 글루카곤은 α-세포에서 분비된다.

(1) 인슐린

인슐린insulin은 혈당이 정상 범위 이상으로 높아졌을 때 분비되는 호르몬이다. 포도당이 말초조직에서 에너지원으로 사용될 수 있도록 하며, 간이나 근육 내 글리코겐으로 저장되거나 지방조직에서는 포도당이 지방으로 전환시킨다. 당질이 풍부한 식품의 섭취는 콜레시스토키닌cholecystokinin과 글루카곤양펩티드glucagon like peptide-1, GLP-1 분비를 유도하고, 이는 인슐린 분비를 증가시킨다. 식이 섭취량이 결핍되거나 스트레스를 받게 되면 인슐린의 합성과 분비가 감소된다.

(2) 글루카곤

글루카곤glucagon은 혈당이 정상 범위 이하로 낮아졌을 때 분비되는 호르몬이다. 글루카곤은 간을 자극하여 간에 저장된 글루코겐을 포도당으로 분해하여 혈당 수준을 증가시킨다.

(3) 기타 호르몬

에피네프린, 코티솔, 부신피질자극호르몬, 성장호르몬, 티록신 등은 혈당조절에 영향을 미치는 호르몬이다. 에피네프린과 코티솔은 스트레스 시 분비되는 호르몬으로 글루카곤과 유사하게 간이나 근육의 글리코겐을 포도당으로 분해시키는 작용을 하거나 포도당 신생 합성을 증가시킨다. 코티솔과 성장호르몬은 인슐린 분비를 억제시키는 데 관여한다.

2. 당뇨병

당뇨병은 대표적인 생활습관질환으로 혈당의 항상성 조절에 문제가 생긴 경우에 발생하며, 일반적으로 혈당을 조절하는 인슐린 대사문제가 원인이다. 인슐린 대사는 인슐린이 혈당에 반응하여 분비되고, 근육, 간, 지방세포의 세포막에 존재하는 인슐린 수용체에 결합하여 세포 내로 혈당이 유입되도록 하는 일련의 과정이다. 따라서 인슐린 대사문제는 췌장의 인슐린 분비 부족이나 인슐린 저항성인 경우, 인슐린 수용체 결함, 인슐린 신호전달체계의 문제를 모두 포함한다.

1) 유병률

국내 유병률은 2016년 기준 30세 이상 남성은 평균 14.2%, 30세 이상 여성은 11.8%로 조사되었으며, 연령이 증가할수록 유병률은 지속적으로 증가하고 있다. 만성고혈당은 합병증 및 사망률과 밀접하게 연관이 있으며, 특히 혈관과 신경에 손상을 주어 혈액순환과 신경기능 이상을 초래한다. 백내장, 지방간, 급·만성감염증, 심혈관계질환 등을 유도하며, 만성합병증 중 미세혈관 합병증은 당뇨병성망막병증, 당뇨병성신증을 유발한다.

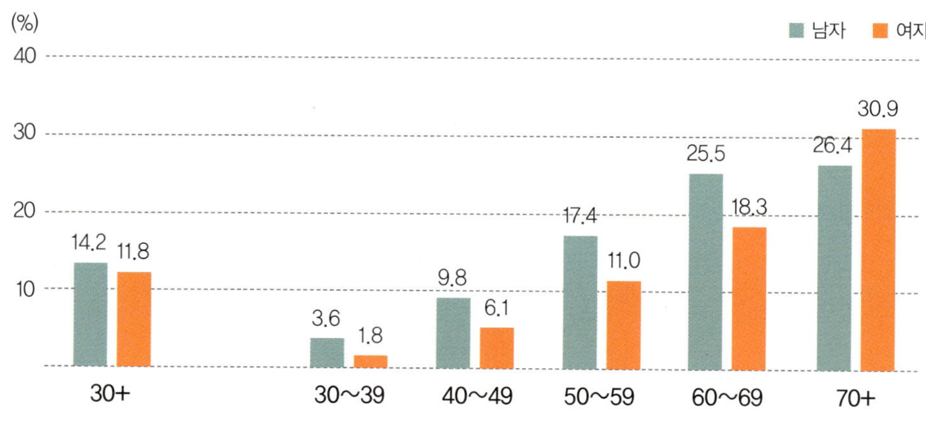

그림 4-2 당뇨병 유병률

2) 당뇨병의 분류

당뇨병은 제1형 당뇨, 제2형 당뇨, 임신성당뇨, 2차성 당뇨 등으로 분류되고, 기능성 원료로는 주로 제2형 당뇨질환을 대상으로 개발되고 있다.

(1) 제1형 당뇨병

제1형 당뇨병은 인슐린 분비 자체에 문제가 발생하는 경우에 주로 발생하며, 인슐린 의존성 당뇨병이라고 한다. 주로 유전적 소인이나 화학물질에 의한 췌장 손상 등으로 발생하게 된다.

(2) 제2형 당뇨병

제2형 당뇨병은 인슐린 비의존형이며, 체내 인슐린 저항성의 문제로 주로 발병하게 된다. 인슐린 저항성은 인슐린 분비 농도에 비해 인슐린기능이 저하된 상태를 말하며, 비만, 신체활동 저하, 노화, 유전적 요인 등에 의해 유발된다. 인슐린 저항성 발생 시 혈중 인슐린 농도와 혈당이 동시에 높아지게 되고, 췌장의 인슐린 합성 및 분비기능은 감소한다. 이에 지속적으로 혈당은 높은 상태로 유지되고, 이로 인해 제2형 당뇨 및 대사장애를 야기시키게 된다.

3) 진단기준

2018 미국당뇨병학회 및 2015 대한당뇨병학회 당뇨병 진단기준은 표 4-1과 같다.

표 4-1 당뇨병 진단기준

진단기준	2018 미국당뇨병학회(ADA) 및 2015 대한당뇨병학회 진료지침위원회
정상혈당	• 최소 8시간 공복상태에서 혈장혈당 100mg/dL 미만 • 75g 경구포도당부하 2시간 후 혈장혈당 140mg/dL 미만
고위험군	• 공복혈당장애 : 공복혈장혈당 100~125mg/dL • 내당능장애 : 75g 경구포도당부하 2시간 후 혈장혈당 140~199mg/dL • 당화혈색소 : 5.7~6.4%
당뇨병	• 당화혈색소 6.5% 이상 • 8시간 이상 공복혈장혈당 126mg/dL 이상 • 75g 경구포도당부하 2시간 후 혈장혈당 200mg/dL 이상

(1) 정상혈당

공복혈당이 100mg/dL 이하이며, 식후 2시간 혈당은 140mg/dL 이하로 제한하고 있다.

(2) 고위험군

① 공복혈당장애

당뇨로 분류되지는 않지만 공복혈당이 100~125mg/dL 사이의 혈당을 공복혈당장애impaired fasting plasma glucose, IFG로 정의한다.

② 내당능장애

식후 2시간 혈당이 140~199mg/dL인 경우를 내당능장애impaired glucose tolerance, IGT로 구분한다.

(3) 당뇨병의 혈당

공복 시 혈당이 126mg/dL7.1mmol/L 이상이거나, 식후 2시간 혈당은 200mg/dL11.1mmol/L 이상인 경우를 당뇨병으로 구분한다.

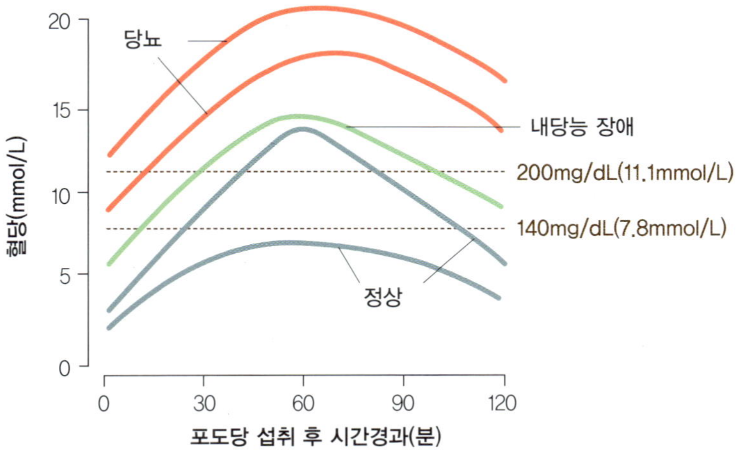

그림 4-3 경구내당능검사에서의 혈당 변화

3. 기능성평가

기능성평가를 위해서는 혈당 수준, 포도당 흡수, 호르몬 및 관련 단백질, 췌장의 β-세포기능, 당 대사, 인슐린 신호전달체계에 관한 지표를 사용할 수 있다.

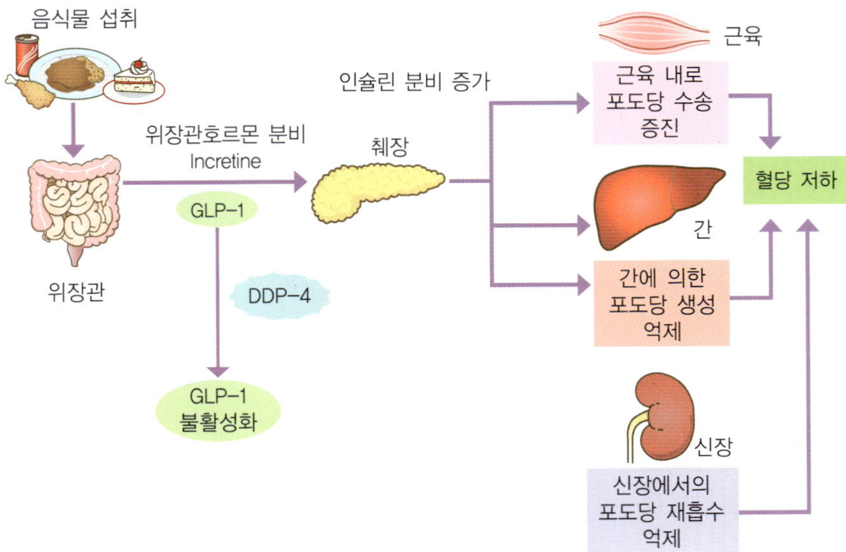

그림 4-4 혈당 대사조절 기전

1) 혈당 수준

혈당 수준을 대표할 수 있는 지표는 공복혈당, 식후혈당, 내당능, 당화혈색소 등이 있다.

(1) 공복혈당

공복혈당은 최소한 8시간 금식 후 정맥혈에서 측정한 혈당농도plasma glucose를 mmol/L 또는 mg/dL로 표시한다. 인체적용시험과 동물 모델에서 측정할 수 있다. 실험동물에서는 꼬리 정맥에서 정맥혈을 채혈하여 혈당을 측정한다.

(2) 내당능검사

내당능검사는 포도당의 투여 경로에 따라 경구당부하검사oral glucose tolerance test, OGTT, 정맥주사당부하검사intravenous glucose tolerance test, IVGTT 및 복강내당부하검사intraperitoneal glucose tolerance test, IPGTT 등이 있다. 내당능의 측정은 각 시간별 혈당 농도를 그래프로 나타내고, 0, 30, 60, 90, 120분 및 180분 사이에 나타나는 그래프의 면적area under the curve, AUC을 이용하여 나타낸다. 식후 혈당 농도는 엄밀한 의미에서 OGTT의 실험 결과 중 120분에 나타나는 혈당농도를 지칭하며 식후 2시간 후 혈당으로 표시될 수 있다.

(3) 당화혈색소

당화혈색소 적혈구에 있는 혈색소hemoglobin의 일부인 당화혈색소HbA1c는 혈구의 생존 기간 동안 서서히 포도당과 비효소적으로 결합하여 당화되므로 HbA1c의 당화 정도로 혈구의 생존기간인 혈중 포도당 농도를 판단할 수 있다. 이에 당화혈색소는 혈당조절을 표현하는 가장 기본적인 지표로 널리 이용되고 있으며, 당화혈색소의 값glycated hemoglobin value으로 지난 수주일 동안의 혈당 농도를 추정할 수 있다.

2) 포도당 흡수

탄수화물이 소장 내 소화효소를 통해 포도당의 형태로 생성되며, α-아밀레이스 및 α-글루코시데이스가 대표적인 당분 소화효소로 작용하게 된다. 이에 α-아밀레이스 및 α-글루코시데이스 활성의 저해는 탄수화물 소화속도를 조절하여 식후 혈당 상승을 억제하는 것을 의미한다. 장내 포도당의 흡수에 관련된 지표로는 GLUT-2glucose transporter-2, 당수송체가 있다. 인슐린 저항성에 중요한 요소이며, GLUT-2의 비정상적 기능은 췌장의 β-세포에서의 인슐린 분비를 감소시킨다. SGLT-1sodium glucose transporter-1 역시 주로 장세포와 신장세포에서 포도당 운반을 담당한다.

3) 호르몬 및 혈당조절 단백질

혈당조절 호르몬 및 단백질로는 인슐린, GLP-1glucagon like peptide-1, DPP-4 dipeptidyl peptidase-4, 아디포넥틴adiponectin 등이 있다.

(1) 인슐린

인슐린은 혈당 농도에 자극을 받아 췌장 β-세포에서 분비되며, 스트레스와 약물 등에 의해서도 분비에 영향을 받기 때문에 공복에 측정하는 것이 바람직하다.

(2) GLP-1 및 DPP-4

GLP-1은 인크레틴 중 하나로, 장내 영양소와 혈당 농도에 자극을 받아 분비되는 호르몬이며, 인슐린 분비를 유도한다. GLP-1은 인크레틴의 90% 이상의 역할을 담당하고 있으며, 상부 소화기관의 운동 저하, 식욕 억제 등의 기능과 더불어 β-세포를 증식시키는 데도 관여한다. 체내에서는 DPP-4에 의해 분해되기 때문에 GLP-1 유사제 및 DPP-4 억제제가 혈당조절제로 사용되고 있다.

(3) 아디포넥틴

아디포넥틴은 지방세포에서 분비되어 근육, 간, 혈관과 같은 말초조직에서 인슐린 작용을 향상시킨다. 간 내에서 당 신생 합성, 지방산 축적을 저해하고, 에너지 사용을 증가시켜, 혈당을 소비하도록 한다. 근육과 같은 말초조직에서는 세포 내로 혈당의 이동을 증진하며, 지방산화를 촉진시키고, 해당작용에 관여한다. 궁극적으로 인슐린 저항성을 저해하고, 혈당 개선에 도움을 준다그림 4-5.

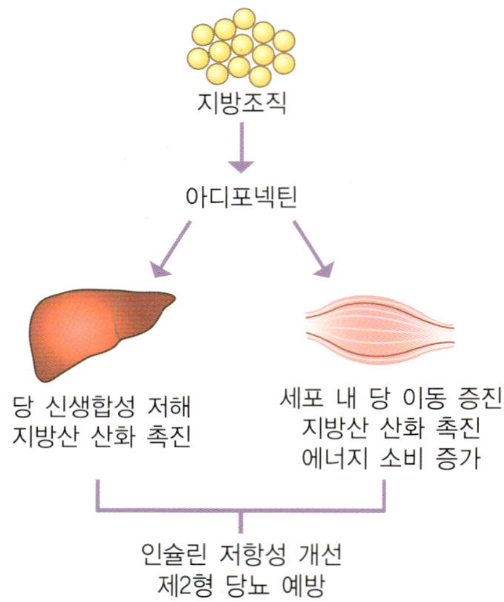

그림 4-5 아디포넥틴 작용

4) 췌장 β-세포기능

췌장의 랑게르한스섬은 인슐린을 합성하고, 인슐린 분비를 조절하는 여러 요소들이 모여 있는 주요 기관이다. 주로 β-세포로 이루어져 있으며, 췌장의 β-세포기능은 인슐린 분비기능에 있어 주요 지표가 된다. 췌장의 β-세포기능은 췌장세포 생활성검사, 인슐린 저항성과 분비능으로 확인할 수 있다.

(1) 생활성검사

췌장세포의 생활성검사viability는 세포증식능력과 세포사멸검사를 통해 확인할 수 있다. 세포증식능력은 증식세포의 핵에서 발현되는 단백질인 PCNAproliferating cell nuclear antigen에 대한 항체를 이용하여 면역염색법으로 확인한다. 세포사멸검사는 주로 TUNEL 분석을 통해 확인한다.

(2) 인슐린 분비능

β-세포의 인슐린 분비기능은 β-세포에 포함된 인슐린 함량 정도, 인슐린 mRNA 발현 정도를 측정하여 평가할 수 있다. 더불어 C-펩티드c-peptide도 지표로 활용된다. 인슐린은 췌장세포에서 합성 시 C-펩티드와 함께 프로인슐린proinslulin을 구성하게 되고, C-펩티드는 프로인슐린이 분해되는 과정에서 인슐린과 같은 비율로 생성된다. 인슐린에 비해 반감기가 길고 다른 조직에서 사용되지 않으므로 측정하기가 용이하다.

5) 인슐린 신호전달체계

정상인의 경우 혈당 증가 시 췌장에서 인슐린이 분비되고, 각 조직의 세포막에 있는 인슐린 수용체insulin receptor, IR가 결합한다. 세포막에서 인슐린과 인슐린 수용체 결합 후 최종적으로 세포질에 존재하는 포도당 운반체glucose transporter, GLUT를 세포막 근처로 이동시키고, 세포 내로 혈당 유입을 촉진하게 된다. 인슐린 수용체와 결합 시 세포 내 GLUT-2 혹은 GLUT4 등의 운반체가 이동하게 되며, 세포 내로 유입된 혈당에 의해 일련의 신호전달체계를 통해 혈당을 조절하게 된다. 포도당 수송, 글리코겐 생합성, 세포분열 등 인슐린의 다양한 기능이 수행되려면, 인슐린은 세포 표면의 인슐린 수용체에 결합 후 세포 내로의 다양한 신호전달과정을 필요로 한다. 대표적으로 PI3K 신호전달경로가 있으며, PI3-Kphosphatidylinositol-4,5-bisphosphate 3-kinase는 PTP-1Bprotein-tyrosine phosphatase 1B와 GSK3glycogen synthase kinase 3의 활성을 유도하여 인슐린이 체내 기능을 담당할 수 있도록 한다.

4. 기능성평가 모델

1) 세포 모델

이자섬을 분리하여 사용하거나, 이자에서 β-세포를 분리 배양하여 시험관 시험을 진행한다.

2) 동물 모델

시험 모델은 제1형 당뇨 모델 및 제2형 당뇨 모델을 사용하여 기능성을 평가한다.

(1) 제1형 당뇨 모델

제1형 당뇨 모델은 스트렙토조토신 등의 약물을 정맥 내에 투여하여 β-세포를 파괴한 모델이다.

(2) 제2형 당뇨 모델

- db/db 마우스 : 유전적으로 렙틴 수용체 유전자를 변형시켜 인슐린의 신호전달능력을 감소시킨 모델이다.
- ob/ob 마우스 : 유전적으로 렙틴 유전자를 변형시켜 비만, 당뇨, 내당능, 혈중 인슐린 증가 등이 유도된 모델이다.
- OLEFTotsuka long-evans tokushima fatty rat : 당뇨와 내당능에 대한 선택교배를 통해 비만과 고인슐린혈증이 동반되는 동물 모델이다.

알아보기

렙틴이란?

- 지방세포에서 분비되는 호르몬이다.
- 렙틴은 렙틴수용체와 결합함으로써 작용한다.
- 시상하부의 포만중추를 자극하고, 식욕을 억제한다.
- 에너지 소모를 높인다.

5. 기능성원료

1) 고시형 원료

(1) 난소화성말토덱스트린

난소화성말토덱스트린은 체내 아밀레이스에 의해 소화가 어려운 말토덱스트린을 의미하며, 주로 국내에서는 식이섬유의 원료로 사용된다. 옥수수 전분을 이용하여 열 및 효소 처리하여 가공되며, 체내 아밀레이스에 의해 소화가 어렵기 때문에 소장에서의 통과시간을 지연시키거나 섭취한 당의 흡수를 방해하여 식후 혈당조절에 도움을 준다. 일일 섭취량 11.6~44g 만족 시 '식후 혈당 상승 억제'에 관한 기능성을 표기할 수 있다.

(2) 바나바잎 추출물

바나바Lagerstroemia speciosa Pers.는 동남아시아 지역에 널리 분포되어 있다. 바나바잎에는 혈당을 저하시키는 코로솔산corosolic acid이 함유되어 있으며, 코로솔산은 GLUT-4의 세포막 근처로의 이동을 촉진하여, 세포 내로 혈당의 유입을 증가시키

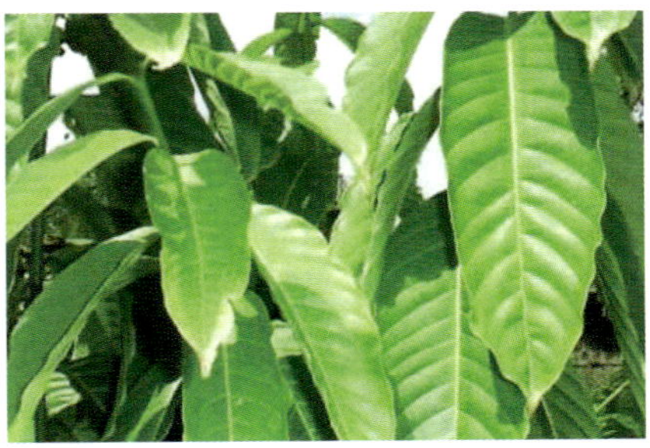

그림 4-6 바나바

게 된다. 바나바잎은 주정을 이용하여 추출하고, 코로솔산으로 0.45~1.3mg 일일 섭취량 만족 시 '식후 혈당 상승 억제'에 관한 기능성을 표기할 수 있다.

(3) 구아바잎 추출물

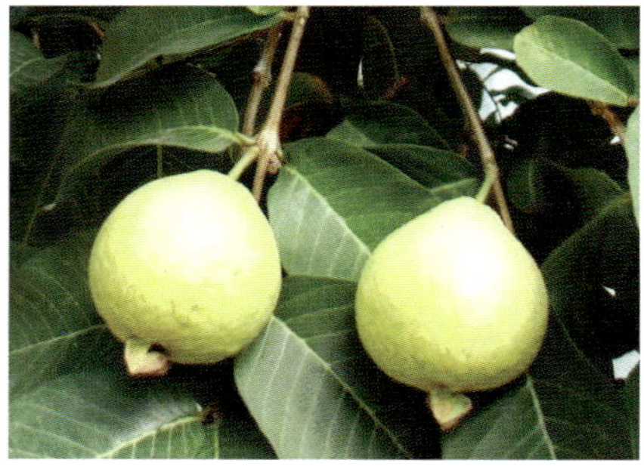
그림 4-7 구아바

구아바Psidium guajava, Linn는 열대지역에서 자생하고 있으며, 폴리페놀성분인 β-크립토잔틴β-cryptoxanthin, 루비잔틴rubixanthin, 크립토플라빈cryptoflavin, 루테인lutein 등이 함유되어 있다. 구아바잎 내 폴리페놀은 췌장 β-세포의 산화를 방지하고, 세포를 활성화시켜 인슐린 분비를 촉진하는 작용을 한다. 구아바잎은 주정을 이용하여 추출하고, 총 폴리페놀로서 120mg 일일 섭취량 만족 시 '식후 혈당 상승 억제'에 관한 기능성을 표기할 수 있다.

2) 개별인정형 원료

(1) 피니톨

피니톨은 대두 등의 두류 식품에 풍부히 포함된 천연 이노시톨이다. 카이로이노시톨은 인슐린의 주요 신호전달체인 이노시톨 포스포글리칸의 핵 구성성분으로 제2형 당뇨환자의 경우 소변으로 배출되어 정상인에 비해 현저히 적다. 카이로이노시톨 결핍 시 인슐린 저항성이 증가된다. 피니톨은 카이로이노시톨로 전환되어 조직에서 인슐린 신호전달체계를 촉진시킨다. 일일 섭취량은 피니톨로서 1.2g이다.

(2) 참밀알부민

밀의 수용성 단백질 중 0.19의 위치에 피크가 나타나는 알부민을 0.19-알부민이라 명명하였다. 0.19-알부민은 식품으로 섭취한 전분의 소화과정에서 α-아밀레이스의 효소 활성을 저해하여 전분의 소화·흡수를 느리게 하기 때문에 식후 혈당 상승을 완화시킬 수 있다. 일일 섭취량은 참밀알부민으로서 1.2~1.5g이며, 식사와 함께 1일 3회 섭취한다.

(3) 타가토스

타가토스tagatose는 과당의 이성질체로서 과일, 카카오, 유제품 등에 소량으로 존재하는 천연 감미료이다. 천연의 젖당을 포도당과 갈락토스로 가수분해하고, 갈락토스 효소 처리를 통해 상업적으로 생산된다. 질감은 설탕과 유사하고, 단맛 정도~90%도 유사하지만, 혈당지수는 3이다. 간내 글리코겐 합성을 통해 식후 혈당 상승을 억제하며, GLP-1 자극을 통해 인슐린 분비를 촉진하여 과당에 비해 상대적으로 혈당 상승을 억제한다. 일일 섭취량은 D-타가토스로서 5~7.5g이다.

알아보기

혈당지수

- 표준 탄수화물(순수 포도당) 섭취 후 혈당 상승 정도를 100이라고 하며, 같은 양의 식품 섭취 후 혈당 상승 정도를 비교한 값을 혈당지수(glycemic index, GI)라 말한다.
- 혈당지수가 높은 경우 식후 혈당을 빠르게 상승시킨다.
- 혈당지수는 동일한 식품이어도, 개인별 차이가 크고, 조리방법, 식품의 형태, 혼합식의 경우 달라질 수 있다.

표 4-2 혈당조절 기능성원료 현황(2018년 12월 기준)

고시형	개별인정형
구아바잎 추출물, 바나바잎 추출물, 달맞이꽃종자 추출물, 구아검/구아검가수분해물, 난소화성말토덱스트린, 대두식이섬유, 밀식이섬유, 옥수수겨식이섬유, 이눌린/치커리 추출물, 호로파종자식이섬유	피니톨/피니톨분말, 홍경천 등 복합 추출물, 솔잎증류농축액, 콩발효 추출물, 알부민, 노팔(nopal) 추출물, 동결건조누에분말, 지각상엽 추출혼합물, 서목태(쥐눈이콩) 펩티드복합물, 인삼가수분해농축액, 마주정 추출물, 타가토스, 실크단백질효소가수분해물, 하이드록시프로필메틸셀룰로스, 상엽 추출물, 계피 추출분말, L-아라비노스

CHAPTER

5

혈행 개선

1. 혈행 개선 | 2. 기능성평가 | 3. 기능성원료

1. 혈행 개선

혈관은 그림 5-1과 같이 동맥, 정맥, 모세혈관이 있다. 동맥은 심장에서 출발해서 인체의 각 조직에 산소를 배달하는 혈관이고, 모세혈관은 동맥과 정맥을 연결하는 그물 모양의 얇은 혈관이며 정맥은 조직이 사용하고 남은 노폐물을 폐로 다시 가져간다. 혈행은 혈관을 통하여 혈액이 신체의 각 부분으로 움직이는 것으로 정의할 수 있다. 혈액은 영양소와 산소를 신체의 각 조직으로 공급하고, 각 조직의 세포에서 만들어 낸 노폐물을 가지고 돌아와 체외로 배출한다. 혈액은 체온 및 삼투압을 유지하고 유해물질로부터 세포를 방어하여 신체 내의 항상성을 유지시켜주는 역할을 한다. 건강한 삶을 유지하려면 혈액이 적절히 신체를 순환하여 적절하게 에너지를 공급하고 노폐물을 제거하며 면역을 유지해야 한다. 혈액은 결합조직으로 액체성분인 혈장과 백혈구, 적혈구, 혈소판과 같은 혈구로 구성된다. 혈장 내의 혈액응고인자의 과도한 활성화, 적혈구 변형능 이상, 혈소판응집 촉진은 혈류의 항상성을 파괴하여 문제를 일으킨다. 혈액의 흐름에 이상이 생겨 특정 조직에 이러한 혈액 흐름의 장애가 생기면, 해당 기관의 기능

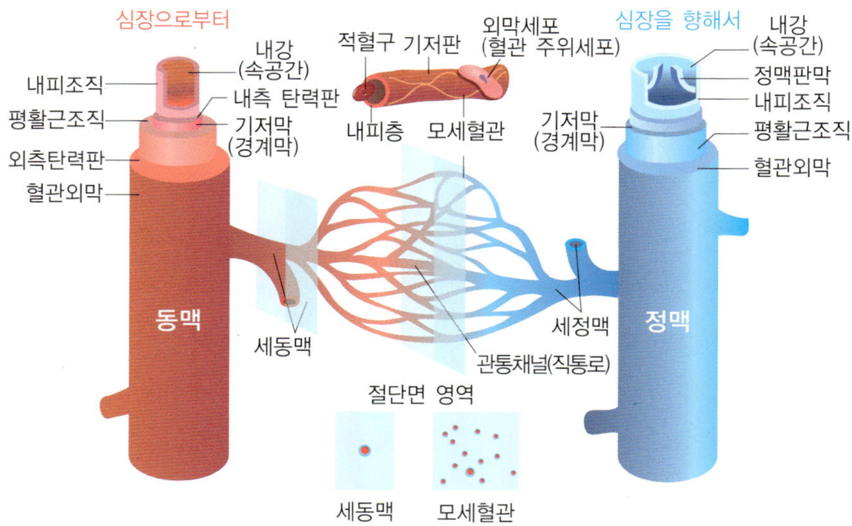

그림 5-1 혈관의 구조

상실 및 통증으로 인해 정상적인 생활이 어려워지는 경우가 많으므로 적절한 혈행은 중요하다. 특히, 뇌나 심장 등 생명과 직접적인 연관이 있는 장기에는 매우 짧은 시간 혈행에 문제가 생기더라도 생명에 위협이 되기도 한다.

혈액 흐름에 영향을 주는 주요 인자로 당뇨병, 고혈압 등의 만성질환과 식습관 등의 생활방식, 유전적 요인 등을 들 수 있다. 생활 수준이 높아지고 식습관이 서구화될수록 혈행장애와 관련된 뇌심혈관질환의 발병률이 늘어나 사회경제적 문제를 일으킨다. 뇌심혈관질환은 전 세계적인 주요 사망 원인이며, 우리나라에서도 뇌혈관질환과 심장질환이 2007년 이후 각각 사망 원인의 3위와 2위로 많은 사람들이 뇌혈관질환과 심장질환이 원인이 되어 사망하였다. 따라서 혈행 이상을 초래할 수 있는 원인에 대한 관리가 필요하다. 특히, 한 번 이상 생기는 경우 돌이키기 어렵고 만성적으로 문제가 생기기 때문에 건강기능식품을 통하여 사전에 예방하는 것이 중요하다.

1) 혈행 관여인자

(1) 혈구세포 및 혈액 응고인자

혈액은 세포들인 혈구와 액체성분인 혈장으로 이루어져 있다. 혈장에는 혈액 응고와 관련된 다양한 혈액 응고인자coagulation factors들이 존재한다. 주요 혈구세포blood cells ; 혈소판, 적혈구, 백혈구와 혈액 응고인자들은 다양한 상호작용을 통해 혈액의 흐름을 조절한다. 적혈구는 세포성분인 혈구로 전체 혈구세포의 대부분을 차지하는 무핵성세포이다. 핵이 없으므로 가운데가 움푹하고 산소를 운반하는 기능을 한다. 적혈구의 세포질에 포함된 헤모글로빈은 산소가 풍부한 폐에서는 산소와 결합하고, 산소가 부족한 체내의 다른 조직에서 산소와 분리되는 방법으로 산소를 운반한다. 백혈구는 혈액에서 적혈구를 제외한 나머지 세포들을 일컫는다. 백혈구는 혈액을 뽑아 원심분리기로 분리해 보면 혈장층과 적혈구층 사이에 버피 코트buffy coat를 형성하는데, 이 층의 색이 흰색이기 때문에 백혈구라 명명되었다. 신체의 혈구에서 1% 이하를 차지하고, 혈액에서 감염이나 외부물질에 대항하여 신체를 보호하는 면역기능을 한다. 혈소판은 골수에서 거핵구로부터 그 세포질이 떨어져 나와 만들어지며 비장과 간에서 파괴된다. 혈소판은 혈관 벽의 손상 부위에 모여 혈관으로부터 피가 나는 것을 막는 지혈작용에 관여한다.

(2) 혈관 내피

혈관 내피vascular endothelium는 혈관 층의 내막intima 표면에 내피세포endothelial cell로 이루어진 단일 층이며, 물리적으로 혈액이 유출되지 않게 하는 벽 역할을 한다. 혈관 내피는 다양한 케모카인chemokine을 분비하여 혈액의 흐름과 유동성, 혈관의 긴장도 등을 조절한다. 또한, 혈관 장력조절, 혈관 벽의 부분적 세포 성장 및 세포 외 기질 침착조절, 유해한 세포와 물질로부터 혈관 보호, 부분적 손상에 대한 혈액 응고, 염증 그리고 항상성 유지에도 관여한다.

2) 혈행 저해인자

(1) 혈관 탄력성 저하

나이가 들어 혈관이 노화가 되면 혈관 벽이 경직되는 특성을 나타낸다. 혈관이 오랜 시간 반복적으로 수축/이완되면 혈관의 탄성을 나타내게 하는 혈관 벽의 엘라스틴elastin 감소와 콜라겐collagen, 혈중 크레아티닌creatinine과 노르에피네프린norepinephrine, 엔도텔린endothelin의 분비가 늘어나고, 평활근세포의 β-수용체 β-receptor 긴장도, 산화질소nitric oxide의 분비가 줄어드는 등의 노화현상이 나타난다. 지나친 알코올 섭취, 고혈압, 잘못된 생활습관 등이 이러한 혈관 탄력성을 감소시키기도 한다. 심장에서 혈액이 나올 때마다 동맥을 따라 맥파pulse wave가 이동한다. 혈관이 충분한 탄력성을 가지고 있으면 이를 잘 흡수해 낼 수 있다. 그러나 탄력성이 떨어지면 맥압이 증가하여 혈관에 큰 압력을 주고, 결국에는 그림 5-2와 같이 죽상동맥경화증atherosclerosis을 비롯한 혈관 질환 및 합병증을 일으킨다.

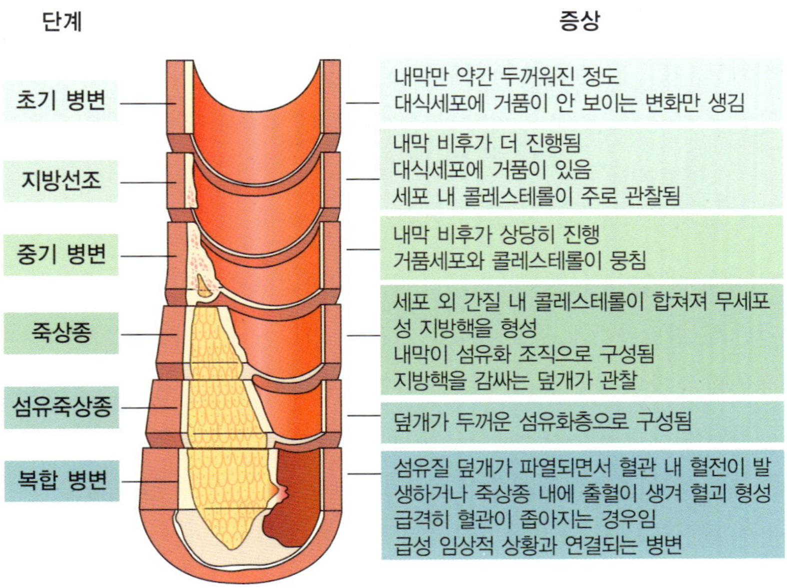

그림 5-2 동맥경화의 진행

(2) 내피세포의 기능 이상

혈관내피세포의 기능에 중요한 역할을 하는 분자인 산화질소는 산화질소합성효소nitric oxide synthase, NOS에 의해 아르기닌으로부터 생성된다. NOS는 조직에 따라 3가지 동형단백질isoform이 존재한다. 염증에 주로 작용하는 iNOSinducible NOS와 뇌에서 발현되는 nNOSneuronal NOS, 혈관에서 발현되는 eNOSendothelial NOS이다. 특히, 혈관에서는 eNOS가 중요한 역할을 한다. 산화질소는 혈관을 확장하여 혈행이 원활히 이루어질 수 있도록 한다.

다양한 원인에 의해 산화질소가 충분히 이용되지 않는 경우가 있다. eNOS에 의하여 산화질소의 생성이 잘 되지 않거나, 활성 산소종reactive oxygen species에 의하여 NO가 산화되어 ONOO−로 변환됨으로써 NO 활성을 저해시켜 혈행에 부정적인 영향을 미친다.

혈관에 미생물에 의해 감염되거나 외부의 물질에 의해 염증이 생기고 이것이 지속되는 경우에 혈관 내피기능 이상이 초래될 수 있다. 기능 이상이 있는 경우에 혈관 내피의 손상이 발생한 경우 과도한 염증이 생겨 ICAM−1, VCAM−1, E−셀렉틴, P−셀렉틴 등의 수용성 부착 분자soluble adhesion molecule의 분비가 증가하여 면역세포들을 과도하게 응집시키고, 이로 인해 손상된 부위에 산화된 콜레스테롤이 과잉 축적되고 플라크를 형성하면서 벽이 부풀어 올라 혈관을 좁게 만들어 혈행에 장애가 생기게 한다.

(3) 과도한 혈액 응고반응 및 혈전 생성

혈관에 상처가 생겨 혈액이 산소와 접하게 되면 지혈반응이 시작된다. 지혈반응은 크게 혈관단계, 혈소판단계, 응고단계를 거친다. 혈관이 수축하고 혈소판이 손상된 혈관 내피세포에 부착하여 손상된 부분을 매워서 출혈이 일어나지 않게 만든다. 혈소판은 활성화되면서 세로토닌serotonin, 칼슘Ca^{2+}, 트롬복산 A_2thromboxane A_2, TXA_2 등을 생성시켜 주위의 다른 혈소판의 응집을 늘리고, 혈장에 존재하는 혈액 응고인자VIII, II, IX와 반응하여 혈전blood clot을 형성함으로써 지혈이 효과적으로 일어날 수 있도록 한다 그림 5-3. 하지만 이러한 과정이 너무 심하게 일어나는 경우 혈행을 방해할 수 있다. 마지막으로 혈액 내의 응고인자들이 순차적으로 활성화되면서 생성된 섬유소가 일차적

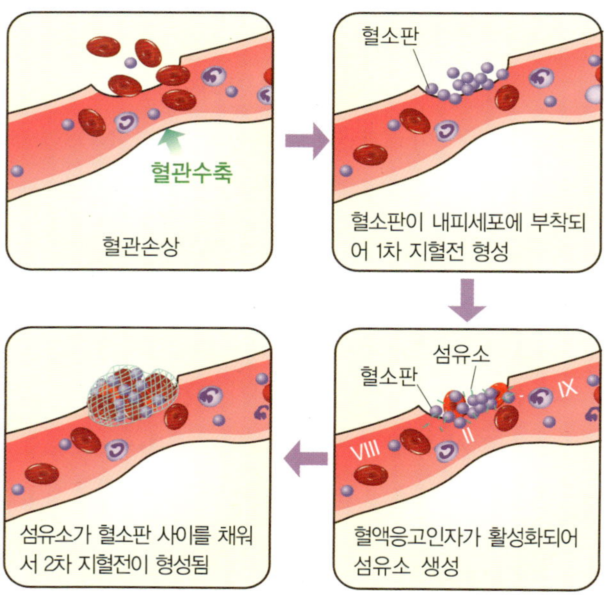

그림 5-3 혈액 응고과정

으로 만들어진 혈전에 부착되면서 출혈을 완전히 막은 '응고단계'가 일어난다. 지혈작용은 손상된 부위로부터의 혈액의 손실을 최소화하고 혈액의 정상적인 순환을 유지하기 위한 방어기전이라 할 수 있다.

정상 혈관에서는 혈행이 적절히 이루어지고 상처가 난 경우를 대비하기 위해 지혈 활성화 반응과 억제반응이 균형을 이룸으로써 항상성을 유지하고 있다. 정상적인 상태에서는 출혈이 멈춘 이후에는 지혈작용이 억제되면서 혈전이 다시 분해되어야 하지만 균형이 깨지게 되는 경우 혈전이 과도하게 생성된다. 또한, 혈관 벽이 손상된 경우 비정상적으로 혈소판 응집이 일어나 혈관 내 혈전 생성이 늘어나 혈행에 문제가 생긴다. 결국 생성된 혈전은 나쁜 영향을 미치는데, 정맥 내 혈전은 혈액 순환장애를 초래하여 통증, 부종 및 염증을 일으키며 때로는 폐와 뇌에 혈전색전증thromboembolism을 일으키

알아보기

혈액 응고반응

혈액 응고에 주로 관여하는 것은 혈소판이며, 혈소판 파괴 시 트롬보키네이스가 혈장으로 방출된다. 혈장에 존재하는 프로트롬빈은 트롬보키네이스에 의해 트롬빈으로 전환되며, 트롬빈은 피브리노겐을 피브린(섬유소 단백질)으로 전환시킨다. 이 과정에서 칼슘이온과 비타민 K가 조효소로 작용한다. 피브린이 백혈구, 적혈구와 서로 엉켜서 형성된 것을 혈병이라고 한다.

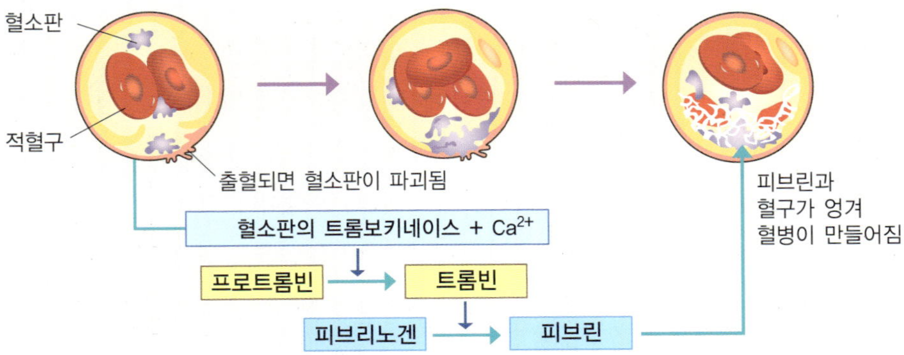

혈액 응고과정

기도 한다. 그리고 동맥 내 혈전은 폐, 심장, 뇌, 말초혈관 등에 치명적인 혈전색전증을 일으켜, 사망에 이르게 하기도 한다.

(4) 적혈구의 변형능력 저하

모세혈관은 적혈구보다 지름이 작아, 적혈구가 모세혈관을 통과하기 위해서는 적혈구가 변형되면서 통과하여야 한다. 하지만 이러한 변형이 적절히 이루어지지 않는 경우에 혈행에 장애가 발생하게 된다. 적혈구 막의 내부에는 포스파티딜 세린phosphatidyl serine과 포스파티딜 이노시톨phosphatidyl inositol이, 막의 외부에는 스핑고마이엘린sphingomyelin과 포스파티딜 콜린phosphatidyl cholin이 있다. 외부 자극에 의해 손상 및 영향을 받게 되면 이와 같은 적혈구의 비대칭 구조가 파괴되어 포스파티딜 세린이 밖으로 오게 되고 이로 인해 혈액 응고반응이 야기되며 모세혈관을 막아 혈행을 저해한다.

(5) 기타

① 콜레스테롤

콜레스테롤cholesterol은 혈액에서 운반되는 필수지방이다. 신체의 모든 세포는 내부 및 외부 세포막에 콜레스테롤이 필요하다. 또한, 성호르몬·부신피질호르몬 등의 호르몬을 생산한다. 우리 몸에서 콜레스테롤의 3/4 정도가 간에서 만들어지고 나머지는 우리가 먹는 지방에서 나온다. 따라서 단지 식이요법만으로 혈중 콜레스테롤 수치를 조절하는 데는 한계가 있다. 우리의 몸에 없어서는 안 될 아주 중요한 성분 중에 하나이지만 포화지방을 과도하게 섭취하면 혈류에서 과도한 콜레스테롤이 발생할 수 있다. 총콜레스테롤은 LDLlow density lipoprotein–콜레스테롤과 HDLhigh density lipoprotein–콜레스테롤 구분 없이 혈액 속에 있는 콜레스테롤의 총량이다. LDL–콜레스테롤은 혈관 벽에 쌓이는 이른바 '나쁜 콜레스테롤'로, 수치가 높을수록 혈관을 좁아지게 한다. LDL–콜레스테롤이 혈관 벽에 쌓이면 동맥경화가 발생하고 이로 인해 혈관이 막혀 뇌와 심장에 혈액이 제대로 공급되지 못한다.

② 흡연

흡연은 니코틴의 작용에 의해 긴장감을 해결해 심리적인 안정효과를 가질 수 있지만 4,000여 가지가 넘는 화학물질에 인체를 노출시켜 다양한 질환의 원인이 된다. 흡연은 혈소판의 응집력을 강화하여 혈전 생성을 증가시키고 신경을 자극하여 심장의 부담을 증가시킨다. 또한 일산화탄소의 농도를 높여 산소를 보내기 힘들게 만든다. 65세 미만에서 남자의 45%, 여자의 40%가 흡연에 의해 관상동맥질환이 발생하며 65세 이상에서는 남자의 15%, 여자의 9%가 흡연에 의해 관상동맥질환이 발생한다.

③ 당뇨병

당뇨병은 혈중 당이 제대로 조절되지 못하여 과도하게 증가되어 생기는 질병이다. 혈청 100mL 중에 120mg 이상, 식후 2시간에는 160mg 이상인 상태인 경우 당뇨병으로 진단한다. 당뇨병 환자의 경우 심장병의 발생률이 2~4배로 증가한다. 또한 망막증, 신부전증, 신경증 등의 다양한 합병증이 발병하는데, 혈행과 관련해서는 높은 혈당이 LDL-콜레스테롤과 결합하게 되면 혈관을 좁아지게 만든다. 또한, 높은 혈당은 혈액의 점착성을 증가시켜 죽상동맥경화증의 원인이 된다.

④ 고혈압

혈압이 정상 수치에 비해 높은 경우에 혈관벽에 과도한 압력이 주어지고 이러한 상황이 계속되면 혈관의 탄력이 없어지고 두꺼워진다. 고혈압을 5년 이상 앓은 환자의 경우, 혈관 손상으로 인해 혈관벽이 두꺼워져 10년이 지나면 뇌졸중 · 심근경색 · 동맥경화와 같은 심각한 심혈관계 합병증이 발생할 수 있다. 140/90mmHg수축기/확장기 혈압 이상인 고혈압 환자는 130/85mmHg 미만인 사람에 비해 심뇌혈관질환 발생 위험이 2.6배 높다.

⑤ 비만

비만은 사용하는 에너지에 비해 흡수하는 에너지가 많아 잉여 에너지가 지방으로 저장되는 것이 과도하게 이루어져 생긴다. 특히, 내장지방은 관상동맥질환의 직접적인 원인이 되기 때문에 복부비만이 심해 내장지방이 많은 사람은 관상동맥질환을 조심해야 한다.

2. 기능성평가

기능성평가는 혈액응고, 내피세포활성화, 혈관수축 및 이완에 대한 평가지표가 있다.

1) 혈액 응고

(1) 적혈구 막의 포스파티딜 세린 노출 정도

세포가 내외부 자극에 의해 손상이 된 경우, 살아 있는 세포의 경우 세포 내에 있어야 하는 포스파티딜 세린phosphatidyl serine이 외부로 노출된다. 포스파티딜 세린에 특이적으로 결합하는 아넥신-Vannexin-V를 이용하면 세포가 죽어가는 단계를 측정할 수 있다. 유세포 분석기flow cytometry를 이용하여 아넥신-V가 결합한 세포의 수를 측정하면 죽어가는 세포를 찾을 수 있다. 적혈구의 경우 손상되면 혈액 응고반응이 시작되는데, 포스파티딜 세린 측정을 통하여 적혈구의 혈액 응고능을 평가할 수 있다.

(2) 세로토닌

세로토닌serotonin은 모노아민 신경전달물질의 하나이다. 생화학적으로 트립토판에서 유도되는 세로토닌은 혈소판, 위장관, 중추신경계에서 볼 수 있다. 혈소판에 저장되어 있는 세로토닌은 혈소판이 활성화되면 혈소판에서 나와 5-HT 수용기 작용을 하여 혈소판의 응집을 촉진시킨다. 때문에 혈액의 세로토닌 농도는 혈소판의 응집 정도를 판단할 수 있는 바이오마커로 이용한다. 세로토닌은 오토프탈알데하이드o-phthalaldehyde, OPT와 반응해서 형광단fluorophore을 형성하기 때문에 형광을 측정하여 검출할 수 있다.

(3) 트롬복산 A_2

트롬복산 A_2thromboxane A_2는 활성화된 혈소판에 의해 생성되고, 새로운 혈소판의 활성화뿐만 아니라 혈소판 응집을 증가시킨다. 사이클로옥시지네이스cyclooxygenase, COX

가 트롬복산 A_2를 생성하는 주요 효소이다. 트롬복산 A_2는 불안정한 물질로 30초 안에 활성이 없는 물질인 트롬복산 B_2로 전환되어 활성을 잃는다. 하지만 트롬복산 A_2가 먼저 만들어지고 트롬복산 B_2가 만들어지기 때문에 트롬복산 B_2의 양은 트롬복산 A_2가 얼마나 생성되었는지를 반영하는 지표가 될 수 있다. 때문에 안정한 트롬복산 B_2의 양을 측정하여 트롬복산 A_2의 생성량을 측정하고 이를 위해 ELISA를 이용한다.

(4) 프로스타글란딘 I_2

프로스타사이클린prostacyclin이라고도 불리는 프로스타글란딘 I_2PGI$_2$는 COX−2와 사이클린합성효소prostacyclin synthase, PGIS를 통한 아라키돈산의 순차적 신진 대사에 기인한 최종 생성물이다. COX−2는 사이토카인, 성장인자, 박테리아 내 독소, 종양 촉진제, 호르몬과 같은 특정 자극 시 대식세포, 호중구 및 활성화된 중간 엽세포에 의해 발현된다. COX−2는 대개 죽상동맥경화병변, 대동맥 동맥류 또는 혈관 손상과 같은 전염증성질환과 관련이 있다. PGI_2는 전신 순환에 비해 폐동맥 분절의 수치가 증가된 포

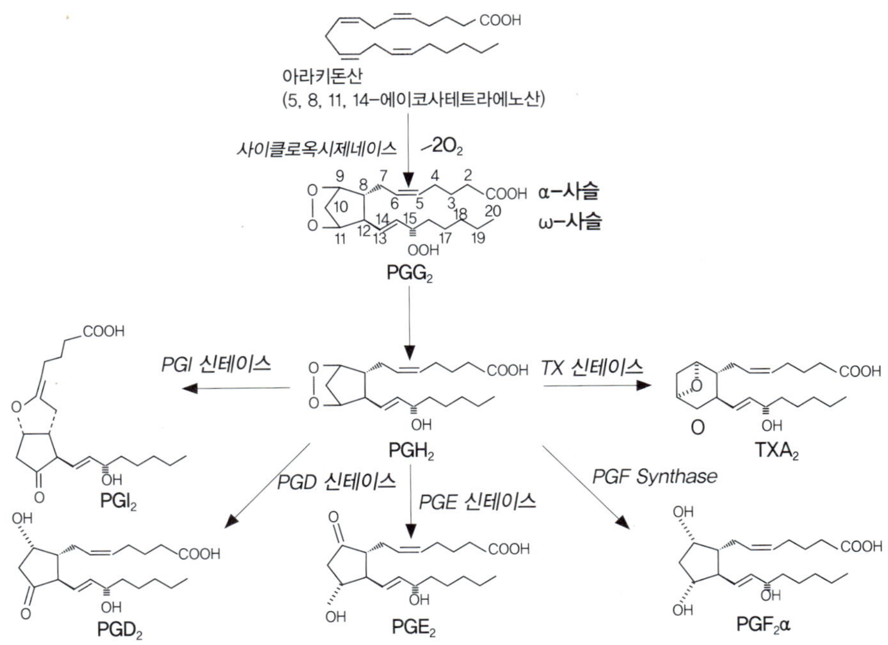

그림 5−4 트롬복산 A_2와 프로스타글란딘 I_2(PGI_2)의 생성

유류 혈관계에서 주로 생산된다. TXA_2와 길항적으로 작용하여 혈소판의 활성화 및 플라크 형성을 방해한다. PGI_2는 혈소판 응집을 특별히 억제하고 평활근의 이완을 통해 강력한 혈관 확장효과를 갖는 심혈관 건강에 중요한 역할을 한다. 혈액이나 소변에서 측정할 수 있다.

(5) 혈소판 수와 응집

혈소판은 혈관의 파괴 등으로 혈액이 유출될 때, 출혈을 막는 성분이다. 골수 내에서 조혈모세포가 분화해 만들어지는 백혈구, 적혈구와는 다르게 골수 내에서 거대핵세포megakaryocyte의 세포질 일부가 쪼개져 혈액으로 나와 생성된다. 크기는 0.5~2.5μm 정도로 혈액 1L당 150~370×10^9개 정도 존재한다. 수명은 7~11일 정도이며 성인은 하루에 체중 1kg당 약 20억 개를 생성한다. 혈소판의 수를 측정함으로써 혈액 응고 촉진 수준을 평가할 수 있다. 또한, 개수뿐 아니라 혈소판이 과도하게 응집되는 경우 혈행장애의 원인이 된다. 트롬빈thrombin, ADP, 콜라겐collagen, 혈소판활성인자, 세로토닌serotonin 등의 활성화 인자나 전단응력shear stress을 혈소판에 가하여 응집하는 반응을 측정할 수 있다.

2) 내피세포 활성화

(1) P-셀렉틴, E-셀렉틴

셀렉틴selectin은 세포부착분자 중 한 종류이다. 가장 큰 셀렉틴인 P-셀렉틴은 활성화되면 내피세포 및 혈소판의 세포 표면으로 옮겨진다. E-셀렉틴은 피부 미세혈관을 제외하고는 기본 조건하에서 발현되지 않지만 염증성 사이토카인cytokine에 의해 신속하게 유도된다. 혈관 내피세포의 활성화를 나타내는 지표로 활용되고 ELISA로 측정한다.

(2) sICAM-1, sVCAM-1

sICAM-1soluble intercellular adhesion molecule, CD54은 인체에서 sICAM1 유전자에서

발현되는 단백질이고 백혈구와 내피세포의 세포막에서 낮은 농도로 연속적으로 존재하는 세포부착분자이다. 사이토카인 자극 시 농도가 크게 증가한다. 백혈구에서 발현되는 수용체인 LFA-1integrin에 대한 리간드ligand로 작용한다. sICAM-1은 IL-1나 TNF-a에 의해 유도될 수 있으며, 혈관 내피, 대식세포 및 림프구에 의해 발현된다. sICAM-1이 활성화되면 백혈구는 내피세포에 결합하여 조직으로 들어올 수 있게 된다. sVCAM-1soluble vascular cell adhesion molecule, CD106은 임파구, 단구, 호산구 및 호염기구가 혈관 내피에 부착되는 것을 매개한다. 또한, 백혈구-내피세포 신호전달에서 기능을 하며, 죽상동맥경화증 및 류마티스성 관절염의 발병에 역할을 할 수 있다.

3) 혈관 수축 및 이완

(1) 엔도텔린-1

엔도텔린-1endothelin-1은 사람에서 EDN1 유전자에 의해 발현되고 혈관 내피세포에 의해 생성되는 강력한 혈관 수축제이다. 프리프로엔도텔린preproendothelin은 엔도텔린-1의 전구체이다. 내피세포는 프리프로엔도텔린을 프로엔도텔린proendothelin으로 전환시키고 이어서 엔도텔린-1으로 방출시킨다. 엔도텔린-1은 ETA와 ETB 수용기에 작용하며 평활근세포에서 발현되어 혈관을 수축시킨다.

(2) 브래디키닌

염증 매개체인 브래디키닌bradykinin은 혈관을 팽창시켜 혈압을 떨어뜨린다. 브래디키닌은 프로스타사이클린prostacyclin, 산화질소nitric oxide 및 내피성 과다분극인자endothelium-derived hyperpolarizing factor의 방출을 통해 혈관을 확장시킨다.

(3) 혈관 탄력성

맥파전달속도pulse wave velocity, PWV, 파형 증가 지수augmentation index, AIx, 동맥경직도arterial stiffness는 동맥의 탄력성 감소에 의한 단단한 정도, 즉 경직도를 의미하는 것이다. 동맥경직도, 고지혈증, 노화, 만성심부전, 당뇨 등의 질병이나 흡연, 비만 등의 생활습관에 의해서 늘어난다. 혈압은 두 가지 요소로 구성되는데, 안정된 요소인 평균 혈압mean blood pressure과 파형요소인 맥압pulse pressure이다. 평균 혈압은 심박출과 혈관저항으로 구성되며, 수축기 혈압과 이완기 혈압의 차이인 맥압은 좌심실 구축, 혈관 경직arterial stiffness or pulse wave velocity, PWV, 반사파wave reflections, or augmentation index, AI로 구성된다. 맥파전달속도는 혈관을 따라 이동하는 맥파가 전달되는 속도이다. 이는 특정 혈관 구간의 혈관 경직도를 나타낸다. 심장에서 혈액 분출에 의해 생기는 동맥 맥박이 한 지점에서 다른 지점까지 전달될 때 걸리는 시간을 측정하여 평가한다. PWV나 AI는 심혈관 위험에 중요한 바이오마커이다.

3. 기능성원료

1) 고시형 원료

(1) 은행잎 추출물

은행나무Ginko biloba L는 2억 7000만 년 동안 지구상에 존재해왔기 때문에 살아 있는 화석으로 불릴 정도로 역사가 깊은 나무이다. 환경 스트레스, 미생물 질병곰팡이, 바이러스 및 박테리아, 기타 해충 및 가스 오염물질에 대한 높은 저항성을 가지기 때문에 가로수로 많이 사용된다. 잎과 씨앗은 세계 각지에서 민간요법으로 사용되었다. EGb 761란 이름으로 표준화된 은행잎 추출물은 다양한 과학적인 연구를 통하여 많은 효능이 규명되었다. 은행잎 추출물은 은행나무잎을 주정으로 추출한 것이다. 퀘르세틴quercetin이나 미르세틴myricetin 등의 플라보노이드 배당체가 240~300mg 정도 함유되어 있어서 높은 항산화 활성을 가진다. 또한 다양한 터피노이드terpenoids도 함유하고 있다. 은행잎 추출물은 PGI_2와 산화질소를 활성화하여 혈관을 이완하고 혈소판 응집을 억제한다. 이를 통하여 혈행을 개선한다. 일일 섭취량은 은행잎 추출물로서 120mg이다. 지표성분은 프라보놀 배당체isorhamnetin, quercetin, kaempferol의 배당체이다. 수술 전후에 과도하게 섭취하면 혈액 응고에 이상이 유발될 수 있어 출혈의 위험이 있다.

(2) DHA 및 EPA 함유 유지, 정어리정제어유, 정제오징어유, 감마 리놀렌산 함유 유지

DHADocosahexaenoic acid, 22 : 6와 EPAEicosaPentaenoic Acid, 20 : 5는 포유류의 뇌, 망막, 중추신경 심근 등의 세포막에 인지질 형태로 존재하고 오메가-3 지방산의 일종의 고도 불포화 지방산이다. DHA와 EPA는 혈관 평활근기능조절을 통해 혈행 개선작용에 관여한다. DHA와 EPA는 K^+-ATP channel을 활성화하고 Ca^{2+}-통로를 차단한다. 또한 염증을 억제하여 혈관에서 동맥경화가 생기는 것을 방지한다. 인정번호 제2008-49 DHA 농축 유지의 지표성분은 DHA 및 DHA와 EPA의 합이고 중성지질을 개선하고 혈행 개선에 도움을 줄 수 있게 되면서 기능성을 인정받았다. 일일 섭취량은 DHA 농축 유지로서 0.9~5.3이고 DHA와 EPA의 합으로서 0.5~2.0g이다. 정어리정제어유와 정제오징어유는 DHA와 EPA를 높은 농도로 함유하고 있기 때문에 이를 정제하여 인정번호 제2007-3 정어리정제어유, 인정번호 제2009-38 정제오징어유로 건강기능식품 소재로 사용할 수 있도록 개별인정을 받았다. 일일 섭취량은 두 가지 소재 모두 DHA 농축 유지와 같게 DHA와 EPA의 합으로 0.5~2.0g이다. DHA와 EPA가 포함되어 있는 건강기능식품의 경우, 임신 및 수유 중에는 사용을 피하는 것이 좋다. 또한, 혈액 응고를 저해하는 경우가 있기 때문에 수술을 하는 경우에는 섭취를 피해야 한다. 감마 리놀렌산은 DHA, EPA와 다르게 오메가-6계의 지방산이다. 오메가-3 지방산과 오메가-6

알아보기

달맞이꽃

달맞이꽃은 저녁에 개화하여 아침이 되면 꽃이 지는 특성 때문에 '달맞이꽃'이라는 이름이 생겼고, 200여 년 전 유럽으로 전래되어 현재는 전 세계적으로 분포되어 있다. 1917년 독일에서 달맞이꽃 종자에서 처음으로 종자유를 추출하였고 1927년 구조가 동정되었다.

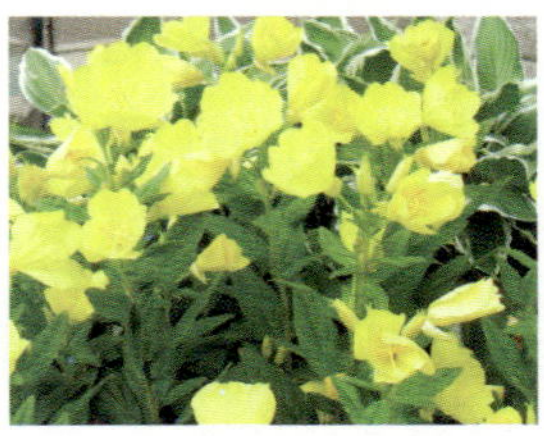

지방산은 서로 전환되지 않기 때문에 각자 섭취해야 한다. 이 원료는 달맞이꽃 종자유나 블랙커런트 꽃 종자유 등의 원료를 통해 생산한다. 달맞이꽃 종자유에서 9% 정도의 감마 리놀렌산이 함유되어 있음이 밝혀졌고, 블랙커런트 꽃 종자유에 16% 더 높게 함유되어 있음이 밝혀졌다. 감마 리놀렌산은 막구조를 조절하고, 막 투과성을 조절한다. 에이코사노이드eicosanoid 형성을 조절하고 콜레스테롤의 이동과 합성을 조절한다. 일일 섭취량은 감마 리놀렌산으로서 240~300mg이다. 하루 3,000mg 이상 섭취하면 염증성 물질이 생성될 수 있기 때문에 너무 많이 섭취하면 부작용이 생긴다.

(3) 영지버섯 자실체 추출물

영지버섯Ganoderma lucidum은 여름철 활엽수에서 돋아나는 불로초과 1년생 버섯으로 줄기는 높이가 10cm 정도이며 삿갓은 심장 모양 또는 원형이다. 한국, 일본, 중국 등 동아시아 지역에서 약재로 많이 사용되어 왔으며, 각종 생활습관병 방지와 체력 강화, 피로 회복 등 다양한 질병과 증상에 효과가 있다고 알려졌으며 큰 부작용 없이 많은 사람들이 사용해왔다. 구체적인 작용기전은 밝혀지지 않았지만 건강기능식품인정이 필요한 동물 및 인체적용시험을 통하여 규명되어 혈행 개선에 도움을 줄 수 있는 건강기능식품으로 인정받았다. 버섯류의 기능성물질인 β-글루칸을 지표물질로 하고 이 물질을 10mg/g 이상 함유하여야 건강기능식품으로 표시할 수 있다. 일일 섭취량은 β-글루칸으로서 24~42mg이다.

2) 개별인정형 원료

(1) 피크노제놀-프랑스해안송 껍질 추출물

피크노제놀은 지질과산화물과 유리라디칼이 감소되는 것과 항산화효소가 증가하는 것이 동물실험을 통해 규명되었고 인체적용시험에서도 흡연자를 대상으로 혈소판 응집이 감소되는 것이 확인되었다. 국내에서는 식품의약품안전처에 의해 '인체에 유해한 활성산소를 제거하는 데 도움을 줄 수 있음', '혈액의 흐름을 방해할 수 있는 혈소판 응집을 억제하는 데 도움을 줄 수 있음', '갱년기 여성의 건강에 도움을 줄 수 있음' 세 가지 기능을 제2006-1호로 인정받았다. 프랑스해안송Pinus pinaster 껍질은 주정을 이용하여 연속 추출하고 농축하여 막여과 분리한 후 건조하여 제조한다. 지표성분은 프로안토시아니딘proanthocyanidin으로서 60~80% 정도로 표준화한다. 일일 섭취량은 피크노제놀으로서 100~300mg/일이다. 임산부는 섭취 전 의사와의 상담이 필요하며 수술 전후 등 혈액 응고가 중요한 경우 섭취에 주의해야 한다.

(2) 카카오분말

카카오나무Theobroma cacao는 아욱과에 속하는 상록수로 중·남아메리카가 원산지인 열대 식물이다. 열매 하나에 20~50개의 씨앗이 들어 있고 이를 발효시켜 건조한 뒤 잘게 쪼개 카카오닙스나 코코아매스로 이용하기도 하지만 주로 초콜릿을 만드는 데 사용된다. 카카오분말은 포도주나 녹차에 비해 3배 이상의 항산화 활성을 가지고 있으며, 다양한 과학적 연구를 통해서 기능성원료로의 가능성이 커지고 있다. 피크노제놀-프랑스해안송 껍질 추출물과 비슷한 프로시아니딘procyanidin이 주요 기능물질이다. 프로시아니딘이 매우 높은 농도가 포함되어 있기 때문에 높은 항산화 활성을 가진다. 프로시아니딘은 중합체로 존재하기 때문에 바로 흡수되기는 어렵고 또한 체내에 흡수되는 경우 분해되어 다양한 대사체로 흡수되어 효능을 가진다. 프로시아니딘 중합체의 총량인 총 플라바놀total flavanols을 지표물질로 하고 일일 섭취량은 카카오 분말로서 2.8g이

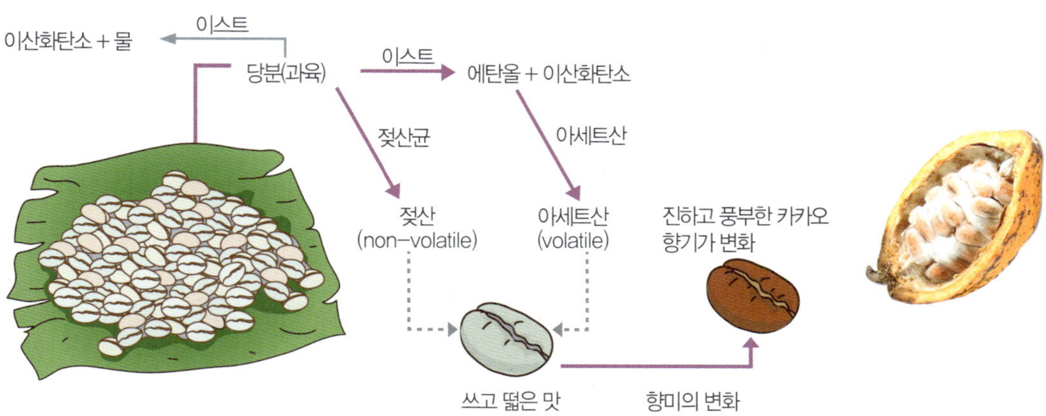

그림 5-5 카카오분말 제조과정

다. 카페인이 함유되어 있기 때문에 유의해야 한다.

(3) PME-88 멜론 추출물

PME-88 멜론 추출물은 칸탈로프 멜론cucumis melon용액 분말을 글루텐 추출물로 코팅하여 만들어진다. 지표물질로 특정 물질의 양으로 규정하지 않고 SODsuperoxide dismutase효소 활성으로 규정하고 있다. 1mg당 0.8IU 활성을 갖도록 표준화하였다. 하지만 실제 SOD 활성을 나타내는 효소가 흡수되어 효능을 가질 것으로 추정하기는 어렵다. 인체적용시험을 통하여 인체적용연구에서, PME-88 멜론 추출물은 SOD, GPx와 같은 항산화효소를 증가시켰으며, DNA 손상에 대한 보호효능이 보였기 때문에 멜론 추출물에 포함된 다른 물질이 흡수되어 효능을 나타내는 것이라 추정된다. 때문에 폭넓은 관련 연구가 필요하여 실제 기능물질이 무엇인지를 규명하는 것이 필요하다.

(4) L-아르기닌

L-아르기닌L-arginine은 모든 생물체에 존재하는 조건부 필수아미노산이다. 많은 조직에서 합성이 가능하지만, 특정조직간, 백혈구 등에서는 합성을 하지 못하기 때문에 조건부 필수아미노산이다. 다른 아미노산처럼 단백질을 만드는 구성성분으로서의 역할을 하지만, 특히 혈행에 핵심적인 역할을 하는 산화질소 생성을 위해 eNOS가 아르기닌을 기질로 사용하여 산화질소를 생산한다. 이에 산화질소의 생성을 위해 충분한 L-아르기닌의 섭취가 필요하다. 인정번호 제2015-19호 지표물질은 L-아르기닌으로서 6g이고 천식, 심장계 질환이 있을 경우 의사와 상의해서 섭취할 것을 권장한다.

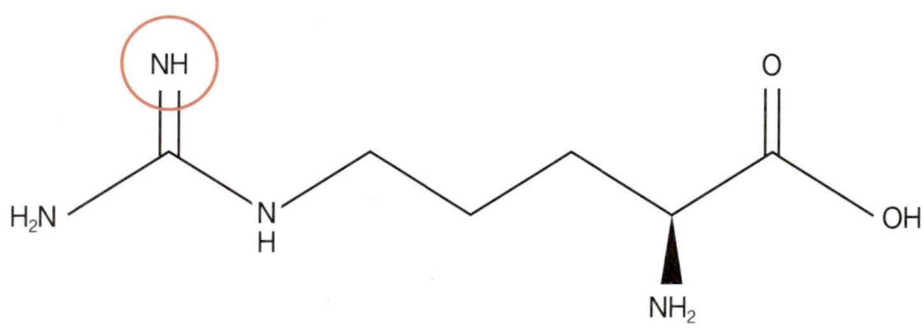

그림 5-6 L-아르기닌

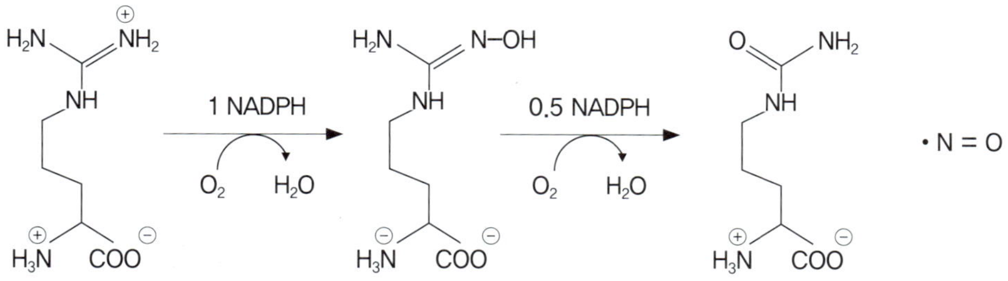

L-아르기닌 N-하이드록시-L-아르기닌 L-시트룰린 산화질소

2 L-아르기닌 + 3 NADPH + 3 H^+ + 4O_2 → 2 시트룰린 + 2 산화질소 + 4 H_2O + 3 $NADP^+$

그림 5-7 산화질소의 생성

표 5-1 혈행 개선 건강기능성 원료 현황(2018년 12월 기준)

고시형	개별인정형
홍삼, 은행잎 추출물, EPA 및 DHA 함유 유지, 감마리놀렌산 함유 유지, 영지버섯 자실체 추출물	피크노제놀-프랑스해안송 껍질 추출물, 정어리정제어유, PME88 멜론 추출물, 홍삼농축액, DHA 농축 유지, 정제오징어유, 나토배양물(분말), 카카오분말, L-아르기닌

CHAPTER

6

혈압조절

1. 혈압 | 2. 기능성평가 | 3. 기능성원료

1. 혈압

심장에 의해 온몸으로 이동하는 혈액은 생명의 기본이 된다. 혈액은 우리 몸 안을 일정하게 흘러 영양분을 공급하고 노폐물을 수집하여 배설해야 한다. 일정하게 혈액이 흐를 수 있게 하려면 혈관을 따라 흐르는 혈액이 혈관의 벽에 주는 압력인 혈압blood pressure이 일정해야 한다. 심장의 박동량은 혈액의 부피, 혈류, 혈관의 말초 저항 사이의 관계에 의해 영향을 받는다. 혈압은 수축기최고, systolic 혈압과 이완기최저, diastolic 혈압으로 나뉘는데, 수축기 혈압은 심근의 수축 때문에 심실 내의 혈액이 대동맥으로 나올 때의 혈관 내 최고 압력이고, 이완기 혈압은 심장이 수축한 다음 확장될 때 심장에 혈액이 가득 모였을 때의 혈관 내 압력으로서 가장 낮은 수치를 나타낸다.

1) 고혈압

고혈압hypertension은 혈압이 정상 범위보다 높은 만성질환이다. 혈압은 연령, 성별, 자세, 측정시간, 심리상태에 따른 개인차가 크지만, 혈압이 지속적으로 140/90mmHg 이상일 때를 고혈압으로 판단한다. 대한의학회의 고혈압 권고 활용 매뉴얼에 따르면 표 6-1과 같이 혈압의 상태를 구분할 수 있다.

표 6-1 혈압의 분류

혈압분류		수축기 혈압(mmHg)		이완기 혈압(mmHg)
정상혈압*		< 120	그리고	< 80
주의혈압		120~129	그리고	< 80
고혈압 전 단계		130~139	그리고	80~89
고혈압	1기	140~159	또는	90~99
	2기	≥ 160	또는	≥ 100
수축기단독고혈압		≥ 140	그리고	< 90

* 심혈관질환의 발병 위험이 가장 낮은 최적 혈압

출처 : 대한고혈압학회(2018)

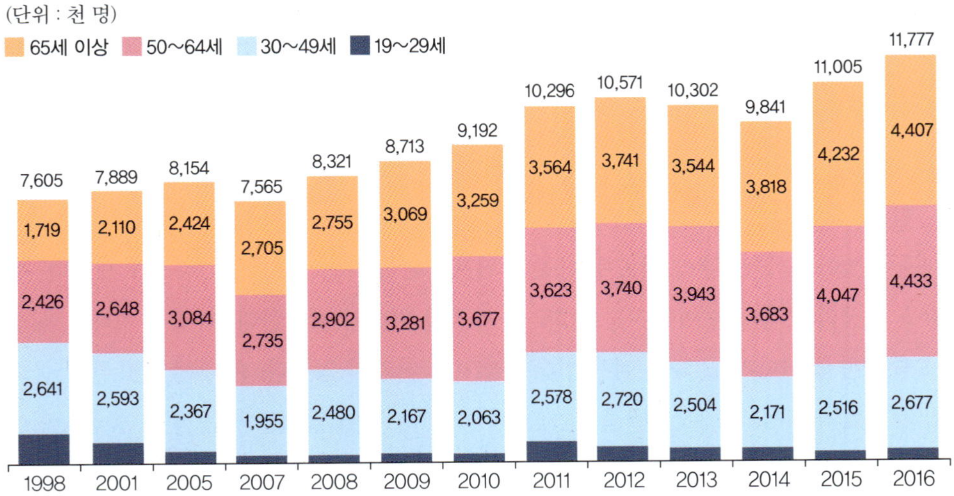

그림 6-1 혈압 유병인구의 변화

2016년 국민건강영양조사에 따르면 우리나라 성인 인구 중 1,100만 명 이상이 고혈압이 있는 것으로 추정된다. 또한, 30세 이상 인구의 고혈압 유병률은 29%이며 고혈압 치료를 위해 연 1회 이상 의료기관을 방문하는 사람은 890만 명, 고혈압 치료제를 꾸준히 처방받는 사람은 570만 명이다.

고혈압은 혈압뿐만 아니라 다양한 병증을 유발한다. 뇌에 혈액이 제대로 공급되지 못하거나 뇌 내부에 출혈이 생기는 경우에는 생명에도 큰 위험이 되고 한번 발생하면 회복할 수 없는 장애가 생기는 매우 어려운 상태가 된다. 뇌에 혈액을 공급하는 혈관이 막히면 뇌경색이 되고, 뇌의 혈관이 터지면 뇌출혈이라 하는데, 이들 모두를 뇌졸중이라 부른다. 뇌출혈과 뇌경색의 주요 원인은 고혈압이며, 이와 같은 뇌졸중은 고혈압 환자에서 정상인보다 일곱 배 더 많이 발생한다. 발생기전으로는 복합된 미세 동맥류가 파열되어 뇌출혈이 발생하거나 진행된 죽상**동맥**경화증의 결과로 혈관이 막혀서 뇌경색 상태가 될 수 있으며, 두통, 구토, 마비, 의식 손상 또는 갑자기 눈이 안 보이거나 사물이 둘로 보이는 복시현상이 발생할 수 있고, 언어장애가 생길 수 있다. 혈압이 너무 높으면 뇌의 동맥에 압력이 올라가고 조절기전이 깨져서 뇌혈관에 과다한 혈액이 흐르게 되어 뇌압이 상승하고 뇌부종이 생기는 고혈압성 뇌증이 생긴다. 또한, 눈에도 모세혈관이 많기 때문에 고혈압이 생기면 망막의 혈관이 영향을 받아 출혈, 미세동맥류, 시신경 부종 등이 발생하는데, 이것을 '고혈압성망막증'이라고 한다. 고혈압성망막증이 생기면 복시, 시력 소실 등을 일으킬 수 있다. 고혈압과 당뇨가 함께 있을 경우 위험성이 더욱 커진다.

힘이 드는 근력운동을 많이 하면 몸의 근육이 단단해지고 커진다. 이와 같이 고혈압 때문에 높아진 혈관 압력 때문에 이곳에 펌프질해야 하는 심장에는 무리가 생긴다. 이 경우 심장의 근육이 두꺼워지는 변화, 즉 좌심실 비대가 발생한다. 좌심실 비대는 심실이 충분히 늘어나지 못하는 이완기능이 잘 이루어지지 않는다. 체내에 필요한 만큼의 심장이 혈액을 동맥으로 보낼 수 없게 되어, 신체조직이 필요로 하는 산소 공급능력이 떨어지게 된다. 고혈압에 의해 좌심실 비대가 생기는 경우 초기에는 증상이 없지만, 지속적으로 방치될 경우 운동 시 산소가 충분히 공급되지 못해 호흡 곤란을 겪기 시작한다. 이러한 상태가 더 심각해지면 평지를 걷거나, 가만히 있어도 숨이 차고 전신 부종이 생기는 상태가 되어 심부전상태가 된다.

고혈압은 관상동맥질환의 동맥경화를 촉진한다. 즉, 심장에 혈액을 공급해주는 관상동맥에 동맥경화증을 진행해 심장으로 들어오는 피가 충분치 않게 되고, 지속된 고혈압으로 심장 근육에 과부하를 초래하므로 심장 근육의 산소 소모량이 늘어난다. 이 경우 충분한 산소를 공급하지 못할 경우 극심한 통증이 생기고 더 심해지면 치명적인 합병증이나 사망에 이를 수 있다.

고혈압이 장기간 계속되면 모세혈관을 통해 노폐물을 배설하는 기관인 신장은 큰 압박을 받는다. 모세혈관이 압력을 이겨내지 못하고 손상을 받으면 신부전이 와서 빈혈, 부종, 복수 등과 같은 증상이 나타난다. 초기에 단백질을 적절히 걸러내지 못해서 알부민뇨가 생긴다. 소변을 볼 때 거품이 많이 나고, 다리나 전신이 쉽게 붓는 부종이 발생한다. 혈압을 조절하지 않고 계속 내버려 두게 되면 신장의 기능을 잃을 수도 있다.

2) 혈압조절기전

혈압은 크게 신경성기전과 체액성기전으로 조절된다.

(1) 신경성 조절

① 교감신경과 부교감신경

자율신경계는 중추신경계뇌와 척수에서 분비선, 평활근 및 심근으로 신호를 전달하는 자율신경세포를 포함하고 호르몬 분비, 혈액순환, 호흡, 소화 및 배설과 같은 여러 활동의 조절을 통해 항상성내부적 안정과 균형의 유지를 돕는다. 자율신경계는 두 개의 하위조직인 교감신경계와 부교감신경계로 나누어진다. 교감신경계는 흔히 도전도피반응이라 불리는 반응을 일으킨다. 교감신경이 자극되면 부신 수질에서 아드레날린이 분비된다. 분비된 아드레날린은 여러 조직의 아드레날린 수용체와 결합하여 땀이 늘어남, 장운동의 감소, 심박수의 증가전도속도의 상승, 불응기의 저하, 동공의 확장, 혈압의 상승수축성의 상승, 심장의 이완 및 충전기능의 향상이 일어난다. 부교감신경계는 교감신경계과 반대로 작용하여 도전도피반응의 효과를 역전시킨다. 부교감신경계가 활성화되면 땀이 줄어들고, 장운동이 늘어나며, 심박수의 저하전도속도의 상승, 불응기의 저하, 동공의 수축, 혈압의 저하 및 수축성의 저하, 심장의 이완 및 충전기능의 저하가 일어난다.

② 압력수용기

경동맥동carotid sinus과 대동맥궁aortic arch에 주로 분포되어 있는 수용체이다. 흉부와 경부의 큰 동맥벽이 받은 압력의 변화를 예민하게 감지하는 역할을 한다. 경동맥에서는 설인신경glossopharyngeal nerve이, 대동맥궁에는 미주신경vagus nerve이 구심성으로 흥분된 신호를 전달한다. 혈압의 증가로 혈관이 팽대되어 자극이 일어나면 혈압을 정상상태로 돌리기 위하여 수용기receptor에서 발생되어 흥분이 중추에 도달된다. 중추에서는 혈관수축vasoconstrictor 중추 및 심촉진cardioaccelerator 중추의 억제, 미주신경의 흥분이 일어난다. 중추에서 발생된 흥분은 원심성섬유를 통하여 혈압을 내리게 한다.

③ 신전수용기 또는 정맥압수용기

신전수용기stretch receptors는 우심방과 상대정맥 끝에 분포한다. 정맥을 통해 과도한 양의 혈액이 심장에 들어와 우심방벽이 늘어나면 이 수용체가 흥분되고 자극이 교감신경에 작용하여 심박 수와 심박출량을 증가시킨다. 이러한 현상을 승압반사pressor reflex 또는 bainbridge reflex라고 한다.

④ 화학수용체

화학수용체chemoreceptor는 대동맥체aortic body나 경동맥체carotid body에 있다. 동맥혈 이산화탄소 분압 증가, pH의 감소, 산소 분압의 감소 등의 변화가 일어나면 혈액을 빨리 순환시켜 산소의 분압이 올라갈 수 있도록 하기 위해 이 수용체가 흥분한다. 혈관수축, 혈압의 상승, 호흡항진 및 심박동 수가 증가되고 교감신경 흥분을 감소시켜 내장이나 근육, 피부로 가는 혈관이 확장된다.

(2) 체액성 조절(혈액량의 증감을 통해 혈압을 조절하는 것)

① 레닌-안지오텐신계

레닌-안지오텐신계renin angiotensin system, RAS는 신장, 심장 및 혈관 생리학의 조절에 중요한 역할을 하며, 그 활성화는 고혈압, 심부전 및 신장질환을 포함한 많은 일반적인 질환에 관련이 있다. 레닌이 기질인 안지오텐시노겐angiotensinogen을 절단하여 비활성 펩티드인 안지오텐신 I을 생성한 다음 안지오텐신 전환효소angiotensin converting enzyme, ACE에 의해 안지오텐신 II로 전환된다. 안지오텐신 II는 부신에서 알도스테론을 방출할 뿐만 아니라 혈관을 수축하게 하고, 나트륨 농도를 높이며 혈압을 높인다그림 6-2.

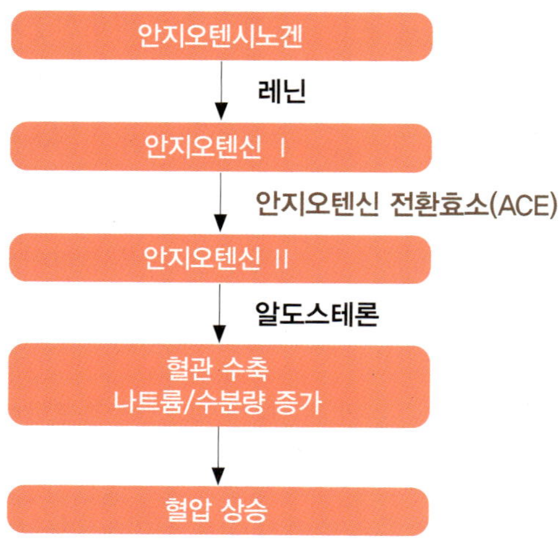

그림 6-2 레닌-안지오텐신계

안지오텐신 II의 활성화는 혈관 및 신장을 넘어 내피기능장애 및 섬유증을 포함한 조직작용을 유도하는 유해한 영향 및 표적기관 손상을 초래한다. 안지오텐신 II 수용체 차단제와 안지오텐신 전환효소 억제제들은 고혈압약으로 많이 사용된다. 안지오텐신 전환효소 억제제는 안지오텐신 II 수용체 차단제에 비해 혈압을 조절하는 약효는 좋지만, 마른 기침 등의 부작용이 있다. 안지오텐신 II 수용체 차단제는 완만하게 혈압조절 효과가 있고 심혈관 보호효과도 가진다. 또한, 부작용이 적어서 초기 고혈압 환자들에게 많이 처방된다.

② 칼리크레인-키닌계

칼리크레인-키닌Kallikrein-Kinin계는 혈액응고인자 XII, 프리칼리크레인prekallikrein, 키니노겐kininogen으로 구성된다. 평소에는 불활성화된 상태인 프리칼리크레인으로 존재하다가 혈액 응고인자 XII에 의해 칼리크레인으로 전환되고, 키니노겐에 작용하여 브레디키닌bradykinin을 생성한다. 자극의 강도에 따라 칼리크레인-키닌계의 활성화는 혈관 확장, 혈액 응고 및 섬유소 용해의 분자 메커니즘에 관여하는 유전자의 유도 및 효소의 활성화를 유도한다. 정상적으로 기능하는 칼리크레인-키닌계는 PGI_2와 PGE_2를 증가시켜 나트륨 농도를 줄여 혈압을 억제한다.

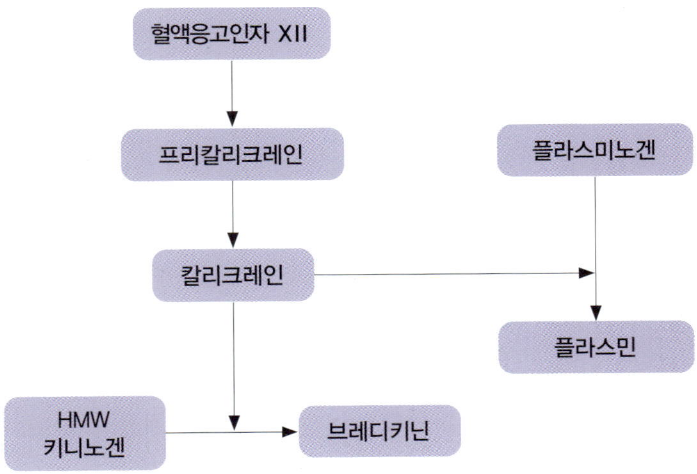

그림 6-3 칼리크레인-키닌계

3) 고혈압의 예방

(1) 식사조절을 통한 고혈압 예방

고혈압은 약물이나 건강기능식품으로 조절할 수 있지만 완치되기는 쉽지 않다. 때문에 식사 및 생활습관의 변화도 같이 이루어져야 한다. 식사습관 중에 가장 중요한 것은 저염식을 하는 것이다. 한국인은 하루 평균 약 10g나트륨으로서는 4g, 2014년 국민건강영양조사의 소금을 섭취하며, 목표섭취량인 5g보다 높다. 고혈압 환자가 저염식의 균형 잡힌 식사를 하면 혈압이 떨어지고 심혈관 합병증이 예방된다. 하루 소금 섭취량을 권장량으로 줄이면 수축기 혈압은 평균 5.1mmHg, 이완기 혈압은 2.7mmHg 감소한다. 또한, 채식 위주로 식습관을 바꿔야 한다. 채식주의자들은 육식을 주로 하는 사람들보다 혈압이 낮으며, 고혈압 환자도 채식 위주의 식사를 유지하면 섬유질의 섭취가 늘고 포화지방산 섭취가 줄기 때문에 혈압이 낮아진다. 혈압을 줄이기 위하여 포화지방산 및 콜레스테롤, 지방 등의 총량을 줄이고, 과일, 채소, 저지방 유제품, 식이섬유 섭취를 늘린다. 간식 및 설탕이 함유된 식품 섭취를 줄이고 오메가-3 지방산이 풍부한 기름진 생선 섭취를 늘린다. 저지방 또는 무지방 유제품, 견과류, 올리브 또는 카놀라 오일, 평지씨, 아마씨로 만든 마가린 등을 섭취한다.

(2) 생활습관을 통한 고혈압 예방

생활습관의 변화는 체중조절이 가장 중요하다. 체중과 혈압은 관계가 매우 밀접하므로 식사조절과 신체활동 늘리기 등을 통해 체중을 감량하면 당뇨병, 이상지질혈증, 좌심실비대가 있는 환자에게 도움이 된다. 체중이 정상보다 무거우면 고혈압이 발생할 확률이 정상의 2~6배까지 증가한다. 복부 비만은 고혈압, 이상지질혈증, 당뇨병 및 관상동맥질환 사망률과 매우 밀접한 관련이 있다. 고혈압 환자가 체중 1kg을 줄이면 수축기/이완기 혈압은 1.1/0.9mmHg가 감소한다. 또한, 규칙적으로 운동을 하면 혈압이 낮아지고, 심폐기능이 개선된다. 체중이 줄고 이상지질혈증도 개선되며 스트레스도 해소될 수 있다. 금연과 금주도 중요하다. 흡연을 할 때에는 담배에 들어 있는 니코틴에 의하여 일시적으로 혈압과 맥박이 높아진다. 흡연은 고혈압과 마찬가지로 심혈관질환의 강력한 위험요인이기 때문에 고혈압 환자가 아무리 혈압을 잘 조절한다고 하더라도 담배를 계속 피운다면 심혈관질환의 위험을 피할 수 없다. 흡연은 암이나 만성폐질환뿐만 아니라 뇌경색증, 심근경색증, 말초동맥질환 등의 원인이 되는데, 고혈압 환자가 흡연을 하는 경우 더 심각하고 빠르게 이러한 질환이 유발되고 악화된다. 체중이 가벼운 사람은 소량의 알코올 섭취에도 영향이 크기 때문에 일반인의 적정 음주량보다 더 적게 마셔야 하며, 과음 시 뇌졸중의 위험이 높아진다. 고혈압 환자의 경우 과도하게 술을 마시면 혈압이 상승하고 고혈압 약에 대한 저항성이 커져서 약의 효과가 줄어든다.

2. 기능성평가

1) 바이오마커

혈압조절의 기능을 평가하는 지표 중 가장 중요한 바이오마커는 혈압이다. 건강기능식품의 경우에는 대상이 건강인 또는 이에 준하는 사람이기 때문에 의약품을 평가하는 임상연구에 사용되는 바이오마커로는 효능을 입증하기 어려우므로 좀 더 민감한 바이

알아보기

효소결합면역침강법

항체나 항원에 효소를 표지하여 효소의 활성을 측정한 다음 항원-항체반응의 강도와 그 양을 정량적으로 측정하는 방법으로 생명공학에서 널리 사용되고 있다.

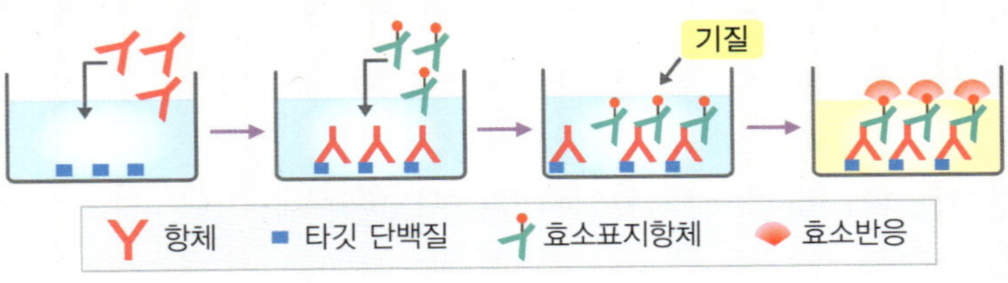

오마커들을 다수 이용해야 한다. 바이오마커들 중 혈장에 있는 단백질이나 크기가 작은 펩티드들은 각각의 항원을 이용한 효소결합면역침강법enzyme-linked immunosorbent assay, ELISA을 이용하여 측정한다.

(1) 혈압 측정

혈압을 측정하여 표 6-1에 제시한 바와 같이 상태를 진단하고 변화에 따라 효능을 평가한다. 쇼크나 출혈 등으로 인해 간접측정방법으로는 동맥혈압을 측정하기 어려울 때, 심혈관계가 불안정하여 지속해서 동맥혈압을 모니터링해야 할 때, 혈액 가스 분석 및 기타 혈액검사를 시행하기 위하여 동맥혈을 자주 채취할 필요가 있을 때 등의 경우에는 혈관에 카테터를 삽입하여 직접 측정하기도 하지만 대부분 간접측정법을 사용한다. 간접측정법은 팔에 커프로 둘러싸고 압력을 가하여 혈류를 차단한 다음 커프의 압력을 낮추면서 혈류가 흐르기 시작할 때 나는 소리를 이용해서 혈압을 측정한다. 수동으로 혈압을 측정할 때는 청진기를 이용하여 커프의 혈관 압박에 따라 생기는 코르트코프음korotkoff sound을 들어 혈압을 측정한다. 낮은 주파수의 코르트코프음을 청취해야 하므로 주변의 소음에 의한 오차가 생길 수 있고, 측정하는 사람에 따라 다르게 측정될 수도 있다. 보통 자동혈압기에 많이 사용되는 오실로메트릭oscillometric 방식은 동맥혈관에 혈액의 흐름이 없어질 때까지 커프에 압력을 가한 후 압력을 줄이면 혈관으로 혈액이 흐르기 시작한다. 이때 맥박이 뛰며 진동이 발생하는데, 커프의 압력이 더 줄어들면 혈관은 더욱 넓어지고 혈액의 흐름이 많아져 진동도 더 커지게 된다. 최대 진동이 생긴 후 점점 압력이 낮아지면 진동이 없어지게 된다. 일반적으로 진동이 급격히 증가하기 시작하는 때의 커프의 압력을 최고혈압, 즉 수축기 혈압이라 하며 커프압이 낮아짐에 따라 진동의 진폭이 갑자기 크게 변하는 때를 최저혈압, 즉 확장기 혈압이라 한다. 동물실험의 경우 쥐의 꼬리를 이용하여 측정할 수 있다.

(2) 레닌, 안지오텐시노겐, 안지오텐신 I, 안지오텐신 II

레닌은 혈장에서, 안지오텐시노겐은 혈장 또는 조직 내에서, 안지오텐신 I 은 조직 내에서 측정할 수 있다. 또 안지오텐신 II는 혈장에서 측정할 수 있다. 각각의 단백질은 각각의 항체를 사용하는 ELISA법을 이용하여 측정할 수 있다.

(3) 안지오텐신 전환효소 활성 측정

안지오텐신 I은 혈청 안지오텐신 전환효소에 의해 C-말단의 His-Leu가 잘려나가면서 활성화 상태인 안지오텐신 II로 전환된다. 이 원리를 이용하여 히푸로일 히스티딜루신hippuryl-histidyl-leucine 펩티드가 안지오텐신 전환효소에 의해 잘리는 히스티딜루신histidyl-leucine을 오토프탈알데하이드o-phthaldialdehyde와 반응시켜 형광물질로 전환시켜 형광분석법을 통하여 측정한다. 혈청이나 조직에서도 이 방법을 이용하여 실험할 수 있다.

(4) hs-CRP

CRPC-reactive protein는 지방세포나 대식세포에서 생성되는 염증성 사이토카인에 반응하여 혈류에 나타나는 급성기반응 단백질acute phase reactive protein이며 전신적인 염증반응의 바이오마커로 사용되고 있다. 일반적으로 CRP는 3~5mg/L 정도의 농도로 측정되는 데 반해 1/100.3mg/L 정도의 범위에서 변하는 경우는 'hs-CRP'로 명명하였다. hs-CRP의 경우 고혈압의 정도를 예측할 수 있기 때문에 바이오마커로 사용한다.

(5) 심장 및 신장기능

혈압은 심장박동에서 기인하는 압력이므로 심장의 기능이 중요하다. 또한 높은 혈압으로 심장이 무리가 되면 그 기능에 문제가 생기게 된다. 혈압의 압력을 이용하여 혈액에서 노폐물을 걸러내는 신장의 기능 역시 혈압에 중요한 역할을 한다.

① 좌심실 비대

고혈압 때문에 높아진 혈관 압력 때문에 심장에 부담이 생기고 심장 근육이 두꺼워지는 좌심실 비대가 발생한다. 좌심실 비대가 생긴 경우 근육에 탄력이 떨어져 충분히 이완되지 못하여 심실 안 내부 공간이 작아지기 때문에 필요한 혈액을 내보내지 못하는 상황이 된다. 쉽게 숨이 차고 부종이 생기는 심부전상태에 이르게 되기 때문에 좌심실 비대는 고혈압에 의해 생기는 심장 손상지표로 사용할 수 있다.

② BNP와 NT-proBNP

심실벽이 고혈압에 의해 스트레스를 받으면 proBNP가 활성화되면서 BNPB-type natruyretic peptide가 된다. 이때 잘려져 나가는 N 말단의 펩티드를 NT-proBNPN-terminal proatrial BNP라 한다. BNP와 NT-proBNP는 심실벽이 스트레스를 받고 있다는 지표가 된다. 특히, NT-proBNP는 반감기가 길어 혈중 농도가 높아 쉽게 측정할 수 있어 지표로 사용하기 용이하다.

③ 소변의 알부민/크레아티닌 비율

혈중 단백질이 소변을 통해 밖으로 배설되는 것은 정상인의 경우 매우 소량만 일어난다. 단백뇨가 생기는 경우에는 신장의 기능에 이상이 있다는 지표이다. 근육 대사의 부산물인 크레아티닌은 하루 중 비교적 일정한 양이 소변에 배설되는 특징이 있어 이 비율을 통해 하루 동안 배설되는 총단백량을 추정할 수 있다. 이 비율은 고혈압에 의해 신부전으로 진행되는 것을 반영하는 바이오마커이다.

④ 사구체여과율

신장이 1분 동안에 걸러주는 혈액의 양을 사구체여과율glomerular filtration rate, GFR이라고 하며 정상 사구체여과율은 분당 90~120mL 정도이다. 직접적으로 측정하기는 어렵고 혈중 크레아티닌이나 이눌린 농도 및 소변에서의 농도를 가지고 간접적으로 구한다. 고혈압 환자의 경우 사구체 여과율이 정상치에 비해 떨어진 경우 신장의 질환이나 신부전을 의심해볼 수 있다.

2) 고혈압 동물 모델

고혈압은 다양한 원인에 의해 생기기 때문에 작용기전에 따라 특정 고혈압 실험동물 모델에서는 혈압에 영향을 줄 수 있지만 다른 고혈압 모델에서는 효과를 나타내지 않을 수 있다. 때문에 소재의 작용기전에 맞는 적절한 동물 모델을 선택할 필요가 있다.

(1) 비유전적 동물 모델

① 신혈관성 고혈압 모델

신혈관성 고혈압renovascular hypertension 모델은 신장 때문에 생기는 고혈압을 유도하여 만든 모델이다. 신동맥에 클램프를 설치하여 혈액이 흐르지 않게 하여, 레닌–안지오텐신계에 의해 혈압 상승이 일어나게 한다. β–차단제나 이뇨제는 신혈관성고혈압 모델에서 효과가 없는 경우가 많고, 안지오텐신 전환효소 저해제는 신성고혈압 모델이 매우 효과적이다.

② 화학물질로 유도된 고혈압 모델

- 데옥시코르티코스테론아세테이트염Deoxycorticosterone acetate(DOCA) salt 유도 모델 : 가장 많이 연구된 모델이며 알도스테론이 과다 분비된 임상적 상태와 유사한 모델이다. 한쪽 신장을 제거하고 과량의 염보통 0.9% NaCl 음용수 사용 섭취와 함께 DOCA를 투여한다. 고혈압의 표적장기 합병증을 연구하고, 고혈압 치료 후보약물들의 스크리닝 및 고혈압의 유전적 소인을 연구하는 데 유용하다.
- 글루코코르티코이드 유도 모델 : 정상혈압 흰쥐에 과량의 글루코코르티코이드를 투여하여 만든다. 혈압 상승의 기전은 레닌–안지오텐신계와 관련이 있기 때문에 관련 작용기작의 소재를 평가하는 데 좋은 모델이다.
- 안지오텐신 II 유도 고혈압 모델 : 레닌–안지오텐신계의 여러 물질들을 만성적으로 투여하여 고혈압을 유도할 수 있는데, 특히 안지오텐신 II를 투여하는 모델을 많이 사용한다. 안지오텐신 II0.7mg/kg/day를 주입시키면 4~8주 이내에 고혈압이 유도되어 소재를 평가하는 데 사용할 수 있다.

(2) 유전적 동물 모델

① 자발성고혈압흰쥐

고혈압치료제의 약리평가를 위해 가장 널리 사용되는 모델인 자발성고혈압흰쥐spontaneously hypertensive rats, SHR는 1963년 일본의 오카모토Okamoto와 아오키Aoki에 의해 혈압이 높은 흰쥐끼리 동종교배하여 개발한 모델이다. 수술이 필요 없고 자연적으로 고혈압이 생긴다. 약 12주 이후에 혈압이 현저히 상승하여 유지되며 평균혈압이 약 190~200mmHg 정도가 된다정상 혈압 쥐는 115~130mmHg. 정확한 작용기작은 알려져 있지 않지만 사람의 본태성 고혈압과 유사하다. 위스터 교토쥐Wistar-Kyoto rat를 교배하여 만들어진 모델이기 때문에 대조군으로 사용한다. 합병증 및 치료제 개발에 좋은 모델이다.

② 유전자 변형동물

고전적으로 레닌renin 유전자를 도입하거나 ACE 유전자를 제거한 설치류를 연구에 많이 사용하였다. 최근 유전자 가위기술이 보편화되어 쉽게 특정 유전자를 넣거나 뺄 수 있게 되어 각각의 특정 유전자를 조절한 다양한 모델이 연구에 사용되고 있다. 개발하고자 하는 소재의 작용기작에 맞추어 정확한 유전자 변형동물을 사용하면 효능과 작용기작에 대한 보다 확실한 과학적 근거를 마련할 수 있다.

3. 기능성원료

'혈압이 높은 사람에게 도움을 줄 수 있음'을 표시할 수 있는 건강기능식품에는 고시형으로 코엔자임 Q_{10}이 있고 개별인정형으로 가츠오부시올리고펩티드, 카제인가수분해물, 올리브잎 추출물, 정어리펩티드, L-글루타민산 유래 GABA 함유 분말, 해태올리고펩티드, 연어펩티드, 서목태쥐눈이콩펩티드, 복합물나토균배양분말, 포도씨효소분해 추출분말이 있다. 대체적으로 단백질을 가수분해한 펩티드들이 다수 존재하여 효능을 나타내는 소재들과 다른 기능성물질들을 함유하여 효능을 내는 물질들로 나눌 수 있다.

1) 고시형 원료

(1) 코엔자임 Q_{10}

코엔자임 Q_{10}은 세포의 에너지 생성과정에 꼭 필요한 물질이다. Q는 퀴논기를 포함하고 있다는 것을 의미하고 10은 이소페닐 체인isoprenyl chain의 수를 나타낸다. 신체 내에서 합성될 수 있기 때문에 비타민은 아니다. 미토콘드리아에서 세포 내 호흡을 통하여 ATP를 만들 때 코엔자임 Q_{10}이 필요하다. 코엔자임 Q_{10}은 환원효소에서 전자를 받아 전자 수용체로 전달한다. 또한 H^+을 미토콘드리아 기질에서 막간 공간으로 이동시켜 내부 미토콘드리아 막을 가로질러 양성자 기울기를 만든다. 이 기울기를 이용하여 양성자가 미토콘드리아 내부로 역류할 때 방출되는 에너지는 ATP를 형성하는 데 사용된다. 코엔자임 Q_{10}은 고혈압 유발 동물 모델에서 수축기 혈압이 감소하였고, 정상보다 혈압이 약간 높은 성인에게 인체적용시험을 한 결과 혈압이 감소하였다. 일일 섭취량은 90~100mg이다. 스타틴 계열과 와파린 계열 의약품을 복용하는 사람은 주의해야 한다.

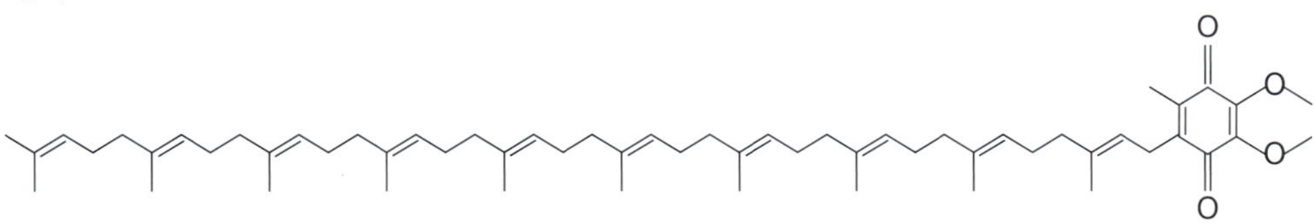

그림 6-4 코엔자임 Q_{10}의 구조

2) 개별인정형 원료

(1) 올리브잎 추출물

올리브잎 추출물은 올리브잎을 주정으로 추출한 EFLA943이다. 올류로페인oleuropein을 지표성분으로 하여 18~26%로 표준화한다. 동물실험과 인체적용시험에서 높아져 있는 혈압을 정상 수준까지 낮추는 데 도움이 되었다. 일일 섭취량은 EFLA943으로 0.5~1g이고 올류로페인으로 0.09~0.18g이다. 심장근육의 수축과 혈관 확장을 조절한다고 알려졌지만 정확한 작용기전은 아직 밝혀지지 않았다. 혈압약을 복용하는 사람은 의사와의 상담이 필요하다.

(2) L-글루탐산 유래 GABA 함유 분말

감마 아미노뷰티르산γ-Aminobutyric acid, GABA은 아미노산의 일종으로 중추신경계에 작용하는 신경전달물질이다. 혈압 상승 억제, 스트레스 완화, 기억학습 촉진 등에 도움을 준다. 이러한 호르몬 작용으로 GABA를 섭취한 경우 혈압을 내리는 효과가 있다. 건강기능식품으로 인정받은 소재는 락토바실러스에 L-글루탐산을 첨가하여 GABA를 생성시켜 분말 1g당 88~132mg의 GABA가 포함될 수 있도록 표준화한 소재이다. 일일 섭취량은 GABA로서 20mg이다.

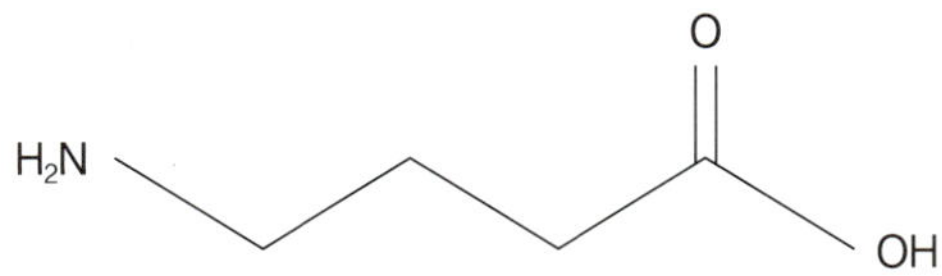

그림 6-5 감마 아미노뷰티르산의 구조

(3) 나토균배양분말

나토균을 이용해 콩을 발효하여 만드는 이 소재는 피브린용해효소 활성을 1만 4,000~2만 2,000U/g으로 표준화한다. 혈소판 응집억제와 피브린 용해효소의 활성화를 통해 효능이 있다고 알려져 있는데, 이 효소가 소화기관을 통해서 혈중으로 효소활성을 가지면서 전달되는 것인지 폭넓은 연구가 필요하다. 인체적용시험을 통하여 혈압 강하효능이 있지만 작용기작에 대한 연구가 더 필요하다. 일일 섭취량은 나토균 배양분말로서 100mg이다.

(4) 가츠오부시올리고펩티드 및 펩티드 유래 소재

가츠오부시올리고펩티드는 가츠오부시를 분쇄하여 서몰리신thermolysin으로 가수분해하여 생산한다. 지표성분으로 Leu-Lys-Pro-Asn-Met의 5개의 아미노산으로 되어 있는 펩티드가 0.34% 함유한 것을 표준화한다. 안지오텐신 전환효소의 활성을 저해한다. 고혈압 유발 동물 모델에서 혈압이 저해되는 것을 확인하였고 인체적용시험에서 혈압이 높은 성인 대상으로 혈압을 낮추는 데 효능이 있음이 확인되었다. 일일 섭취량은 Leu-Lys-Pro-Asn-Met으로서 1.5g이고 임산부, 수유부는 섭취를 삼가야 한다. 비슷한 방법으로 단백질성분 식품에 효소 처리를 하면 특정 펩티드가 많이 생성되고 이들이 안지오텐신 전환효소의 활성을 저해하는 방법으로 혈압을 저해하는 소재들이 다수 개별인정 건강기능식품으로 인정받았다. 이들에는 카제인가수분해물Val-Pro-Pro, Ile-Pro-Pro, 정어리펩티드Val-Tyr, 해태올리고펩티드Ala-Lys-Try-Ser-Tyr, 연어펩티드Ile-Try, 서목태쥐눈이콩펩티드Arg, Leu 등이 있다.

표 6-2 혈압조절 건강기능성원료 현황(2018년 12월 기준)

고시형	개별인정형
코엔자임 Q_{10}	L-글루타민산유래GABA함유분말, 가츠오부시올리고펩티드, 나토균배양분말, 서목태펩티드복합물, 연어펩티드, 올리브잎 추출물, 정어리펩티드, 카제인가수분해물, 포도씨효소분해 추출분말, 해태올리고펩티드

CHAPTER

7

항산화 개선

1. 활성산소종과 산화적 스트레스 | 2. 산화 방지와 만성질병

3. 항산화제 | 4. 기능성평가 | 5. 기능성원료

1. 활성산소종과 산화적 스트레스

세포에서 생성되는 에너지는 대부분 산소를 물로 환원하는 과정인 미토콘드리아의 산화적 인산화를 통해 만들어진다. 이러한 대사과정에서 부산물로 산소 기반의 자유라디칼free radical들이 형성된다.

자유라디칼은 하나 이상의 홀전자unpaired electron들을 포함하는 분자이며, 대개 불안정하다. 또한, 자유라디칼은 기저상태로 돌아가기 위해 주변의 분자들을 산화 및 변형시키려는 경향이 강하며 극도로 반응성이 높다. 이렇게 산화된 분자들은 다시 자유라디칼이 되어 주위 세포 또는 조직을 붕괴시키는 순환과정을 지속시킨다.

자유라디칼은 적정한 생리적 농도에서는 세포의 기능을 정상적으로 유지하는 데 있어서 도움을 주지만, 과량의 자유라디칼은 세포 생존에 있어서는 위협이 될 가능성을 내재하고 있다. 결국 산소를 활용하는 세포들은 '산소 패러독스oxygen paradox'에 지속적으로 맞닥뜨리게 되며, 체내 항상성을 유지하기 위해서는 지속적으로 자유라디칼의 농도를 적절한 수준으로 조절해야 한다.

자유라디칼은 활성산소종reactive oxygen species, ROS과 활성질소종reactive nitrogen species의 2가지 주요한 형태가 있다. 활성산소종에는 초과산화물superoxide anion, O_2^-, 하이드록실라디칼hydroxyl radical, OH•, 퍼옥실라디칼ROO•, 과산화수소hydrogen peroxide, H_2O_2 등이 있으며, 활성질소종에는 산화질소nitric oxide, NO, 아산화질소nitrous oxide, N_2O, 퍼옥시니트리트peroxynitrite, $ONOO^-$, 퍼옥시니트로스산peroxynitrous acid, HNO_3, 니트로실 음이온nitroxyl anion, HNO들이 속해 있다. 활성질소종은 ROS의 한 부분으로 여겨지고 있다.

항산화제는 보통 산화를 막는 물질을 의미한다. 따라서 항산화제는 자유라디칼을 소거함으로써 생리적으로 적절한 농도를 유지하게 해주고 병리적 상태로 발전하는 것을 예방하는 것에 도움을 준다.

체내에서 활성산소의 양이 많아지고, 항산화제가 활성산소를 충분히 제거하지 못하면 활성산소종의 농도에 불균형이 나타나게 되고, 이는 산화적 스트레스oxidative stress를 발생시킨다.

산화적 스트레스는 자유라디칼의 수치가 증가하거나 항산화능력이 감소하면 일어난다. 이러한 체내 상태에서는 과산화물의 생성이 더욱 증폭된다. 그 후 이러한 분자들은 지질, 단백질, DNA와 같은 세포 내의 모든 구성물에 손상을 입히기 시작한다.

활성산소는 많은 질병의 원인이 되기도 하며, 신체가 건강한 상태를 유지할 수 없게 하기도 한다. 체내의 활성산소로 인한 영향은 활성산소의 종류와 양, 그리고 활성산소에 노출되는 시간 등에 따라 차이가 있다.

1) 활성산소

(1) 초과산화물

초과산화물superoxide, $O_2^{\cdot-}$은 산소분자에 전자가 공여되어 생성되며, 초과산화물은 자유라디칼임에도 불구하고 반응성이 높지 않으며, 지질막을 투과할 능력이 없기 때문에 생산된 구역에 그대로 존재하게 된다. 과량의 초과산화물을 의도적으로 생산하는 예로는, 식세포작용을 하는 세포의 NADPH 산화효소가 있다. 또한, 이와 유사한 효소들은 비식균세포들에서도 신호전달기능을 수행하기 위해 존재한다. 두 분자의 초과산화물은 과산화수소와 산소 분자로 빠르게 전환되며, 이 반응은 SODsuperoxide dismutase에 의해 더욱 가속화된다.

(2) 과산화수소

과산화수소Hydrogen peroxide, H_2O_2는 생물막에 침투하는 능력이 있기 때문에 산화적 스트레스를 이해하는 데 중요하다. 과산화수소는 차아염소산hypochlorous acid, HOCl과 같은 더욱 활성화된 ROS 분자의 생성반응 1을 매개하는 역할을 한다. 또한 전이금속 산화를 통해 $^{\cdot}OH$를 형성하는 것에 관여한다반응 2.

$$H^+ + Cl^- + H_2O_2 \rightarrow HOCl + H_2O \qquad \text{(반응 1)}$$

과산화수소의 중요한 기능 중 하나는 세포 내 신호를 전달하는 것이다. 이는 정상적인 세포 신호전달과정의 일부로서 항상성 유지에 필요하며 적정량의 과산화수소는 필요한 것임을 알 수 있다. 앞의 작용기전에 의해 생성된 과산화수소는 적어도 3개의 항산화효소계catalases, glutathione peroxidases, peroxiredoxins에 의해 제거된다.

(3) 하이드록실라디칼

하이드록실라디칼Hydroxyl radical, ˙OH은 생체분자와의 강한 반응성 때문에 다른 ROS들보다 생체 내에 더 큰 피해를 줄 수 있다. 다른 단백질 또는 분자에 결합되어 있는 금속이온들Fe 또는 Cu을 통해 과산화수소로부터 하이드록실라디칼이 형성되며, 이는 펜톤fenton 반응으로 알려져 있다.

$$H_2O_2 + Cu^{+}/Fe^{2+} \rightarrow {}^{\cdot}OH + OH^{-} + Cu^{2+}/Fe^{3+} \qquad \text{(반응 2)}$$

초과산화물은 금속 이온들을 재활용할 수 있게 함으로써 반응 2와도 중요한 연관이 있다.

$$Cu^{2+}/Fe^{3+} + O_2^{\cdot -} \rightarrow Cu^{+}/Fe^{2+} + O_2 \qquad \text{(반응 3)}$$

따라서 전이금속들은 하이드록실라디칼의 형성에 중요한 역할을 한다.

(4) 일산화질소

일산화질소nitric oxide, NO는 홀전자임에도 불구하고 대부분의 생체분자와 쉽게 반응하지 않는다는 점에서 초과산화물과 비슷한 면이 있다. 하지만 일산화질소는 퍼옥실라디칼peroxyl radicals, 알킬기alkyl radicals와 같은 자유라디칼들과 쉽게 반응하여 반응성이 낮은 분자들을 생성하는, 자유라디칼 소거기능을 하기도 한다. 그러나 많은 양의 초과산화물이 있는 상황에서 일산화질소가 생성된다면, 일산화질소와 초과산화물이 서로 반응하여 세포독성이 높은 $OONO^{-}$peroxynitrite을 생성한다. $OONO^{-}$는 다양한 생체분자들과 직접적으로 반응할 수 있으며, CO_2와 반응하여 반응성이 높은 $ONOOCO_2^{-}$

nitroso peroxocarboxylate을 형성할 수도 있다. 또한 $OONO^-$가 수소원자와 결합하면 ONOOHperoxonitrous acid 형태가 되고, 이는 결국 $^\cdot OH$, $\cdot NO_2$를 형성하거나 NO_3로 재형성되기도 한다. $OONO^-$가 상기의 다양한 경우들 중 어떠한 반응을 하는지 여부는 pH, 온도, 주변의 공존하는 다른 분자들의 종류에 따라 결정된다. $OONO^-$는 직접적으로 또는 부가적 반응물을 통하여 LDL을 산화시키고, 많은 염증성질환에서 발견되는 것처럼 다양한 단백질의 타이로신tyrosine 잔기들을 공격하기로 한다. 일산화질소는 NO 신테이스NO synthase, NOS(반응 4)를 통해 아르기닌L-arginine으로부터 효소적으로 생합성된다.

$$L-arginine + O_2 + NADPH \rightarrow L-citrulline + NO + NADP^+ \quad \text{(반응 4)}$$

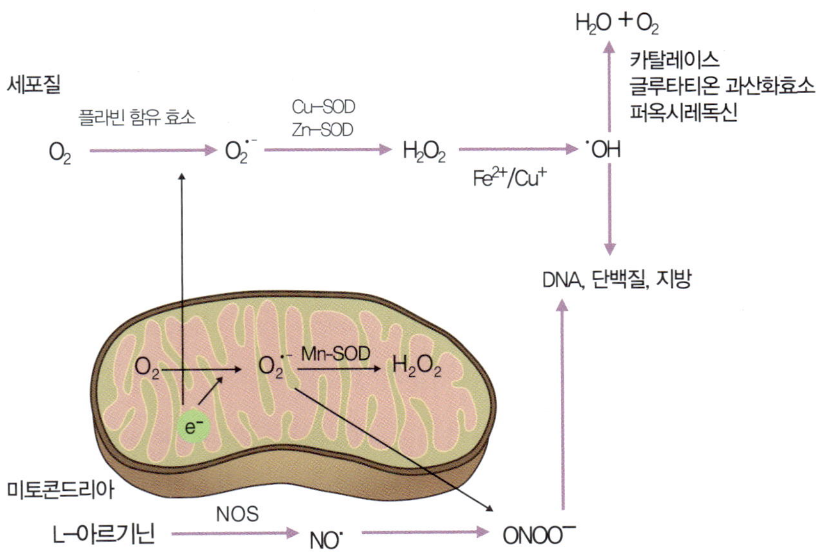

그림 7-1 산화적 스트레스 발생 경로 및 항산화 시스템

2) 산화적 스트레스

활성산소종들은 높은 반응성 때문에 체내 손상을 유발하기도 하여, 이로 인해 세포

독성 및 돌연변이 등을 야기할 수 있다. 다양한 종류의 생체분자들이 활성산소종에 의한 손상의 표적이 되며, 이러한 손상의 축적은 다양한 질병으로 발전할 수 있다.

(1) DNA

활성산소종은 DNA에 화학적 변화를 일으켜 돌연변이를 유발한다. 활성산소종특히, ·OH에 의해 DNA 절단, DNA−단백질 교차 결합, 퓨린purine의 산화 등과 같은 DNA 돌연변이성 변형이 유발된다. 만약 DNA 복구DNA repair 시스템이 즉시 본래의 DNA로 복구하지 못하게 된다면, DNA 복제과정 중 잘못된 염기쌍 배치로 인하여 돌연변이를 일으키게 된다. 이러한 작용기전은 산화적 스트레스에 노출된 사람에게서 암의 발생률이 높은 것을 부분적으로 설명해준다.

또한 활성산소종은 미토콘드리아의 DNA 손상 등을 통해 세포 및 다른 유기체들의 노화 촉진에 중요한 역할을 할 수도 있는 것으로 알려져 있다. 활성산소종은 노화에 기여하는 반면 반대로 초과산화물 불균등화효소superoxide dismutase와 카탈레이스 유사체catalase mimetics와 같은 항산화제는 일부 동물에서 생명을 연장시킨다고 알려져 있다.

(2) 지질

지질산화는 활성산소종과 관련하여 가장 잘 알려져 있는 부분이다. 불포화지방산은 보통 다중의 이중 결합 때문에 자유라디칼의 최적의 표적 중 하나이다. 이러한 산화는 죽상동맥경화 죽상반plaques의 생성에 있어서 중요한 역할을 하는 것으로 알려져 있다. 죽상동맥경화 죽상반을 형성하기 위한 작용기전은 ① LDLLow-density lipoproteins의 산화, ② 산화된 입자의 스캐빈저scavenger 수용체를 통한 식세포에 의한 흡수, ③ 내피세포 안쪽에 식세포 축적을 통한 죽상동맥경화 죽상반 형성 촉진 등이 관여한다. 죽상반 형성과 연관된 심혈관질환은 인간의 질병 중 발병 빈도가 높은 질환 중 하나이다. 따라서 지질산화의 예방 또는 감소는 의학적으로 중요하다.

(3) 단백질

활성산소종은 여러 종류의 아미노산 잔기들과 반응할 수 있다. 이로 인하여 저활성의 또는 변성된 효소를 생성하게 되고, 이는 곧 단백질의 기능을 잃게 한다. 활성산소종과 반응하여 변성이 가장 잘 일어나는 아미노산은 황sulfur을 함유하는 아미노산 잔기들이다. 항산화제 및 TrxR1291 산의 종류로는 황 또는 셀레늄selenium을 함유하는 잔기들이 있다. Trx, Grx, GSH, 메티오닌 설폭시드 환원효소methionine sulfoxide reductase들과 같은 보편적인 항산화 시스템은 이러한 변성으로부터 단백질을 보호한다.

2. 산화 방지와 만성질병

1) 퇴행성 신경질환

퇴행성 신경질환은 중추신경계나 말초신경계 신경세포의 기능 감소 또는 소실로 인해 야기되는 인지기능, 지각기능, 운동조절기능, 감각기능에 이상이 발생하는 경우를 말한다. 신경세포의 미토콘드리아 기능 훼손, 흥분독성excitotoxicity 및 사멸apoptosis은 알츠하이머병Alzheimer's disease, 파킨슨병Parkinson's disease, 다발성 경화증multiple sclerosis 등의 퇴행성 신경질환들의 주요 원인으로 알려져 있다. 이러한 퇴행성 신경질환들은 유전적 요소와 환경적 요소가 복합적으로 작용해서 유발되는 것으로 알려져 있으며, 이 중에서 산화적 스트레스는 주요한 발병 원인 중 하나로 지목되고 있다.

신경세포들은 불포화지방산unsaturated fatty acids과 철분iron의 농도가 높으며, 산화적 대사과정aerobic metabolic activity이 많지만, 다른 신체조직에 비해 상대적으로 산화 방지 시스템이 적기 때문에 산화적 손상에 취약하다. 산화적 스트레스는 미토콘드리아에서 세포의 에너지원인 ATP를 생산하는 과정에서 발생하며, 이를 방지하는 항산화 시스템이 노화나 외부적 요인 등에 의해 충분히 균형을 맞춰 주지 못하면 활성산소의 과도한 생성으로 미토콘드리아 손상 및 신경세포 독성이 나타나게 된다. 특히, 뇌는 그 크기 대비 산소를 많이 소모하는 기관이면서 산화될 수 있는 지방질이 풍부하기에 산화적 스트레스에 의한 손상에 민감하다. 또한 뇌조직에 존재하는 철분이나 구리 등의 금속이온은 활성산소 농도 증가에 관여하는 것으로 알려져 있다.

산화방지제는 활성산소 및 자유라디칼을 소거하고, 활성산소로 인한 신경세포의 불포화지방산의 산화를 억제하며, 신경세포 내의 산화 방지효소의 발현 및 활성을 증대하여 산화적 스트레스 감소효능을 가져올 수 있다. 이러한 산화 방지제를 통해 신경세포의 산화적 스트레스를 막아주면 신경세포의 손상이나 사멸을 막아 퇴행성 신경질환의 예방에 도움을 줄 수도 있다고 알려져 있다.

2) 심혈관질환

심혈관질환은 2013년 기준으로 사망자 수가 약 1,750만 명으로 세계 사망률의 31%를 차지한다. 심혈관질환은 심장과 혈관의 질환을 포함하는 질환으로서, 고혈압, 동맥경화증, 고지혈증, 뇌졸중, 심근경색 등이 있다. 심혈관질환은 혈관의 손상과 변형으로 인해 혈류가 원활하게 흐르지 못하여 심장과 다른 조직으로의 혈액 공급에 문제가 생기면서 발생하게 되는 경우가 많다. 심혈관질환의 위험인자에는 비만, 당뇨, 흡연, 생활습관, 유전적 요소, 산화적 스트레스가 포함된다.

심혈관질환을 야기하는 대표적인 원인 중 하나는 동맥경화증이며, 혈관 내벽에 LDL, 중성지방, 섬유조직, 대식세포 등이 축적되어 죽상반이 형성됨으로써 혈관이 단단해지고 동맥의 폭이 좁아지는 현상이다. 동맥경화의 발생에는 지질의 산화, 특히 LDL의 산화가 주요하게 관여하는 것으로 알려져 있다. LDL의 산화는 세포와 혈액에서 모두 일어나며, LDL을 구성하는 지질성분 및 단백질성분이 모두 산화 가능하다. 산화 LDL이 축적되면 혈관 내벽에 단핵구monocyte와 T－림프구T-lymphocyte가 모이게 되어 염증반응을 촉진하다. 면역세포들이 혈관 내막 안쪽으로 침투하면서 단핵구의 일부가 대식세포로 분화가 일어나며, 산화 LDL의 산화 증가 및 염증성 사이토카인cytokine과 세포 증식 촉진물질의 분비가 늘어난다. 이로 인해 평활근세포smooth muscle cell의 이동 및 증식이 일어나며 대식세포가 산화 LDL을 섭취하고 거품세포foam cell를 형성하면서 죽상반이 혈관에 형성되어 동맥경화를 일으킨다.

심혈관질환과 밀접한 관련이 있는 ROS 종류에는 O_2^-, H_2O_2, $OONO^-$, OH^- 등이 있으며, 주된 공급원으로는 미토콘드리아의 NADPH 산화효소, 잔틴 산화효소, 지방산화효소, 미엘로페록시데이스myeloperoxidase 등이 알려져 있다. 항산화제는 지질성분과 세포 내에서의 항산화작용을 하여 혈관벽에서의 산화적 스트레스를 감소하여 심혈관질환에 도움이 되는 것으로 알려져 있다. 항산화제는 LDL의 산화를 방지하여 산화 LDL 형성을 억제하고 혈관세포 및 면역세포에 의한 산화작용을 감소시키는 것으로 여겨진다.

3) 암

세포의 DNA에 돌연변이가 지속적으로 축적이 되면, 세포의 형질이 변화되면서 정상세포가 암세포로 전환된다. DNA의 돌연변이 축적은 노화로 인해 발생하는 현상이기도 하지만 외부의 다양한 요소에 의해 돌연변이 발생률 및 발암과정에 영향을 줄 수 있다. 식습관, 비만, 흡연, 음주, 감염, 스트레스 등의 다양한 위험요소들이 발암과정을 촉진할 수 있으며, 산화적 스트레스의 증가 또한 암 발생을 증가시킬 수 있는 것으로 알려져 있다. ROS는 DNA와 직접적으로 반응하여 DNA의 구조 및 염기서열 등을 변화시킬 수 있으며, 돌연변이와 발암과정의 주요 촉진인자이다. ROS는 DNA 사슬의 손상, 퓨린purine이나 피리미딘pyrimidine의 변질, DNA 교차결합cross-link 등을 일으킬 수 있다. 이러한 DNA의 손상은 염기서열 및 유전자에 변화를 일으키고 유전체 불안정성genomic instability, 비정상적인 유전자 발현 및 세포 신호전달 등을 유발한다. 이 외에도 ROS는 세포 내의 효소 등의 단백질과 지질성분에도 산화를 초래함으로써 정상적인 세포 항상성 유지를 방해하여 발암과정을 촉진할 수 있다. 이 때문에 항산화제를 통한 산화적 스트레스의 감소는 정상세포의 DNA 손상 예방에 도움이 될 수도 있다고 알려져 있다.

3. 항산화제

세포는 다양한 효소와 물질을 이용하여 산화적 스트레스에 대응하여 항상성을 유지할 수 있게 한다.

1) 효소적 항산화제

(1) 초과산화물 불균등화효소

인간의 세포에서 발현하는 초과산화물 불균등화효소superoxide dismutase, SOD는 세포질에 존재하는 Cu/Zn-SODCopper-Zinc SOD, 미토콘드리아에 있는 Mn-SOD mitochondrial manganese SOD, 세포 외부에 존재하는 EC-SODextracellular SOD 이렇게 3가지가 있다. 이들은 모두 2개의 초과산화물을 1개의 과산화수소와 산소 분자로 변형할 수 있다.

$$2\ O_2^{\cdot-} + 2\ H^+ \rightarrow H_2O_2 + O_2$$

이러한 반응에 대해 활성을 가진 효소는 SOD가 유일하며 SOD는 이러한 작용기전만을 수행하는 것으로 알려져 있다.

(2) 카탈레이스

카탈레이스catalase는 240 kDa의 4량체 항산화효소이다. 카탈레이스는 주로 퍼옥시좀peroxisome에 존재하지만 세포질에서도 어느 정도 존재한다. 카탈레이스는 헴heme을 가지고 있으며, 이를 통해 다양한 페놀, 알코올, 과산화수소의 해독을 담당한다.

$$2\ H_2O_2 \rightarrow O_2 + 2\ H_2O$$

(3) 글루타티온 과산화효소

글루타티온 과산화효소glutathione peroxidases는 글루타티온glutathion = GSH을 기질로 하여 과산화수소지질과산화수소 포함를 환원시키는 효소들 중 하나이다.

$$2\ H_2O_2 + 2\ GSH \rightarrow GSSG + 2\ H_2O$$

산화된 글루타티온 이황화물glutathione disulfide, GSSG은 그 후에 특정 글루타티온 과산화효소들에 의해 환원된다. 조직마다 특이성이 존재하긴 하지만, 모든 글루타티온 과산화효소들은 4개의 서브유닛subunit에 각각의 셀레노시스테인selenocysteine 1개를 포함하고 있다. 포유류에서는 셀레노시스테인을 포함하는 4가지 종류의 글루타티온 과산화효소가 있다.

(4) 퍼옥시레독신

카탈레이스나 글루타티온 과산화효소와 유사하게, 퍼옥시레독신peroxiredoxins = Prxs은 알킬 하이드로과산화물alkyl hydroperoxide 및 H_2O_2를 알코올 또는 물로 환원시킨다. Prxs는 활성자리active site에 1개Prx VI 또는 2개Prxs I–V의 시스테인cysteine을 가지고 있다. 퍼옥시좀에만 대부분 존재하는 카탈레이스와는 달리, Prxs는 세포 내에 넓게 분포되어 있다. Prxs들은 각각 세포질Prxs I, II, III, V, VI, 퍼옥시좀Prx IV, V, 라이소좀lysosomes, Prx IV, VI, 소포체endoplasmic reticulum, 골지체golgi apparatus, Prx IV에 위치하며, 또한 미토콘드리아Prxs III에도 존재한다.

(5) 티오레독신

티오레독신thioredoxin은 글루타레독신glutaredoxin, Grx, Prxs, 티오레독신환원효소thioredoxin reductase, TrxR와 함께 티올thiol기를 포함하는 항산화제에 속한다. 티오레독신의 항산화기능은 활성자리catalytic site의 −Trp−Cys−Gly−Pro−Cys−Lys−에서 시스테인 다이설파이드cysteine disulfide, Trx−S2로의 가역적 산화작용 수행에 있다.

$$\mathrm{Trx} - (\mathrm{SH})_2 + \mathrm{X} - \mathrm{S}_2 \rightarrow \mathrm{Trx} - \mathrm{S}_2 + \mathrm{X}(\mathrm{SH}_2)$$

산화된 형태는 TrxR의 도움으로 다시 Trx로 환원되고, 동시에 1개의 NADPH가 소모된다.

$$\mathrm{Trx} - \mathrm{S}_2 + \mathrm{NADPH} \rightarrow \mathrm{Trx} - (\mathrm{SH})_2 + \mathrm{NADP}^+$$

Trx은 또한 특정 Prxs와 GPxs에 전자를 공여함으로써, 세포의 산화 환원상태를 조절한다.

2) 비효소적 항산화제

(1) 글루타티온

글루타티온glutathione은 자유라디칼을 즉시 소거하는 설프하이드릴sulfhydryl, SH기가 있는 시스테인cysteine 서브유닛을 가지고 있다. 글루타티온의 SH는 산화되어 글루타티온 이황화물GSSG로 바뀌며, 이후 글루타티온 환원효소에 의한 환원을 통해 재생산된다. 이러한 순환과정은 높은 수치의 활성산소종을 완충시켜 체내 손상을 막는 작용을 한다.

(2) 비타민

비타민 A, C, E는 뛰어난 항산화제 중 하나이다. 비타민 C는 초과산화물, 과산화수소, 하이드록실라디칼, 일중항산소에 대응하는 수용성의 chain-breaking 항산화제이다. 이는 지질과산화를 예방하며, DNA 손상을 야기하는 과산화수소를 환원시키는 역할을 한다. 비타민 E 또한 chain-breaking 항산화제로서 농도 의존적인 항산화효과가 있다. 이는 산화적 손상을 유발하는 곳으로부터 세포막을 보호하고 초과산화물, 과산화수소, 하이드록실라디칼을 소거한다. 또한 지방 라디칼과도 대응하기도 한다. 비타민 E는 비타민 C와 코엔자임 Q_{10}에 의해 재생된다.

4. 기능성평가

1) 시험관 내 시험

시험관 내 시험법에는 DPPH2,2-diphenyl-1-picrylhydrazyl 시험법을 비롯한 다양한 항산화 활성 측정법이 있으며, 실험 작용기전에 따라 HAThydrogen atom transfer와 SETsingle electron transfer로 분류된다. HAT 실험법에는 ORACoxygen radical absorbance capacity, TRAPtotal radical-trapping antioxidant parameter, TOSCtotal oxidant scavenging capacity가 있으며, SET 시험법에는 FRAPferric rducing antioxidant power, 구리 환원copper reduction 시험법이 있다. DPPH와 TEAC 시험법은 HAT, SET 작용기전에 모두 해당된다.

(1) ORAC 시험법

ORAC는 세포막에 손상을 주는 활성산소종의 소거능을 측정하여 항산화능력을 평가하는 HAT 시험법으로, 특정 항산화 후보 물질이 퍼옥시라디칼에 의해 진행되는 산화에 대하여 얼마나 저해능력이 있는지를 형광 측정을 통해 진행된다. 일반적으로 퍼옥시라디칼은 형광을 내는 탐침probe과 반응하여 형광을 나타내지 못하므로, 이를 활용하여 항산화물질을 반응시켜 형광을 측정한다. ORAC 실험법은 항산화 활성을 나타내는 전체적인 기간 동안의 형광을 측정하기 때문에, 특정 유도기간만을 측정하는 다른 항산화 시험법들과 달리 항산화물질의 전체 항산화 활성을 측정할 수 있다. 측정 결과를 표준 항산화제인 trolox대표적 항산화제, 비타민 E 유사물질와 비교하여 trolox 당량trolox equivalent, TE : μmol TE/L으로 표기한다. ORAC 시험법은 친수성, 소수성의 항산화물질을 모두 측정할 수 있으며, ORAC 수치가 높을수록 높은 항산화능력을 나타낸다. ORAC 실험법은 사용되고 있는 시험관 내 시험 중 임상실험 결과와 상관관계가 높은 시험법 중 하나로 알려져 있다.

(2) TRAP 시험법

TRAP 시험법은 퍼옥시라디칼과 탐침과의 반응을 저해하는 항산화물질의 활성을 측정하는 시험법이다. 이때 사용되는 탐침은 낮은 농도에서도 퍼옥시라디칼과 반응할 수 있어야 한다. 탐침의 산화 정도는 형광 또는 비색에 의해 측정되는데, 이를 위해 탐침은 퍼옥시라디칼과 반응하는 경우와 반응하지 않는 경우의 분광학적 차이가 있어야 한다. 자유기 생성물질인 플라스마 과산화물질과 플라스마, 또는 항산화물질을 함유한 실험계에서 퍼옥시라디칼과 탐침과의 반응을 측정하는 시험법이다. 측정된 TRAP

수치는 수용성 비타민 E의 유도체인 trolox와의 유도기간 또는 반응시간을 비교하여 표시한다. TRAP은 비효소적 항산화제글루타티온, 비타민 C, α-토코페롤, β-카로틴 등의 항산화 활성을 측정할 수 있으며, 혈청 또는 혈장을 이용하여 항산화 활성을 분석하는 데 자주 사용된다.

(3) TOSC 시험법

TOSC 시험법은 다양한 항산화물질의 활성산소종에 대해 반응하거나 제거할 수 있는 항산화능력을 측정하는 방법이다. 활성산소종은 α-keto-γ-methiolbutyric acidKMBA과 반응시켜 생성되는 에틸렌을 가스 크로마토그래피gas chromatography, GC로 분석하여 측정한다. 항산화물질의 항산화 활성은 대조군 대비 에틸렌 가스 형성을 억제하는 능력으로 측정되며, 측정을 통해 얻은 그래프의 AUCarea under the curve를 통해 TOSC 값을 산출할 수 있다. TOSC 측정법은 시험관 내 시험법으로 항산화물질 자체의 산화라디칼 제거능력oxyradical scavenging capacity을 측정하는 데 사용할 수 있을 뿐만 아니라, 동물 및 인간의 혈액이나 조직에서의 항산화 활성을 측정하는 데 사용될 수 있다. 또한, TOSC 시험법은 하이드록실라디칼, 퍼옥시라디칼, 퍼옥시니트리트에 대한 항산화 활성을 분석할 수 있다는 장점이 있다. 하지만 품질관리 분석 측면에 있어서는 한 가지 항산화물질을 여러 번에 걸쳐 GC에 주사해야 하는 요구점이 있기 때문에 상업적으로 활용은 힘들다.

(4) FRAP 시험법

FRAP 시험법은 Fe^{3+}-TPTZferric 2,4,6-tripyridul-s-triazine를 Fe^{2+}-TPTZ로 환원시키는 능력을 측정하는 것이다. FRAP 시험법은 초기에 혈장의 환원력을 분석하기 위하여 개발되었으나, 0.7V보다 낮은 산화환원전위를 보유한 물질들의 환원력도 측정할 수 있기 때문에 세포와 조직에서의 환원력 분석에서 매우 유용하게 사용되고 있다. FRAP 시험법은 원리적으로 전자를 공여하는 능력을 측정하는 시험법이기 때문에 실질적으로 항산화제가 보유한 라디칼을 소거하는 정도를 측정하는 것과는 상관관계가 크지 않다.

따라서 여러 다른 항산화 활성시험법의 결과와 함께 분석하여 항산화 활성 작용기전을 분석하는 데 활용된다. 이 시험법은 시험 특성상 10분 이내의 산화환원반응을 측정하기 때문에, 폴리페놀류와 같이 상대적으로 산화환원반응이 늦게 나타나는 물질의 항산화 활성 측정에는 적합하지 않다. FRAP 시험법은 간편함과 신속성 등의 장점이 있다.

(5) 구리환원시험법

구리환원copper reduction시험법은 FRAP 시험법에서 변형된 시험법으로, FRAP 시험법에서 사용되는 철Fe 대신에 구리Cu를 활용한다. 철 대신 구리를 사용하므로 대부분의 항산화물질이 별다른 방해 없이 분석 가능하며, 항산화물질은 구리와의 반응이 철보다는 빠르다는 데 이 실험법의 이점이 있다. 이 시험법은 대부분의 항산화물질이 가지고 있는 구리(II)를 활용한 시험법으로, 구리(II)가 구리(I)로 환원되는 정도를 측정한다. 환원된 구리(I) 이온을 BCPbathocuproine, 2,9-Dimethyl-4,7-diphenyl-1,10-phenanthroline 또는 네오쿠프로인neocuproine, 2,9-Dimethyl-1,10-phenanthroline과 반응시켜 흡광도를 측정함으로써 항산화 활성을 분석한다.

(6) DPPH 시험법

DPPH 시험법은 보라색을 나타내는 안정한 자유라디칼 DPPH가 항산화물질에 의해 환원되는 능력을 전자스핀공명electron spin resonance 또는 흡광도의 감소를 측정하여 분석한다. 흡광도 측정은 515nm에서 측정하며, 항산화 활성이 높을수록 DPPH의 보라색 색깔이 감소하게 된다. DPPH는 시험법이 매우 간단하고 빨라서 널리 사용되는 항산화 활성시험법 중 하나이다. 하지만 DPPH를 통한 항산화 활성 분석은 515nm에서 측정되는 색을 통해 분석되기 때문에, 해당 파장에서 빛을 흡수하는 색을 띠는 항산화물질 분석에 있어서는 어려움이 있다.

(7) TEAC 시험법

TEAC 시험법은 항산화물질의 양이온 라디칼인 $ABTS^{\cdot+}$에 대한 소거능력을 측정하는 시험법이다. ABTS는 산화제에 의해 산화되면 강한 청록색을 띠게 되며, 항산화 활성이 있는 물질은 ABTS의 청록색이 탈색된다. TEAC 시험법은 trolox항산화제인 수용성 비타민 E 유사물질와 비교하여 trolox 당량trolox equivalent, TE : μmol TE/L으로 결과를 표시한다. TEAC 시험법은 ABTS$^{\cdot+}$와 항산화물질의 반응이 30분 안에 나타나는 신속성의 이점이 있기 때문에, 다양한 pH를 갖는 항산화물질을 측정하는 데 용이하다. 하지만 라디칼인 ABTS$^{\cdot+}$과 항산화물질의 반응이 긴 경우 제대로 활성이 측정되지 않을 수 있으며, ABTS$^{\cdot+}$는 실제 포유동물에서는 존재하지 않아 인간의 신체와의 연관성이 떨어진다는 단점이 있다.

2) 생체 외 시험

시험관 내 시험 중 ORAC과 TRAP 시험법을 제외하면, 실질적으로 인간의 생체 내 연관성이 떨어지는 경우가 많다. 실제로 시험관 내 시험법의 결과로 항산화물질의 생체 내 이용률 및 흡수, 대사 등을 설명하는 데 한계가 있다. 또한, 시험관 내 시험법은 적절한 생물학적 기질, 생체 유래 산화제, 항산화제의 수용성 및 지용성 특성도 크게 고려되지 않는다. 실제 신체 내에서 항산화물질은 여러 가지 복합적인 작용기전을 통하여 활성을 나타내는데, 실제 인간을 대상으로 하는 임상실험이나 대체방법인 동물실험은 많은 시간과 비용을 필요로 한다. 따라서 항산화효능 검증의 초기 단계에서 항산화물질들의 임상실험 및 동물실험을 진행하기에는 적절하지 않다. 따라서 세포주 등을 이용하는 생체 외 시험법이 그 대안이 될 수 있다.

(1) CAC 시험법

CAC 시험법은 세포 내에서 여러 가지 산화제와의 반응을 통해 형광을 나타내는 DCFH-DA2′,7′-dichlorodihydrofluorescin diacetate라는 탐침을 사용하여 항산화 활성을 분석한다. DCFH-DA는 전하를 띠지 않는 비극성물질이기 때문에 세포막을 쉽게 통과한다. 세포질로 침투한 DCFH-DA는 세포 내 에스터레이스라는 효소에 의해 더 이상 형광을 나타내지 않는 DCFH2′,7′-Dichlorodihydrofluorescin가 된다. 세포 내에서 자연적으로 생성되는 여러 활성산소에 의해 DCFH는 산화되어 형광을 띠는 DCFH가 되고 이때 측정되는 형광은 세포 내 산화 정도와 비례하게 된다. 따라서 세포에 항산화물질을 처리하는 경우 형광이 감소함으로써 항산화 활성을 측정할 수 있다. 형광 측정은 형광 리더기 또는 유세포분석기flow cytometry를 사용하여 측정할 수 있으며, 세포 내 임의로 활성산소종을 유도하는 조건에서 항산화능을 평가할 수도 있다.

(2) 코멧시험법

코멧Comet시험법은 세포 내에서 활성산소에 의한 DNA 손상 정도를 눈으로 직접 확인할 수 있는 분석법으로 단세포 전기영동법single cell gel electrophoresis을 이용한다. 세포에 산화제와 항산화물질을 특정 시간 동안 처리한 후, 소량의 세포를 현미경 슬라이드 위의 한천 겔agarose gel에 고정시킨다. 고정된 세포의 세포막을 세포막 분해효소로 제거하고, 알칼리 조건에서 핵의 DNA를 풀어 전기영동을 진행한 후 브로민화 에티듐ethidium bromide 등으로 염색하여 형광현미경으로 관찰한다. 이때 DNA 손상을 입은 세포는 혜성 모양의 꼬리tail 모양으로 나타나게 되는데, 꼬리의 길이 및 형광 강도를 측정하여 DNA 손상 정도를 정량화한다. 수집이 비교적 쉬운 림프구lymphocytes는 코멧시험법에서 가장 많이 사용되는 세포이며, 코멧시험법은 사람의 림프구에서 발생하는 산화적 스트레스 관련 연구를 수행하는 데 유용하게 사용된다.

3) 동물실험 및 인체적용시험

생체 내 시험은 동물과 사람을 대상으로 진행되는 시험법으로 많은 시간과 비용이 소모되지만, 실질적으로 항산화물질이 체내에서 항산화 활성을 갖는지에 대한 과학적인 증거를 확보할 수 있다는 장점이 있기 때문에 건강기능식품의 기능성평가에 주요 결과로 활용된다. 항산화 활성 관련 생체 내 실험은 보통 혈액이나 간 조직을 활용하여 항산화 활성을 분석한다.

(1) DNA 손상 분석

생체 내 DNA 손상을 분석하는 데 있어서 코멧시험법과 8-하이드록시데옥시구아닌 함량 측정법이 사용된다. 동물 및 인간의 혈액 임파세포를 수집하여 생체 외 시험에서 진행하는 코멧시험법을 통해 산화적 스트레스로 인한 DNA 손상 정도를 측정한다. 또한 동물 및 인간의 소변에서 8-하이드록시데옥시구아닌 함량을 측정하기 위해서는 ELISAenzyme linked immuno absorbant assay법이나 고속액체 크로마토그래피를 활용한다.

(2) 항산화효소 활성 분석

체내 항산화효소 활성은 보통 동물 및 인간의 혈액과 간조직에서 측정한다. 체내 항산화효소는 슈퍼옥사이드라디칼superoxide radical, $O_2^{\cdot -}$을 과산화수소H_2O_2, 물H_2O 순서로 분해하므로 하이드록실라디칼 형성을 억제하는 역할을 하는 효소이다. 대표적인 항산화효소로는 슈퍼옥시드 디스무테이스superoxide dismutase, SOD, 카탈레이스, 글루타티온 과산화효소, 글루타티온 환원효소, 글루타티온 S-전달효소glutathione S-treanferase, GST 등이 존재한다. SOD는 슈퍼옥사이드라디칼로부터 과산화수소와 O_2의 형성을 촉매하는 역할을 하며, 카탈레이스의 경우 과산화수소를 사용하여 다른 물질을 산화시킴으로써 세포 내에서의 H_2O_2 축적을 방지한다. GPx 또한 세포 내 과산화수소의 축적을 방지하는 역할을 하는데, 카탈레이스와는 달리 과산화수소를 환원시켜 물을 만드는 반응을 촉매한다. GR은 산화형 글루타티온을 환원형 글루타티온으로 변환시키는 반응을 촉매하며, GST는 전자친화성 기질을 글루타티온에 결합시키는 반응을 촉매한다.

(3) 항산화능 분석

동물 및 인간의 혈장이나 간 조직의 항산화능을 시험관 내 시험법의 ORAC 시험법, FRAP 시험법, TEAC 시험법을 통해 측정한다.

(4) GSH/GSSG

글루타티온은 대표적인 항산화물질로서 환원형 글루타티온GSH과 산화형 글루타티온GSSG으로 존재한다. 체내 환원형 글루타티온 수준이 높을 때 항산화작용이 원활히 진행되며, GSH/GSSG 비율은 고속액체 크로마토그래피법을 활용하거나 시험키트를 활용하여 분석할 수 있다.

(5) 지질과산화물 분석

생체 내에서 발생되는 산화적 스트레스는 지질의 산화를 야기하여 지질과산화물을 생성하게 되는데, 이때 측정하는 바이오마커로는 말론디알데하이드malondialdehyde, MDA, 콜레스테릴 에스테르 하이드로퍼옥시드류cholesteryl ester hydroperoxides, ChE-OOH, 8-iso-PGF2α 8-Isoprostaglandin-F2α, 공액 다이엔Conjugated diene, 핵산알hexanal, FPLPFluorescent products of lipid peroxidation을 분석한다. 각종 생체막의 과산화반응으로 생성되는 MDA는 면역블롯Immunoblot 및 ELISA 방법으로 측정할 수 있는데, MDA를 타이오바비투르산thiobarbituric acid, TBA과 반응시켜 생성되는 TBARSthiobarbituric acid reactive substance를 측정한다. ChE-OOH는 각종 생체막의 과산화반응 결과 생성되며, HPLC를 이용하여 측정한다. 8-iso-PGF2α는 사람의 소변과 혈장에서 정량적으로 측정하여 지질의 과산화 정도를 분석한다. 공액 다이엔 생성량의 측정은 초기속도구간에서의 단위시간당 흡광도 변화율로 계산하며, 핵산알은 휘발성 산화생성물로서 가스크로마토그래피gas chromatography를 이용하여 측정한다. 생체 내 조직의 산화 정도를 측정하기 위한 정량적인 방법으로 FPLP를 분석한다. 지방과산화물의 분해물인 MDA는 지방, 펩티드, 아미노산 등의 주요 아미노기와 반응하여 형광성fluorescence을 생성하며 FPLP의 증가는 지질의 산화 정도를 반영한다.

5. 기능성원료

1) 고시형 원료

(1) 영양소

① β-카로틴

β-카로틴β-carotene은 α-카로틴의 이성질체로, 분자량이 약 537 정도이며 8개의 아이소프렌 단위isoprene units로 구성되어 있는 천연 카로티노이드의 한 종류이다. 당근, 시금치와 같은 녹황색 채소와 해조류에 많이 함유되어 있는 β-카로틴은 비타민 A의 전구체로 장과 간에서 레티놀로 전환되었다가 다시 비타민 A의 형태로 전환되며 이는 영양학적으로 중요한 의미를 가진다.

β-카로틴을 건강기능식품으로 사용하기 위해서는 식용조류, 녹엽식물, 당근으로부터 β-카로틴을 추출하여 유oil상으로 가공한 것, 합성 β-카로틴, 식품원료를 분말화하거나 물 또는 주정으로 단순히 추출하여 β-카로틴을 보충할 수 있도록 제조·가공한 것을 원료로 이용해야 한다.

β-카로틴의 기능성 내용은 '어두운 곳에서 시각 적응을 위해 필요', '피부와 점막을 형성하고 기능을 유지하는 데 필요', '상피세포의 성장과 발달에 필요'이며, 일일 섭취량은 식용조류, 합성 β-카로틴의 경우 0.42~7mg, 식품원료를 분말화하거나 추출하여 가공한 것은 1.26mg 이상이다.

② 비타민 C

비타민 C는 6개의 탄소로 이루어진 흰색의 결정형 고체로 수용성이 매우 높다. 식물이나 대부분의 동물 체내에서는 포도당으로부터 비타민 C를 합성할 수 있지만, 사람이나 기니피그, 일부 조류 및 어류에서는 비타민 C 합성에 관여하는 효소가 존재하지 않아 반드시 식품의 형태로 섭취해야 한다. 비타민 C는 체내에서는 환원형인 L-아스코르브산L-ascorbic acid, 산화형인 L-데하이드로아스코르브산L-dehydroascorbic acid의 형태로 존재하면서 상호전환된다. 환원형인 L-아스코르브산은 에너지, 나트륨 의존성 능동수송, 산화형인 L-데하이드로아스코르브산은 촉진 확산으로 소장에서 흡수되며, 각 조직으로 전달된다. 비타민 C는 수용성이기 때문에 섭취량이 1g 이상이 되면 체내 흡수율은 낮아지고 체외로 배출되는 양이 증가한다. 식품에서는 일반적으로 L-아스코르브산 형태로 존재하고, 수소수송을 위한 생물학적 환원제로 작용한다.

비타민 C는 정상적인 치아와 뼈의 형성, 상처 치유, 콜라겐 형성, 연골 형성 등에 중요한 역할을 하며, 이외에도 철분 흡수, 면역계, 지방 대사, 해독작용 등에 중요한 역할을 한다. 비타민 C를 과잉 섭취하면 구토, 설사, 복통 등의 증상이 나타날 수 있으며, 결핍 시 콜라겐 합성이 저해되어 괴혈병이 유발되거나 치아, 잇몸에 출혈이 생길 수 있다.

비타민 C를 건강기능식품으로 사용하기 위해서는 비타민 CL-ascorbic acid, L-아스코르빈산나트륨sodium L-ascorbate, L-아스코르빌스테아레이트L-ascorbyl stearate, 아스코르빈산칼륨potassium L-ascorbate, 아스코르빈산칼슘calcium ascorbate, 아스코르빌팔미테이트ascorbyl palmitate, 식품원료를 사용하여 비타민 C를 보충할 수 있도록 제조·가공해야 한다.

비타민 C는 세포 내 항산화물질인 글루타티온에 의해 환원 형태로 존재하며 과산화수소와 같은 활성산소를 제거하는 역할을 한다.

비타민 C의 기능성 내용은 '결합조직의 형성과 기능 유지에 필요', '철의 흡수에 도움', '유해산소로부터 세포를 보호하는 데 필요'이며, 일일 섭취량은 비타민 C로서 30~1,000mg이다.

③ 비타민 E

비타민 E는 지용성 비타민으로 콩, 옥수수, 해바라기씨 등의 식물성기름에 많이 함유되어 있다. 비타민 E는 총 8가지의 이성질체를 가지며 이는 4종의 α, β, γ, δ-토코페롤tocopherol과 4종의 α, β, γ, δ-토코트리에놀tocotrienol로 이루어져 있다. 포유동물 조직에서는 주로 α-토코페롤의 형태로 발견되며, 가장 생물학적 활성이 뛰어나다.

비타민 E는 모든 조직에 존재하며, 주로 인지질과 함께 세포막에 위치하여, 지방질 산화 방지, 적혈구 보호, 세포 호흡, 헴의 생합성 및 혈소판 응집 등에 관여한다. 비타민 E 결핍 시 적혈구 능력 감소 및 심한 빈혈, 근육 약화, 생식기능 저하, 지방간 등의 증상이 나타날 수 있으며, 과잉 섭취 시 중독증상이 유발될 수 있다.

비타민 E를 건강기능식품으로 사용하기 위해서는 D－α－토코페롤D-α-tocopherol, DL－α－토코페롤DL-α-tocopherol, D－α－토코페릴 에시드 호박산D-α-tocopheryl acid succinate, D－α－토코페릴 초산염D-α-tocopheryl acetate, DL－α－토코페릴 초산염DL-α-tocopheryl acetate, 식품원료를 사용하여 비타민 E를 보충할 수 있도록 제조・가공해야 한다.

비타민 E는 일중항 산소singlet oxygen를 비롯한 활성산소ROS를 제거하여 세포막의 구성성분인 불포화지방산의 산화를 억제함으로써 항산화 효과를 나타낸다. 또한 염색체 손상 차단, 비타민 보호, 불포화지방산의 과산화 방지, DNA 손상 억제 등을 통해 항산화효과를 나타낸다. 비타민 E의 기능성 내용은 '유해산소로부터 세포를 보호하는 데 필요'이며, 일일 섭취량은 3~400mg이다.

④ 구리

전이금속인 구리는 생체의 필수 미량 원소로 견과류, 간, 초콜릿, 바나나, 감자 등에 함유되어 있다. 생체 내에서는 산화형인 Cu^{2+}, 환원형인 Cu^{+}의 형태로 존재하면서 상호 전환된다.

구리를 포함하는 세룰로플라스민ceruloplasmin 단백질은 Fe^{2+}를 Fe^{3+}로 산화시켜 소장 세포막으로의 철분의 흡수 및 체내 이용을 돕는다. 또한 구리는 구리/아연－초과산화물 변환효소에 결합해 세포의 산화를 방지하여 항산화효과를 나타낸다. 구리의 결핍 시 철의 이용 감소, 적혈구 합성 저하 등으로 빈혈이 발생할 수 있으며 골격 이상 등이 유발될 수 있다.

구리를 건강기능식품으로 사용하기 위해서는 글루콘산동, 황산동, 식품원료를 사용하여 구리를 보충할 수 있도록 제조・가공해야 한다. 구리의 기능성 내용은 '철의 운반과 이용에 필요', '유해산소로부터 세포를 보호하는 데 필요'이며 일일 섭취량은 0.24~7.0mg이다.

⑤ 셀레늄

셀레늄은 육류, 해산물, 견과류 등에 함유되어 있는 생체의 필수 미량 원소로 체내에서 셀레노메티오닌selenomethionine과 셀레노시스테인selenocysteine의 형태로 존재한다. 셀레늄은 체내에서 생산된 과산화수소를 분해하여 항산화기능을 나타내는 글루타티온 과산화효소glutathione peroxidase의 구성성분으로 글루타티온과 함께 항산화효과를 나타낸다. 셀레늄 결핍 시 근육통, 근육 소모, 심장기능 이상 등이 발생할 수 있다.

셀레늄을 건강기능식품으로 사용하기 위해서는 아셀렌산나트륨sodium selenite, 셀렌산나트륨sodium selenate, 식품원료를 사용하여 셀레늄을 보충할 수 있도록 제조·가공해야 한다. 셀레늄의 기능성 내용은 '유해산소로부터 세포를 보호하는 데 필요'이며, 일일 섭취량은 16.5~135㎍이다.

⑥ 망간

망간은 어패류, 땅콩, 녹차 등에 함유되어 있는 생체의 필수 미량 원소로 초과산화물 변환효소, 글루타민 합성효소 등의 구성성분이다. 식물성 식품에 많이 포함되어 있어 결핍증은 거의 없지만, 망간 결핍 시 골격발달 저해, 성장 지연, 생식기능 저하 등이 유발될 수 있다.

망간을 건강기능식품으로 사용하기 위해서는 글루콘산망간manganese gluconate, 염화망간manganese chloride, 황산망간manganese sulphate, 구연산망간manganese citrate, 식품원료를 사용하여 망간을 보충할 수 있도록 제조·가공해야 한다. 망간의 기능성 내용은 '뼈 형성에 필요', '에너지 이용에 필요', '유해산소로부터 세포를 보호하는 데 필요'이며, 일일 섭취량은 0.9~3.5mg이다.

(2) 페놀류

① 녹차 추출물

차는 차나무잎을 우려낸 음료로 발효 정도에 따라 녹차, 반발효차우롱차, 발효차홍차로 나눌 수 있다. 이 중 녹차는 전혀 산화되지 않아 녹색이 도는 차를 의미한다. 녹차는 아주 오래전부터 기호식품 및 건강증진을 목적으로 음용되어 왔으며, 항산화, 항암 등 건강증진에 유익하다는 것이 알려져 소비가 점점 늘어나고 있다.

녹찻잎의 75~80%는 수분이고, 나머지가 고형물로 폴리페놀화합물을 포함하고 있다. 폴리페놀화합물 중 주성분은 플라보노이드인 카테킨catechin이며, 에피카테킨epicatechin, EC, 에피카테킨갈레이트epicatechin gallate, ECG, 에피갈로카테킨epigallocatechin, EGC, 에피갈로카테킨갈레이트epigallocatechin gallate, EGCG가 대표적이다. 이 중에서 EGCG의 함량이 가장 많아 전체의 50~60%를 차지하며, 생리활성이 가장 높다.

녹차 추출물을 건강기능식품으로 사용하기 위해서는 녹찻잎Camellia sinensis, Thea sinensis을 물 또는 주정물 · 주정 혼합물 포함, 초산에틸로 추출한 후 여과하여 제조해야 하며, 기능지표성분인 카테킨을 200mg/g 이상 함유하고 있어야 한다. 이때 카테킨은 EC, ECG, EGC, EGCG의 합계량으로 환산하며 4가지 카테킨이 모두 확인되어야 하지만 최종제품의 경우 4가지 카테킨을 모두 확인할 필요는 없다.

실제로 인체적용시험에서 하루 1~6잔의 녹차는 항산화 활성을 증가시키며, 혈액에서의 항산화효소 활성이 2~4% 증가시킨다고 보고된 바 있다. 시험관 내 시험에서는 TRAP 시험법을 통해 녹차를 섭취하였을 때 항산화 활성이 50%, FRAP 시험법을 통해 항산화 활성이 76%까지 증가하는 것을 확인할 수 있었다. 또한, TEAC을 측정한 결과 항산화 활성을 12% 증가시켰다. 녹차의 카테킨과 폴리페놀은 체내에서 생성되는 다양한 ROS와 질소종을 제거하는 것으로 알려졌으며, 동물실험에서도 녹찻잎의 폴리페놀을 식수로 섭취하게 하였을 시 간과 소장에서의 GST 활성이 증가되었다.

녹차 추출물의 기능성 내용은 '항산화 체지방 감소, 혈중 콜레스테롤 개선에 도움을 줄 수 있음'이며, 일일 섭취량은 카테킨으로서 0.3~1g이다. 녹차 추출물의 경우 카페인이 함유되어 있어 초조감, 불면 등을 나타낼 수 있으므로 섭취에 주의해야 한다.

② 프로폴리스 추출물

프로폴리스는 꿀벌이 각종 나무로부터 채취한 수액과 자신의 타액 및 효소분비물을 혼합하여 만든 갈색수지상의 물질이다. 프로폴리스의 구성성분은 180가지가 넘으며 폴리페놀polyphenol이 주요 성분이다. 주요 폴리페놀은 플라보노이드이며 그 외 페놀산과 그 에스터류, 페놀성 알데하이드, 케톤 등이 있다. 그 외에도 휘발성유와 방향산 5~10%, 왁스30~40%, 수지, 향유, 꽃가루 등으로 마그네슘, 니켈 등 필수 금속원소를 풍부하게 함유한다.

프로폴리스를 건강기능식품으로 사용하기 위해서는 프로폴리스에서 왁스를 제거하고 물, 주정물 주정 혼합물 포함 또는 이산화탄소초임계 추출로 추출하여 제조해야 하며, 디에틸렌글리콜은 사용하여서는 안 된다. 또한 프로폴리스의 기능성분인 총 플라보노이드를 10mg/g 이상 함유하고 있어야 하며, 파라 쿠마르산p-coumaric acid 및 계피산cinnamic acid이 존재해야 한다.

프로폴리스의 대표적인 구성성분은 플라보노이드이며, 플라보노이드는 항알레르기, 항염증, 항산화 등과 같은 다양한 생리활성을 갖는다. 프로폴리스의 항산화활성에 기여하는 성분은 플라보놀성분의 일종인 갈란긴galangin과 페놀성 수지인 카페익산 페네틸 에스테르caffeic acid phenethyl ester, CAPE로 나뉜다. 갈란긴은 화학물질에 의한 유전자 독성을 억제하고 효소활성을 조절함으로써 항산화효과를 나타내며, CAPE는 항염작용, 면역조절작용, 세포증식 억제작용, 항산화 활성을 갖는다.

프로폴리스 추출물의 기능성 내용은 '항산화, 구강에서의 항균작용구강에 직접 접촉할 수 있는 형태에 한하여에 도움을 줄 수 있음'이며, 일일 섭취량은 총 플라보노이드로서 16~17mg이다.

③ 코엔자임 Q_{10}

코엔자임 Q_{10}은 세포의 기능을 유지하기 위해 필요한 대사물질이다. 코엔자임 Q_{10}을 건강기능식품으로 사용하기 위해서는 아그로박테륨 투메파시엔스Agrobacterium tumefaciens, 파라 콕커스 데니트리피칸스Paracoccus denitrificans, 슈도모나스 에루지노사Pseudomonas aeruginosa 등 유비퀴놀ubiquinol을 생산하는 미생물의 배아산물을 헥산, 아세톤, 아이소프로필알코올, 초산에틸로 추출하고 이를 농축 또는 정제하여 제조해야 한다. 또한 코엔자임 Q_{10}을 980mg/g 이상 함유하고 있어야 한다.

코엔자임 Q_{10}은 LDL 산화에 대한 항산화작용이 동물실험과 시험관 내 시험을 통해 작용기전까지 밝혀진 바 있다. 코엔자임 Q_{10}을 섭취한 성인의 경우, 항산화 활성 향상 및 혈중 코엔자임 Q_{10} 함량이 증가된 것이 확인되었다.

코엔자임 Q_{10}의 기능성 내용은 '항산화, 높은 혈압 감소에 도움을 줄 수 있음'이다. 안전성과 기능성을 확보할 수 있는 일일 섭취량은 코엔자임 Q_{10}으로서 90~100mg이며, 코엔자임 Q_{10}의 가용화분말로서 270~300mg이다.

(3) 터핀류

① 엽록소 함유 식물

엽록소는 대부분의 식물과 조류algae의 엽록체, 남세균cyanobacteria에서 발견되는 녹색 색소이다. 엽록소는 분자 구조 차이에 따라 a, b, c1, c2, f 등으로 나눌 수 있으며, 공통적으로 클로린링 가운데에 마그네슘 이온을 포함하고 있다. 엽록소 중 가장 보편적으로 볼 수 있는 것은 a와 b이며, 대부분의 식물에서 a와 b가 약 3 : 1의 비율로 존재한다. 다른 엽록소들은 극소량씩 함유되어 있거나 특정 식물에만 존재한다. 엽록소는 태양 에너지를 화학 에너지로 변환시키는 광합성과정에서 중요한 역할을 한다.

엽록소 함유 식물을 건강기능식품으로 사용하기 위해서는 맥류약엽, 알파파, 엽록소를 함유한 식용해조류 및 기타 식용식물을 원재료 그대로 또는 착즙・건조하여 제조해야 한다. 또한 맥류약엽은 2.4mg/g 이상, 알파파는 0.6mg/g 이상, 식용해조류 및 기타 식용식물은 1.2mg/g 이상의 총 엽록소를 함유하고 있어야 한다. 원료에 따라 기능성분인 총 엽록소의 함량기준은 다를 수 있지만, 공통적으로 엽록소의 분해산물인 총 페오포르바이드는 1,000mg/kg 이하가 되도록 관리해야 한다.

시험관 내in vitro에서 엽록소 a, b가 항산화물질로 작용해 반응성 이온을 킬레이트화시키고, 자유라디칼을 제거함으로써 과산화수소로 유발된 DNA 손상과 지질 과산화를 방지한다는 연구가 보고되었다.

엽록소 함유 식물의 기능성 내용은 '피부 건강, 항산화에 도움을 줄 수 있음'이며, 일일 섭취량은 총엽록소로서 8~150mg이다.

② 클로렐라

클로렐라는 녹조류에 속하는 지름 2~10μm의 구형 단세포 생물이다. 클로렐라는 엽록소 a, b를 함유하고 있으며 광합성으로 인해 빠르게 번식한다.

클로렐라를 건강기능식품으로 사용하기 위해서는 클로렐라속 조류를 인공적으로 배양하고 건조하여 제조해야 한다. 또한 10mg/g 이상의 총 엽록소를 함유하고 있어야 하며, 엽록소의 분해산물인 총 페오포르바이드는 1,000mg/kg 이하가 되도록 관리해야 한다.

남성 흡연자평균 흡연 15년, 평균 연령 35세 52명이 매일 120mg의 엽록소가 함유된 클로렐라를 섭취한 결과, 혈장 내 비타민 C 및 α −토코페롤과 항산화효소카탈레이스, SOD의 활성이 증가하였다. 동맥경화 동물실험에서도 이와 비슷하게 클로렐라를 섭취시킨 그룹의 항산화효소 활성이 증가하였다. 일반적으로 증가된 항산화효소의 활성은 ROS로 인한 세포의 손상을 보호하는 역할을 하므로, 클로렐라 등 엽록소를 함유하는 식물의 섭취는 항산화 활성 및 세포의 산화적 스트레스를 억제하는 효과가 있을 것으로 판단된다.

클로렐라의 기능성 내용은 '피부 건강, 항산화, 면역력 증진, 혈중 콜레스테롤 개선에 도움을 줄 수 있음'이며, 일일 섭취량은 피부 건강, 항산화에 도움을 줄 수 있음의 경우 총엽록소로서 8~150mg, 면역력 증진, 혈중 콜레스테롤 개선에 도움을 줄 수 있음의 경우 총엽록소로서 125~150mg이다.

③ 스피루리나

스피루리나는 남세균의 일종으로 카로티노이드 등의 색소와 리놀렌산 등의 필수 지방산이 풍부하다.

스피루리나를 건강기능식품으로 사용하기 위해서는 스피루리나속 조류를 인공적으로 배양하고 건조하여 제조해야 한다. 또한 5mg/g 이상의 총엽록소를 함유하고 있어야 하며, 엽록소의 분해산물인 총페오포르바이드는 1,000mg/kg 이하가 되도록 관리해야 한다.

스피루리나 유효성분인 엽록소 a, b는 과산화수소로 인한 DNA 손상을 농도 의존적으로 감소시키며, 클로렐라는 ROS와 같은 자유라디칼 생성을 저해하는 항산화력을 가지고 있다. 또한, 클로로필린도 엽록소의 수용성 성분으로서 ROS를 제거한다.

스피루리나의 기능성 내용은 '피부 건강, 항산화, 혈중 콜레스테롤 개선에 도움을 줄 수 있음'이며, 일일 섭취량은 피부 건강, 항산화에 도움을 줄 수 있음의 경우 총엽록소로서 8~150mg, 혈중 콜레스테롤 개선에 도움을 줄 수 있음의 경우 총엽록소로서 40~150mg이다.

④ 스쿠알렌

스쿠알렌은 탄소 30개, 수소 50개가 여섯 개의 이중결합으로 연결된 트리테르페노이드triterpenoid계의 불포화 탄화수소로 인체 내에도 존재한다. 심해상어 간유에 특히 많이 함유되어 있으며 올리브, 아마란스씨, 쌀겨, 맥아 등에도 함유되어 있다. 건강기능식품으로 스쿠알렌을 사용하기 위해서는 상어 간유의 증류 및 검화과정을 반복한 후, 세척하여 순도 98% 이상이 되게 제조해야 한다.

스쿠알렌은 시클로포스파미드cyclophosphamide를 투여한 동물실험에서 심장조직과 적혈구의 항산화효소SOD, catalase, GPx, GSH S-tranferase, GSH reductase 활성이 증가하였

표 7-1 항산화 관련 고시형 건강기능식품의 분류

구분	기능성원료	일일 섭취량 · 항산화에 도움
영양소	β-카로틴	0.42~7mg(합성물) 1.26mg(식품원료 유래)
	비타민 C	30~1,000mg
	비타민 E	300~400mg
	구리	0.24~7.0mg
	셀레늄	16.5~135μg
	망간	0.9~3.5mg
페놀류	녹차 추출물	0.3~1g(카테킨)
	프로폴리스 추출물	16~17mg(총플라보노이드)
	코엔자임 Q_{10}	90~100mg(코엔자임 Q_{10}) 270~800mg(코엔자임 Q_{10} 가용화분말)
터핀류	엽록소 함유 식물	8~150mg(총엽록소)
	클로렐라	8~150mg(총엽록소)
	스피루리나	8~150mg(총엽록소)
	스쿠알렌	10g(스쿠알렌)

다. 또한, 심근경색 동물 모델에서 스쿠알렌 섭취군은 혈액의 ALT, AST, LDH, CPK 등의 효소가 정상수치로 회복되었으며, 심장조직에서도 항산화효소SOD, GSH, GPx, GSH S-transferase, catalase가 정상수준으로 회복되었다. 건강한 남성 13명을 대상으로 임상실험한 결과, 4주간 10g의 스쿠알렌을 섭취하였을 시 지질과산화물이 감소되었다.

스쿠알렌의 기능성 내용은 '항산화에 도움을 줄 수 있음'이며, 일일 섭취량은 스쿠알렌으로서 10g이다.

2) 개별인정형 원료

(1) 포도종자 추출물

포도종자 추출물은 포도종자를 물과 주정으로 추출하고, 효모 처리하여 제조하며 기능지표성분은 프로안토시아니딘proanthocyanidin이다.

포도종자의 페놀성분들은 시험관 내 시험 및 동물실험에서 항산화 활성이 있음이 밝혀진 바 있다. 포도종자 추출물은 동물의 간과 뇌에서 지질과산화물인 MDA 생성을 억제하였으며, 지질과산화에 의해 유발된 간손상에 대해 보호작용을 보였다. 몇몇의 연구에 의하면 포도종자 추출물의 항산화효과는 비타민 C보다 약 20배, 비타민 E보다는 약 50배 정도 높은 것으로 나타났다.

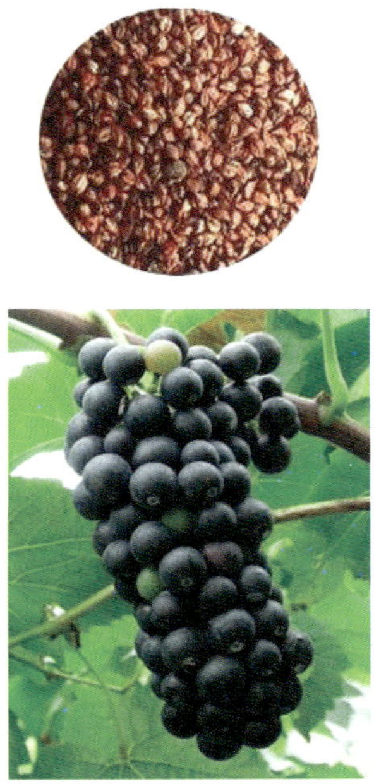

그림 7-2 끼꼬망 포도종자

포도종자 추출물의 지표성분인 프로안토시아니딘은 자유라디칼과 산화적 스트레스에 대한 세포 보호효능을 나타낸다. 포도종자 추출물은 활성산소종을 제거하며, TPA에 의한 간과 뇌의 지질과산화 및 DNA 손상 억제효능이 있다. 또한, 여러 암세포에 대해 세포 성장 억제를 하지만 정상세포에서는 세포 성장을 촉진시킨다. 이러한 포도종자 추출물의 다양한 생리 활성효능들은 포도종자 추출물의 항산화 활성에 의해 매개되는 것으로 여겨지고 있다.

포도종자 추출물의 인정등급은 생리활성기능 2등급이다. 기능성 내용은 '인체의 항산화능 증진에 도움을 줄 수 있음'이며, 일일 섭취량은 끼꼬망 포도종자 추출물로서 식사 섭취 후 200~300mg이다.

(2) 복분자 주정 추출 폴리페놀 EA108

복분자 주정 추출물은 복분자 열매Rubus coreanus를 건조한 후, 50% 주정으로 2회 추출하고 여과, 농축, 건조하여 제조하며, 기능지표성분은 엘라그산ellagic acid이다.

복분자 주정 추출물은 시험관 내 시험에서 지방산화의 감소 및 ROS 제거 등의 항산화 효능을 나타내었으며, 동물실험에서도 항산화효소의 활성을 증가시키는 것으로 나타났다.

복분자 주정 추출 폴리페놀 EA108의 기능성 내용은 '항산화능 증진에 도움을 줄 수 있으나 관련 인체적용시험이 미흡함'으로, 생리활성기능 3등급으로 인정되었다.

(3) 유니벡스 대나뭇잎 추출물

유니벡스 대나뭇잎 추출물은 대나무잎을 주정으로 추출, 농축하여 제조한다. 기능지표성분은 트리신tricin, p-쿠마르산p-coumaric acid이다.

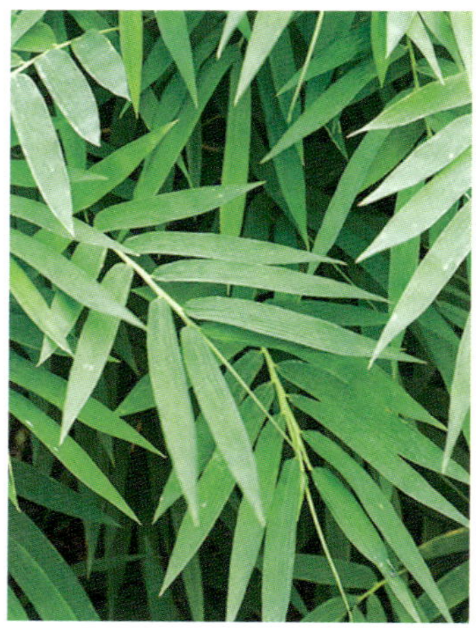

그림 7-3 유니벡스 대나뭇잎

유니벡스 대나뭇잎 추출물은 시험관 내 시험 및 동물실험을 통해 혈중 콜레스테롤, 중성지질을 감소시키는 효능을 나타냈다. 유니벡스 대나뭇잎 추출물의 기능성 내용은 '항산화효과에 도움을 줄 수 있으나 관련 인체적용시험이 미흡함'으로, 생리활성기능 3등급으로 인정되었다. 일일 섭취량은 대나뭇잎 추출물로서 300~600mg, 트리신으로서 0.345~2.07mg, p-쿠마르산p-coumaric acid으로서 1.095~6.57mg이다. 임산부나 수유부 또는 콜레스테롤 저하 약물을 복용 중인 사람은 섭취에 주의해야 한다.

(4) 비즈왁스알코올

비즈왁스알코올bees wax alcohol, BWA은 벌집의 밀랍으로부터 추출한 6가지 고지방족 알코올의 혼합물로, 기능지표성분은 1-테트라코사놀1-tetracosanol, 1-헥사코사놀1-hexacosanol, 1-옥타코사놀1-octacosanol, 1-트리아콘타놀1-triacontanol, 1-도트리아콘타놀1-dotriacontanol, 1-테트라트리아콘타놀1-tetratriacontanol이다.

비즈왁스알코올의 인정등급은 생리활성 2등급이다. 기능성 내용은 '항산화에 도움을 줄 수 있음', '위점막을 보호하여 위 건강에 도움을 줄 수 있음', '관절 건강에 도움을 줄 수 있음'이며, 일일 섭취량은 비즈왁스알코올로서 항산화에 도움의 경우 50mg, 위 건강에 도움의 경우 100mg, 관절 건강에 도움의 경우 50~100mg이다. 어린이, 임산부, 수유부는 섭취에 주의해야 한다.

(5) 토마토 추출물

토마토 추출물을 건강기능식품으로 사용하기 위해서는 토마토lycopersicon exculentum를 분쇄, 원심분리 후 펄프를 초산에틸로 추출하여 제조해야 한다. 토마토의 기능지표성분은 all-trans-라이코펜lycopene이며, 40~80mg/g을 함유하고 있어야 한다.

토마토 추출물의 인정등급은 생리 활성기능 2등급이다. 기능성 내용은 '항산화에 도움을 줄 수 있음'이며, 일일 섭취량은 all-trans-라이코펜으로서 5.7~15mg이다. 토마토 추출물은 알레르기체질인 경우 개인에 따라 과민반응을 나타낼 수 있고, 라이코펜이 함유된 식품을 과량 섭취할 경우 피부색이 오렌지색으로 변할 수 있기 때문에 섭취에 주의해야 한다.

표 7-2 항산화 관련 개별인정형 건강기능식품의 분류

기능성원료	지표성분	일일 섭취량
끼꼬망 포도종자 추출물	Proanthocyanidin	200~300mg(끼꼬망 포도종자 추출물)
피크노제놀-프랑스 해안송껍질 추출물	Proanthocyanidin	50~300mg(피크노제놀)

기능성원료	지표성분	일일 섭취량
복분자 주정 추출 폴리페놀 EA108	Ellagic acid	-
유니벡스 대나뭇잎 추출물	Tricin, p-coumaric acid	300~600mg(대나뭇잎 추출물) 0.345~2.07mg(트리신) 1.095~6.57mg(p-쿠마르산)
PME-88 멜론 추출물	SOD	500~1,000IU(SOD)
비즈왁스알코올	1-tetracosanol, 1-hexacosanol, 1-octacosanol, 1-triacotanol, 1-dotriacotanol, 1-tetratriacontanol	50mg(비즈왁스알코올)
토마토 추출물	(all-trans)-lycopene	5.7~15mg(all-트랜스-라이코펜)

CHAPTER

8

면역조절

1. 면역

면역은 병원체나 물질 및 질병을 일으키는 요소들에 저항하기 위한 다양한 자기방어 체계를 말한다. 면역반응은 외부에서 침입한 병원균, 바이러스, 독소뿐 아니라 신체 내에서 발생하는 이상 산물이나 암세포에 대해서도 식별하여 배제하고 제거하는 역할을 수행한다. 면역체계는 크게 선천성면역과 적응면역으로 나누어진다.

1) 선천성면역

선천성면역innate immunity은 감염이 발견되면 즉시 활성화되며, 특이성이 없는 면역반응이기에 같은 침입자를 경험한 유무와 관계없이 모든 침입자에 대해서 동일하게 일어난다. 인간을 포함하는 포유류에서는 외부 장벽을 통해 1차적인 선천성면역을 형성한다. 피부 및 구강, 소장, 호흡기의 점막을 통해 외부 미생물에 대한 1차적인 선천성면역 장벽을 형성한다. 또한 여러 종류의 단백질로 만들어진 보체계complement system를 비롯하여 세포에서 생산되는 화합물들을 통해 미생물의 생존을 저해하는 선천성면역 기작을 가지고 있다. 이러한 물리적 · 화학적 장벽을 침입자가 통과하면, 선천성면역세포인 식세포phagocytes와 자연살해세포natural killer cell가 직접적으로 미생물을 공격하거나 억제하는 면역반응을 일으킨다.

자연살해세포는 바이러스에 감염된 세포나 암세포를 인지하여 세포를 사멸시킨다. 호중구neutrophile와 대식세포macrophage는 선천성면역의 식세포를 대표하는 세포 종류이다. 호중구는 백혈구 중에서 가장 높은 비중을 차지하며, 감염이나 상처가 발생한 부위에 가장 먼저 도착하는 세포 중 하나이다. 호중구는 염증반응을 촉진하며, 침입한 미생물을 식세포작용phagocytosis으로 섭취한다. 대식세포는 림프계 및 여러 조직들에 존재하며 바이러스와 박테리아 등의 미생물 및 외부 물질들을 식세포작용으로 잡아먹는다. 식세포들은 미생물들의 표면에 존재하는 특이적 분자를 인지하는 수용체를 가지고 있어서 다양한 병원균들을 신속하게 제거할 수 있다.

2) 적응면역

적응면역adaptive immunity은 특정 침입자에 특이적으로 대응하는 체계로서 후천적 면역acquired immunity이라고도 불린다. 적응면역은 선천성면역보다 반응시간이 오래 걸리지만, 특정 병원체에 대해서 강력한 방어작용을 보여 준다. 적응면역은 개인별로 이전에 노출된 병원체에 따라 각각 다르게 반응하기 때문에 사람마다 특이적 면역방어 양상을 나타내며 B 림프구B lymphocyte와 T 림프구T lymphocyte가 관여한다.

적응면역을 담당하는 세포들은 자기self와 비자기non-self를 구분할 수 있기 때문에 몸 속의 정상적인 세포나 조직에 대해서는 면역반응을 보이지 않고 비자기분자들에 대해서만 면역반응을 일으킨다. 적응면역반응을 유발하는 물질들을 항원antigen이라 한다. 박테리아, 바이러스, 진드기, 먼지, 특정 식품 및 타인에게서 이식한 장기 등은 모두 표면에 비자기로 인지될 수 있는 분자들이 있으며, 이것들이 항원으로 작용할 수 있다. 적응면역을 담당하는 세포들이 항원을 인지하게 되면 T 림프구는 항원을 가지고 있는 침입자나 세포를 공격하고, 항원에 대항하는 항체antibody를 생산하는 B 림프구들은 그 수가 늘어난다. 항체는 특정 항원에 결합하는 단백질로서 항원의 역할을 막거나 침입자를 억제한다. 각 항체 및 각 T 림프구는 항원 결정기antigenic determinant라 불리는 항원의 특정 부분에 특이성을 지니고 있기 때문에 다른 항원에 대해서는 반응하지 않는다. 병원체들은 바이러스, 박테리아, 곰팡이, 기생충 등 다양한 형태로 존재한다. 그리고 각 병원체들도 세부적으로 다양한 종류 및 유전적 형질로 나누어진다. 이에 몸의 면역체계는 각 항원에만 특이적으로 반응하는 특정 림프구들을 활성화시킴으로써 각 병원체 또는 항원에 맞춰 대항한다. 또한 적응면역반응은 항원을 기억하는 능력을 가지고 있다. 과거에 만났던 항원을 기억하고 미래에 다시 만나면 신속하고 강력하게 반응할 수 있다. 이러한 면역 기억immunological memory은 어떤 외부 물질에 노출이 된 후에는 같은 물질에 대해 강화된 면역반응을 보여 줌으로써 동일한 병원체나 질병에 대한 저항성을 부여해준다.

적응면역반응을 담당하는 B 림프구와 T 림프구는 체액성면역반응과 세포성면역반응을 통해 병원체와 싸우며, 이 두 반응은 동시에 그리고 협동적으로 이루어진다. 체액성면역반응은 항체를 생산하는 B 림프구가 주요하게 이끌며, 세포성 면역반응은 T 림프구 중심으로 일어난다.

(1) 체액성면역반응

체액성면역반응humoral immune response에서는 B 림프구가 항체를 분비하여 혈액과 림프에서 떠다니면서 항원과 결합하게 된다. 이를 통해 체액 내의 박테리아나 바이러스와 같은 병원체에 대한 방어작용을 수행할 수 있다. 외부 침입자와 결합한 항체는 그들을 표시하는 역할을 하여 대식세포와 같은 식세포작용을 하는 세포들에 의해 인지되고 파괴된다.

면역계는 방대한 종류의 항원에 특이적인 결합을 할 수 있는 다양한 항체를 생산하는 능력이 있다. 골수에서는 미성숙 B 림프구immature B lymphocyte가 만들어지며, 각 B 림프구별로 특정 분자 형태를 인식할 수 있는 특이적인 표면 항체surface antibody를 생산한다. 항원이 이러한 표면 항체 중 하나에 결합을 하게 되면 항원–항체 결합이 일

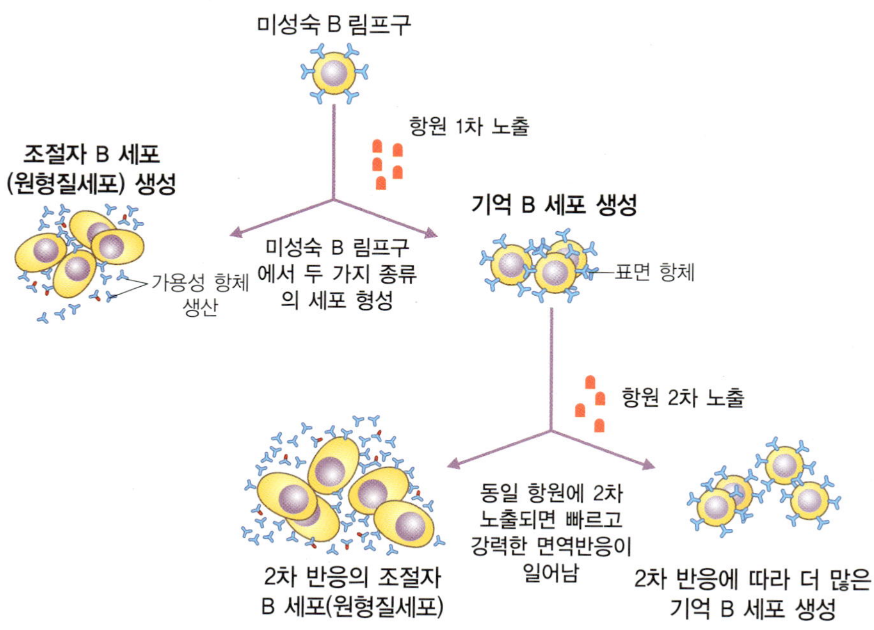

그림 8–1 항원에 의해 자극을 받은 B 림프구의 두 가지 경로

어난 B 림프구가 증식하고 체액을 떠다닐 수 있는 가용성 항체soluble antibody를 생산할 수 있게 된다. 이 과정에서 두 가지 종류의 B 림프구가 형성된다. 조절자 B 세포effector B cell는 원형질세포plasma cell라고도 불리는데, 이러한 B 림프구들은 가용성 항체를 생산한다. 그리고 기억 B 세포memory B cell는 표면 항체를 가지고 있으면서 항원이 없어진 이후에도 항원을 기억하고 있다. 그리하여 미래에 동일한 항원이 발견되면 신속하게 2차 반응을 유도하여 대응할 수 있게 해준다.

(2) 세포성면역반응

T 림프구에 의한 세포성면역반응cellular immune response은 감염된 체세포 또는 암세포와 같은 돌연변이 세포를 감지하고 공격한다. 림프절, 혈액, 조직의 세포 사이의 공간 등에 존재하는 T 림프구들은 세포막에 T 세포 수용체T cell receptor를 발현하여 항원을 인지하고 결합할 수 있다. T 세포 수용체는 항체와 구조적 · 기능적으로 유사하며, 항원별 특이적인 분자구조를 인지하여 특정 항원하고만 결합한다. 바이러스나 박테리아에 감염된 세포는 침입한 병원체의 조각을 세포 표면에 표지하며, 이와 맞는 T 세포 수용체를 가지는 세포독성 T 세포cytotoxic T cell가 이를 인지하고 공격을 개시한다. 세포독성 T 세포는 감염된 세포와 결합을 하고 독성 단백질을 방출하여 세포를 파괴시킨다.

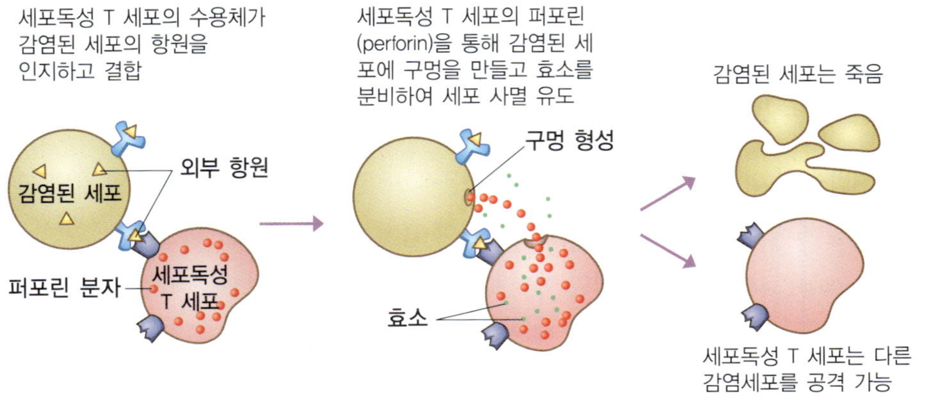

그림 8-2 세포독성 T 세포가 감염된 세포를 파괴하는 과정

3) 사이토카인

사이토카인cytokines은 다양한 세포에서 만들어지는 수용성 신호전달 단백질에 속한다. 선천성 면역 및 적응 면역반응에 관여하고 있는 다양한 면역세포에서 분비 및 인식하여 세포의 기능을 조절한다. 사이토카인은 세포 표면의 수용체receptor에 결합하여 대식세포, B 림프구, T 림프구 등을 포함하는 다양한 면역세포의 성장과 분화를 촉진 또는 억제하는 역할을 한다. 사이토카인의 분비를 통해 선천성면역 및 적응면역에 관여하는 여러 세포들의 활성을 조절하여 병원체 및 항원을 제거한다.

4) 면역기능조절

(1) 면역기능증진

면역기능은 외부에서 침입한 박테리아, 바이러스, 기생충, 독소 등으로부터 신체를 방어하는 역할을 수행해준다. 또한 면역세포들은 외부 병원체뿐 아니라 암세포와 같이 내부에서 발생한 비정상적인 세포들에 대해서도 인지하고 제거하는 역할을 수행함으로써 항상성 유지와 질병으로부터의 예방기능을 수행한다. 따라서 면역기능의 저하는 다양한 질병의 발병 확률을 높이며, 면역기능증진을 통해 감염성질환 및 만성질환에 대한 저항성을 높여 건강을 유지하는 데 도움을 줄 수 있다.

(2) 과민면역반응 완화

면역반응은 외부의 항원에 대한 방어작용을 비롯하여 다양한 항상성 유지에 필요한 역할을 수행하며 이에는 면역세포들 간의 적절한 조절작용이 필요하다. 과민반응hypersensitivity reaction은 정상적인 면역체계에서는 관용을 일으키는 자극에 대한 노출로 인해 증상이 나타나는 것이다. 이 중에서 알레르기allergy는 특정 항원에 대해 면역체계가 과민하게 반응하여 나타나는 것이다. 알레르기 반응에서는 특정 항원이 실제로는 그 사람에게 위험을 일으키지 않을지라도 부적절한 면역반응의 발생으로 인해 불필요한 염증과 여러 증상을 발생시키며 심할 경우 생명을 잃을 수도 있다. 알레르기를 가지고 있는 사람이 특정 식품, 꽃가루, 먼지, 독소와 같은 알레르겐allergen에 노출이 되면 알레르기 반응이 시작된다. 알레르겐은 알레르기를 일으키는 항원을 지칭하며, 알레르기 환자마다 특이적으로 반응하는 항원이 다르다. 알레르기 유발 항원에 노출되면 많은 양의 B 림프구에 의해 알레르겐 특이 IgE 항체가 만들어진다. 이러한 IgE는 비만세포mast cell나 백혈구 표면의 IgE 수용기에 결합된다. 만약 이 사람이 추후에 동일한 알레르겐에 노출되면 IgE에 알레르겐이 결합하면서 비만세포mast cell와 호염기성 면역세포가 빠르게 다량의 히스타민histamine, 프로스타글란딘prostaglandin, 류코트리엔leukotriene, 사이토카인 등을 분비하게 된다. 이로 인해 혈관 확장, 염증, 기도 수축, 가려움 등의 증상이 나타나게 된다. 정확히 어떠한 이유로 일부 사람들이 특정 항원에 대해서 과민반응을 하는지에 대한 정확한 기전이 알려져 있지 않으며, 유전적 요소도 관여할 수 있다는 것이 밝혀졌다.

2. 기능성평가

면역력 개선에 관한 기능성은 면역기능증진과 과민면역반응 완화로 구분하여 평가한다.

1) 면역기능증진

면역력 증진을 위해서는 주로 선천성면역 관여인자들에 대한 지표가 주로 평가된다.

표 8-1 면역기능증진 기능성평가를 위한 바이오마커 및 측정 가능한 시험 유형

바이오마커	시험관	동물	인체적용
사이토카인(IFN-α, IFN-β, IFN-γ, TNF-α, IL-1, IL-2, IL-6, IL-12 등)	○	○	○
식세포작용(phagocytosis)	○		
산화질소(NO)	○	○	

바이오마커	시험관	동물	인체적용
자연살해세포(NK 세포)	○	○	○
면역글로불린(Immunoglobulin)	○	○	○
보체 시스템(complement system)		○	○
면역세포 증식/생존율	○		
비장세포 증식		○	
조직무게(비장, 흉선)		○	
림프구 아집단 비율	○	○	○

(1) 면역세포 생존율

면역세포의 증식능력을 측정하는 실험은 면역기능증진에 광범위하게 적용 가능한 것 중 하나이다. 면역세포의 수가 증가하면 면역기능증진과 연관성이 있다. 세포의 증식은 다양한 방법으로 측정 가능하며, [3-(4,5-디메틸티아졸-2-yl)-5-(3-카복시메톡시페닐)-2-(4-포페닐)-2H-테트라졸륨] 기반의 MTS 어세이나 [^{3}H]-티미딘 활용능력 기반의 평가, 세포의 ATP 양 측정 기반의 세포 생존율 측정 등을 통하여 면역세포의 수 증가를 평가할 수 있다.

(2) 비장세포 증식

비장에 존재하는 비장세포splenocyte는 림프구를 포함하는 다양한 면역세포들이 주를 이루고 있기에, 이를 활용하여 면역기능증진 효능평가에 활용할 수 있다. 쥐의 비장을 무균상태에서 적출하여 체sieve를 통과시켜 세포를 분리하고 적혈구를 제거한다. 비장세포에 시료를 처리하고, 세포 생존율을 측정한다. 또는 비장세포에 림프구 증식을 촉진하는 자극원과 시료를 동시에 처리하여 생존율 측정을 할 수도 있다. 그 외에 동물에 시료를 투여한 후에 비장을 적출하여 유사한 방법으로 비장세포의 증식능을 측정할 수 있다.

(3) 조직 무게

쥐에 시료를 투여한 후에 비장과 흉선을 적출한다. 비장과 흉선에는 면역세포의 생성, 분화, 활성화 등을 담당하는 기관이기에, 면역반응이 활발해지는 경우 비장과 흉선의 크기가 증가할 수 있다. 비장은 림프구 생성에 관여하며 흉선은 T 림프구의 분화와 성숙과정이 일어나는 곳이다. 따라서 비장과 흉선의 무게를 해당 쥐의 몸무게와 같이 측정하여, 몸무게 대비 비장 또는 흉선의 무게 변화를 시료를 투여하지 않은 대조군과 비교한다.

(4) 산화질소

산화질소nitric oxide, NO는 대식세포 등에서 형성되는 것으로 항미생물작용을 가지고 있으며, 대식세포나 호중구세포가 병원체에 대해 식세포작용식균작용을 할 때에도 형성된다. 따라서 산화질소 양을 측정함으로써 면역기능증진 여부의 평가에 사용 가능하다.

(5) 식세포작용

식세포작용phagocytosis은 미생물이나 이물질을 제거하기 위해 대식세포가 외부 물질을 세포 안으로 가지고 와서 분해하는 작용이다. 대식세포는 병원체 등을 인지할 수 있는 수용체를 가지고 있으며, 이러한 수용체를 자극하는 병원체 등을 만나게 되면 식세포작용이 일어나게 된다. 또한 항체에 의해 표시된 항원의 경우에도 대식세포가 식세포작용을 일으킨다. 대식세포 안으로 들어온 물질들은 세포 내의 라이소좀에 있는 효소에 의해서 분해된다. 대식세포에 미생물 또는 표지된 파티클particle 등을 사용하여 대식세포가 식세포로 작용하는 능력을 평가할 수 있다.

(6) 사이토카인

사이토카인cytokine은 면역세포들이 면역반응을 촉진하고 증폭할 때 사용되며, 인터루킨interleukin, 인터페론interferon, 종양괴사인자tumor necrosis factor 등이 있다. 세포가 병원체에 의해 감염이 되면 인터페론을 분비하여 주변 세포들의 감염에 대한 저항성을 증가시켜 주고, 다른 면역세포들을 끌어들여 면역반응을 촉진시키기도 한다. 종양괴사 인자들은 대상 세포를 공격하기도 하고 다른 면역세포들을 활성화시킨다. 인터루킨은 여러 가지 종류가 존재하는데, 면역세포의 종류 및 상황에 따라 다양한 인터루킨IL이 만들어지며 면역기능을 증진 또는 억제시킬 수 있다. IL−1, IL−2, IL−6, IL−12 등은 염증성 사이토카인으로 면역반응을 증가시키며 세포독성을 나타내기도 한다.

(7) 면역글로불린

면역글로불린Immunoglobulin, Ig은 항체의 기능을 가지는 혈청단백질로 IgM, IgG, IgA, IgE, IgD로 구분된다. IgM은 외부 병원체가 침입하면 빠르게 생성되는 가장 큰 면역글로불린이다. 외부 물질 제거를 위한 보체 시스템complement system을 개시하는 역할을 수행한다. IgG는 혈액 내에 가장 많이 순환되는 항체이며 B 림프구 표면에 결합하여 면역반응에 관여할 수 있다. IgG도 IgM처럼 보체 시스템 개시를 일으킨다. IgA는 타액, 눈물, 땀, 소장 벽 등에 존재하며 초유에 많이 함유되어 있다. IgM, IgG, IgA의 증가는 면역반응이 증가되었음을 의미한다.

(8) 보체 시스템

신체에는 미생물에 대항하는 20가지 이상의 단백질로 구성된 보체 시스템complement system을 가지고 있다. 보체 시스템의 단백질은 미생물의 특정 부분에 결합하거나 미생물에 이미 결합한 항체에 결합하여, 식세포들이 미생물을 인지하여 파괴하는 것을 돕는다. 또한 보체 시스템의 단백질들은 염증반응을 활성화시키고 식세포들을 유인하며, 박테리아와 같은 침입한 미생물을 직접 파괴하는 것에도 관여한다.

(9) NK세포 활성

NK세포는 선천성 면역에서 중요 역할을 담당하는 세포로서 바이러스에 감염된 세포나 암세포 등을 직접적으로 사멸시키거나 염증성 사이토카인을 분비하여 공격한다. NK세포가 면역반응증진을 위해 분비하는 사이토카인을 측정하거나 NK세포의 표적세포 공격 및 사멸능력을 평가하여 NK세포 활성을 분석할 수 있다. 사람의 혈액에서 말초혈액 단세포peripheral blood mononuclear cell를 분리한 후 유세포 분석기flow cytometry를 활용하여 NK세포를 분리하여 세포의 숫자 및 활성 측정이 가능하다.

2) 과민면역반응 완화

과민면역반응 완화에 대한 평가는 주로 염증매개인자와 비만세포 활성에 대한 지표가 활용된다.

표 8-2 과민면역반응 완화 기능성평가를 위한 바이오마커 및 측정 가능한 시험 유형

바이오마커	시험관	동물	인체적용
사이토카인(TNF-α, IL-1, IL-2, IL-3, IL-4, IL-5, IL-6, IL-12, IL-17, IL-23 등)	○	○	○
면역글로불린 E	○	○	○
프로스타글란딘	○	○	○
루코트리엔	○	○	○
히스타민	○	○	○
COX-2	○	○	
iNOS	○	○	
산화질소	○		
비만세포 수		○	
비만세포 탈과립률		○	
아나필락시스 쇼크반응시험		○	
호산구양이온단백질(Eosinophil cationic protein, ECP)		○	○
β-헥소사미니데이스	○	○	

(1) 면역글로불린

IgM, IgG, IgA, IgE, IgD 중에서, 특히 IgE가 알레르기 반응에 중요한 역할을 하는

것으로 알려져 있다. 혈액 내의 IgE 증가는 알레르기 환자의 특징 중 하나이기에, IgE 양을 측정하여 과민성면역 억제효능을 평가할 수 있다. 세포의 배지 또는 동물이나 사람의 혈액에서 ELISA를 통하여 IgE의 양을 분석할 수 있다.

(2) 프로스타글란딘 E2

시클로옥시지네이스cyclooxygenase, COX 효소는 아라키돈산arachidonic acid을 프로스타글란딘prostaglandin이라는 지방 계열의 물질로 전환한다. 프로스타글란딘은 생체 내에서 다양한 생화학적 반응을 매개하며, 염증을 유발하는 기능을 가지고 있다. 알레르기 반응에서 비만세포mast cell를 비롯한 면역세포들이 프로스타글란딘 합성을 통해 염증반응을 증가시킨다. ELISA 기법을 활용하여 프로스타글란딘 E2의 양을 분석할 수 있다.

(3) 사이클로옥시지네이스-2

사이클로옥시지네이스COX-2 효소는 염증을 유발하는 프로스타글란딘을 생산하는 효소이며, 염증이나 면역반응의 자극에 의해서 발현이 유도된다. COX-2의 억제는 염증 억제의 효과를 가져오기에 COX-2의 발현 분석을 통해 과민성면역반응 평가에 사용할 수 있다.

(4) 히스타민

히스타민은 알레르기를 비롯한 과민성면역반응의 염증을 매개하는 주요 인자인 경우가 많으며, 가려움 등의 증상도 유발한다. 면역반응에 의해 호염구이나 비만세포가 히스타민을 생산 및 분비하여 염증반응을 촉진하며, ELISA 기법을 통해 분석할 수 있다.

(5) 루코트리엔

루코트리엔은 아라키돈산으로부터 리폭시게네이스 효소를 통해 합성된다. 루코트리엔은 다양한 면역세포를 비롯한 여러 조직에서 만들어지며, 히스타민보다 더 강하게 염증성반응을 유발한다. 과민성면역반응에서 발현이 증가되어 있는 경우가 많으며,

ELISA 기법을 통해 분석할 수 있다.

(6) 사이토카인

사이토카인은 종류, 대상 세포, 상황에 따라 면역반응에 다양한 영향을 미칠 수 있으며, 특정 사이토카인들이 비정상적으로 발현이 되면 과민성면역반응을 매개하는 중추적인 역할을 수행하게 된다. IL−1, IL−3, IL−4, IL−5, IL−6, IL−17, IL−23, TNF−α 등의 다양한 사이토카인들 중 일부가 과민성면역반응의 종류나 질병에 따라 발현이 증가되는 경우가 있다.

(7) 비만세포 탈과립률

알레르기 반응이나 기타 과민성면역반응에 의해 비만세포가 활성화되면 비만세포 내부에 있는 과립이 탈과립되어 히스타민, β−헥소사미니데이스, 사이토카인들이 분비되어 염증반응을 유발한다. 비만세포의 세포질에 과립의 양, 형태 및 세포의 전체적인 윤곽 등을 통해 탈과립 유무를 판별할 수 있다.

3. 면역기능증진 기능성원료

1) 고시형 원료

(1) 인삼

인삼Panax ginseng C. A. Meyer은 두릅나무과Araliaceae 인삼속Panax에 속하는 다년생 초본류로 전통적으로 뿌리를 널리 사용해왔다. 인삼은 가공방법에 따라 뿌리를 캐낸 후 말리지 않은 수삼, 수삼을 햇볕, 열풍 또는 기타 방법으로 익히지 않고 말린 백삼, 수삼을 물로 익혀 말린 태극삼으로 나뉜다. 인삼의 주요 성분은 사포닌 또는 진세노사이드가 가장 잘 알려져 있으며, 진세노사이드는 다양한 구조를 가지며 약 30여 종이 규명되었다. 진세노사이드 외에도 폴리아세틸렌polyacetylene계 · 페놀계 화합물과 여러 다당류가 인삼에 존재하며 이에 대한 생리 활성 연구가 진행되고 있다.

인삼을 건강기능식품으로 사용하기 위해서는 분말화하거나 수분을 제거한 후 분말화하여 제조해야 하며, 인삼을 물 또는 주정으로 추출하여 여과하거나 여과한 후 농축 또는 식용미생물로 발효하여 제조해야 한다. 또한 기능지표성분인 진세노사이드 Rg1과 Rb1의 총함량이 0.8~34mg/g이 되도록 제조해야 한다. 제조 시 원재료인 인삼근은「인삼산업법」에 적합해야 하고, 4년근 이상의 것으로 춘미삼, 묘삼, 삼피, 인삼박은 사용할 수 없으며, 병삼인 경우에는 병든 부분을 제거하고 사용해야 한다.

인삼의 기능성 내용은 '면역력 증진, 피로 개선에 도움을 줄 수 있음'이며, 일일 섭취량은 진세노사이드 Rg1과 Rb1의 합계로서 3~80mg이다. 의약품당뇨치료제, 혈액항응고제 복용 시에는 섭취에 주의해야 한다.

(2) 홍삼

홍삼은 인삼의 뿌리를 찌고 말린 것으로 제조과정 중 일어나는 갈색화 반응으로 인해 농다갈색의 색상을 가진다. 홍삼의 가공과정에서 열이 가해지고, 이로 인해 홍삼 내에는 인삼에 존재하는 진세노사이드 Rb1, Rb2, Rc, Rd, Re, Rg1에서 당이 떨어진 형태인 Rg3, Rh2 등의 함량이 증가한다.

홍삼을 건강기능식품으로 사용하기 위해서는 수삼Panax ginseng C.A. Meyer을 증기 또는 기타 방법으로 쪄서 익혀 말린 홍삼을 분말화하거나 물 또는 주정으로 추출하여 여과하거나 여과하여 농축 또는 식용미생물로 발효하여 제조해야 한다. 또한 홍삼의 기능지표성분인 진세노사이드 Rg1, Rb1, Rg3의 총 함량이 2.5~34mg/g이 되도록 제조해야 한다. 제조 시 원재료인 인삼근은「인삼산업법」에 적합해야 하며, 4년근 이상의 것으로 춘미삼, 묘삼, 삼피, 인삼박은 사용할 수 없으며, 병삼인 경우에는 병든 부분을 제거하고 사용해야 한다.

동물실험에서 홍삼정 수용액을 투여했을 때 NK-세포의 수가 증가하는 것을 확인하였다. 또한 홍삼 추출물을 매일 10mg/kg씩 마우스에 경구투여한 후 인플루엔자 바이러스H1N1를 감염시켰을 때 대조군에 비해 홍삼 추출물 투여군에서 IFN-γ가 증가하고,

생존률이 증가한 것을 확인하였다.

홍삼의 기능성 내용은 '면역력 증진, 피로 개선, 혈소판 응집억제를 통한 혈액 흐름, 기억력 개선, 항산화, 갱년기 여성의 건강에 도움을 줄 수 있음'이며, 일일 섭취량은 면역력 증진, 피로 개선에 도움을 줄 수 있음의 경우 진세노사이드 Rg1, Rb1, Rg3의 합계로서 3~80mg이다.

(3) 클로렐라

클로렐라는 녹조류의 일종으로 건강기능식품으로 사용하기 위해서는 클로렐라속 조류를 인공적으로 배양하고 건조하여 제조해야 한다. 또한, 기능지표성분인 총엽록소가 10mg/g 이상 함유되도록 제조해야 한다.

동물실험에서 클로렐라를 8주 동안 투여했을 때 NK-세포의 활성 및 IFN-γ, IL-12, IL-1β의 생성이 증가한 것을 확인하였다. 또한, 대식세포의 식세포작용이 증가한 것을 확인하였다.

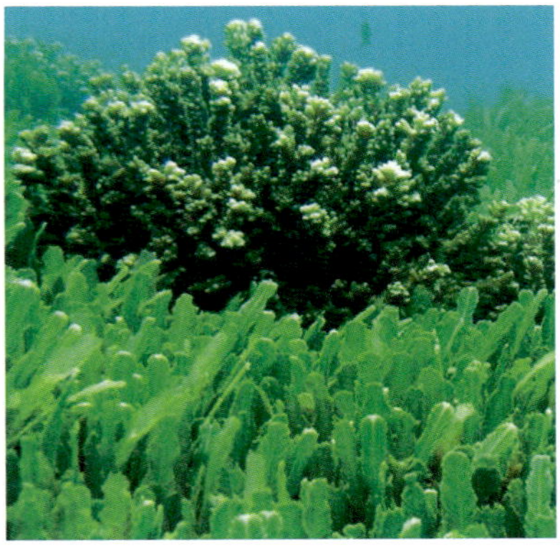

그림 8-3 클로렐라

클로렐라의 기능성 내용은 '피부 건강, 항산화, 면역력 증진, 혈중 콜레스테롤 개선에 도움을 줄 수 있음'이며, 일일 섭취량은 면역력 증진, 혈중 콜레스테롤 개선에 도움을 줄 수 있음의 경우 총엽록소로서 125~150mg이다.

(4) 알콕시글리세롤 함유 상어간유

알콕시글리세롤은 인체 내의 모유나 골수에 극소량으로 존재하는 지질의 한 종류이다. 상어에는 보통 동물의 1,000배 정도가 함유되어 있다. 상어간유 성분의 약 15%가 알콕시글리세롤이며, 알콕시글리세롤은 키밀아알코올, 바틸알코올, 세틸알코올 등으로 구성되어 있다.

알콕시글리세롤 함유 상어간유를 건강기능식품으로 사용하기 위해서는 상어 간에

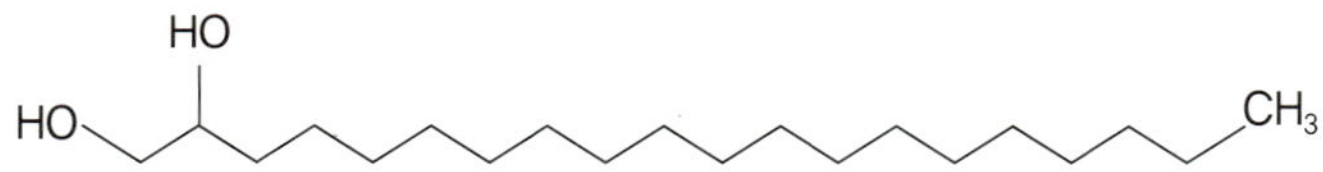

키밀알코올

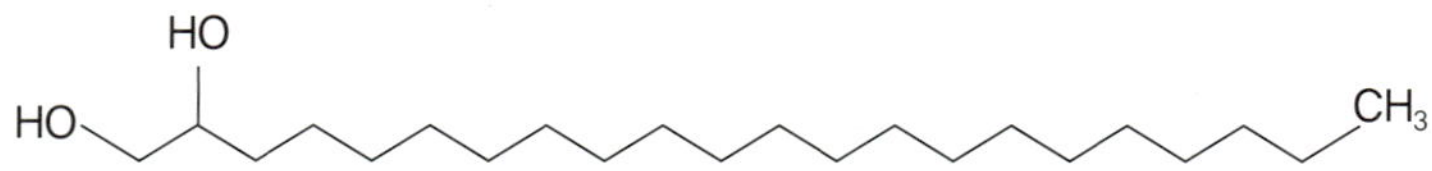

바틸알코올

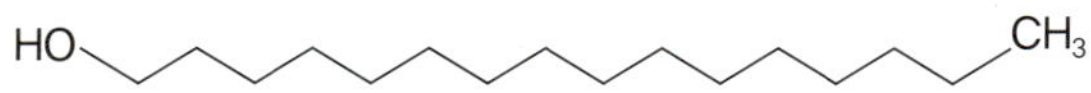

세틸알코올

그림 8-4 알콕시글리세롤

서 추출한 유지에 스콸렌 및 검화물을 제거한 후 불검화물 부분을 물로 세척하고 탈취, 가열, 여과하여 제조해야 한다. 또한 기능지표성분인 알콕시글리세롤이 180mg/g 이상 함유되어 있어야 하며 바틸알코올이 확인되어야 한다.

알콕시글리세롤은 대식세포를 활성화하여 면역기능증진에 도움을 주며, 일일 섭취량은 알콕시글리세롤로서 0.6~2.7g이다. 또한 최종제품에서는 비타민 A 및 D의 함량이 일일 섭취량의 최대 함량을 넘어서는 안 되며, 반드시 비타민 A, D의 함량을 표시해야 한다.

(5) 알로에겔

알로에는 백합과Asphodelaceae 알로에속Aloe에 속하는 다년생 식물로 국내에서는 알로에 베라, 알로에 아보레센스, 알로에 사포나리아 3종만이 건강기능식품으로 허용되고 있다. 알로에겔을 건강기능식품으로 사용하기 위해서는 알로에 베라 잎의 외피를 제거한 후 겔 부분을 분리하여 건조, 분말화하여 제조하거나, 알로에 베라 잎의 겔 부분만을 분리하도록 분쇄, 여과하거나 착즙 또는 분쇄, 착즙한 후 농축하거나 농축한 것을 건조, 분말화하여 제조해야 한다. 또한 기능지표성분인 총다당체를 30mg/g 이상 함유하도록 제조해야 한다.

면역력이 저하된 마우스를 이용한 동물실험에서, 알로에겔 추출물을 투여한 결과 식세포작용과 세포성면역기능이 회복되는 것을 확인하였다. 또한 알로에겔로부터 분리한 에이스만난acemannan은 항 바이러스 활성과 함께 IL-6, TNF-α 생성, 대식세포의 NO 생성을 촉진시키는 것을 확인하였다.

알로에겔의 기능성 내용은 '피부 건강, 장 건강, 면역력 증진에 도움을 줄 수 있음'이며, 일일 섭취량은 총다당체 함량으로서 100~420mg이다.

2) 개별인정형 원료

(1) 게르마늄 효모

게르마늄 효모는 효모Saccharomyces cerevisiae를 종균배양한 후 무기게르마늄Ge02을 넣고 배양하여 제조한 것이다.

게르마늄 효모의 면역기능증진 기능성을 시험관 내 시험 및 동물실험을 통해 확인하였다. 시험관 내 시험에서는 게르마늄 효모가 대식세포의 활성을 증가시키는 것을 확인하였고 동물실험에서는 게르마늄 효모가 대식세포, B-세포, NK-세포의 활성을 증가시키는 것을 확인하였다. 또한 식세포작용, 주화성, 부착성, 로제트rosette 형성능을 증가시키고 NO 및 TNF-α 생성능을 증가시키는 것을 통해 면역기능증진에 도움을 줄 수 있음을 확인하였다.

게르마늄 효모의 기능성 내용은 '면역기능증진에 도움을 줄 수 있으나 인체에서의 확인이 필요함'이다. 일일 섭취량은 게란티 바이오 게르마늄 효모로서 1.2g이다.

(2) 금사상황버섯

금사상황버섯을 건강기능식품으로 사용하기 위해서는 3~4년생 건조 상황버섯을 3mm 이하로 분쇄하여 버섯 함량의 약 10배수의 물을 투입한 다음 110℃에서 96~100시간 정도 추출하여 고압을 통해 압착 여과한 후 건조75~80 ℃, 열풍건조 · 분쇄하여 제조해야 한다. 또한 기능지표성분인 β-글루칸을 87~162mg/g 함유하도록 제조해야 한다.

금사상황버섯은 면역력이 저하된 동물에서, IFN-γ, 림프구의 수 등 Th-1 계열의 면역지표는 증가시키고, IL-4, IL-10 등 Th-2 계열의 면역지표는 감소시키는 것을 확인하였다. 또한 건강한 성인을 대상으로 진행한 인체적용시험에서는 NK-세포의 활성과 IFN-γ 생성능을 증가시켜 면역기능증진에 도움을 줄 수 있음을 확인하였다.

금사상황버섯의 기능성 내용은 '면역기능 개선에 도움을 줄 수 있음'이다. 일일 섭취량은 금사상황버섯으로서 3.3g이다.

(3) 당귀혼합 추출물

당귀혼합 추출물을 건강기능식품으로 사용하기 위해서는 당귀뿌리, 천궁뿌리, 백작약뿌리를 동량을 넣고 정제수를 첨가하여 중탕한 후, 여과하고 농축한 원료와 이렇게 제조된 원료에 주정을 첨가하여 정치시켜 조다당체를 회수한 것과 배합하여 제조해야 한다. 또한, 기능지표성분은 조다당crude polysaccharides 30~50%, 노다케닌nodakenin 0.1~0.4%, 파에오니플로린paeoniflorin 0.8~1.5%, 클로로젠산chlorogenic acid 0.08~0.2%가 포함되도록 제조해야 한다.

시험관 내 시험에서 당귀혼합 추출물이 림프구 활성을 증가시키는 것을 확인하였다. 면역 결핍 모델을 사용한 동물실험에서 당귀혼합 추출물 투여 시 백혈구 및 림프구의 수, NK-세포 활성, IFN-γ 생성능이 증가하였다. 또한, 면역기능이 감소된 사람을 대상으로 진행한 인체적용시험에서도 NK-세포 활성 및 IFN-γ 생성능의 증가를 통해 면역기능증진에 도움을 줄 수 있음을 확인하였다.

당귀혼합 추출물의 기능성 내용은 '면역기능 개선에 도움을 줄 수 있음'이다. 일일 섭취량은 당귀혼합 추출물로서 20~40g이다.

(4) L-글루타민

L-글루타민을 건강기능식품으로 사용하기 위해서는 액상포도당, 대두박분해물, 염화암모늄, 황산암모늄, 제일인산칼륨, 제이인산칼륨 수용액을 코리네박테리움 글루타미쿰corynebacterium glutamicum으로 발효시켜 제조해야 한다. 또한, 기능지표성분인 L-글루타민의 함량이 985mg/g 이상이 되도록 제조해야 한다.

시험관 내 시험에서 L-글루타민이 면역세포를 증식시키는 것을 확인하였다. 조정이나 마라톤 등 과도한 운동을 오래 지속하면 L-글루타민이 감소되어 면역기능이 저하된다고 알려져 있다. L-글루타민은 필수아미노산은 아니지만 감염과 같은 염증이나 부상, 에너지 소모가 심한 경우 L-글루타민이 소모되고 따라서 면역 저하가 현저하게 나타난다. 실제 마라톤, 조정 선수들을 대상으로 진행한 인체적용시험에서 운동 직후 L-글루타민을 섭취하였을 때 림프구의 수가 증가하고, 감염의 빈도가 감소하는 것을 확인하였다.

L-글루타민의 기능성 내용은 '과도한 운동 후의 L-글루타민 보충은 신체 저항능력 향상에 도움이 될 수 있음'이다. 일일 섭취량은 L-글루타민으로서 3~5g이다. L-글루타민은 메토트렉세이트methotrexate, 항경련제anticonvulsants, 락툴로스lactulose의 효과를 경감시킬 우려가 있다. MSG에 민감한 사람, 심장 및 간질환이 있는 환자는 섭취에 주의해야 하며, 임산부, 수유부는 의사의 처방 없이는 섭취를 삼가야 한다.

(5) 표고버섯균사체

표고버섯균사체를 건강기능식품으로 사용하기 위해서는 표고버섯Lentinus edodes균사체를 배양한 액에 α-아밀레이스, 펙티네이스, 프로테이스를 처리한 후 원심분리하고 상층액을 농축하여 살균, 동결건조하여 제조해야 한다. 또한 기능지표성분인 α-1,4 글루칸을 200~370mg/g 함유하도록 제조해야 한다.

동물실험에서 표고버섯균사체는 인플루엔자 A H1N1, PR8 감염에 대한 저항력을 높여 생존율을 향상시키고, 비장이나 폐에서의 NK-세포 활성을 증가시키는 것을 확인하였다. 또한 체내에 들어온 바이러스를 빠르게 제거하는 것을 확인하였다.

표고버섯균사체의 기능성 내용은 '면역기능증진에 도움을 줄 수 있음'이다. 일일 섭취량은 표고균사체로서 1.8~3.6g이다.

4. 과민면역반응 완화 기능성원료

1) 개별인정형 원료

(1) 엔테로코커스 패칼리스 가열처리건조분말

엔테로코커스 패칼리스*Enterococcus faecalis*, FK-23 가열처리건조분말을 건강기능식품으로 사용하기 위해서는 FK-23을 사전배양한 후 37℃에서 10시간 이상 본배양을 하여 정제 및 세척하고 효소 처리하여 제조해야 하며, 기능지표성분은 박센산vaccenic acid이다.

엔테로코커스 패칼리스FK-23 가열처리건조분말의 과민면역반응 완화기작은 Th-2 매개면역을 Th-1 매개면역 방향으로 전환시키는 것이 알려져 있다. 실제 동물실험에서 알레르기가 유발된 마우스에 FK-23을 투여하였을 때 호산구가 감소하고 IgG2a가 증가하며 이에 따라 IgE/IgG2a의 비율이 감소하는 것을 확인하였다. 50세의 알레르기성 비염을 가진 환자를 대상으로 한 인체적용시험에서 1g의 FK-23을 28일 동안 섭취했을 때 말초혈 호산구가 감소하고, 코막힘 증상이 개선되는 것을 확인하였으며, Th-2 매개면역은 감소하고, Th-1 매개면역은 증가함으로써 알레르기성 비염 증상이 완화되는 것을 확인하였다.

엔테로코커스 패칼리스FK-23 가열처리건조분말의 기능성 내용은 '꽃가루에 의해 나타나는 코막힘의 개선에 도움을 줄 수 있음'이다. 일일 섭취량은 엔테로코커스 패칼리스 효소 및 가열처리분말로서 1g이다.

(2) 다래 추출물

다래 추출물은 식용다래*Actinidia arguta*의 열수 추출물로 기능지표성분은 퀸산quinic acid과 시트르산citric acid이다.

동물실험과 인체적용시험을 통해 과민면역반응 완화효과를 확인하였다. 아토피 피부염 동물 모델에서 IgE, IL-4, IL-5 등 Th-2 계열의 면역지표를 선택적으로 억제하는 것을 확인하였다. 혈중 IgE 농도가 300IU/mL 이상인 사람을 대상으로 한 인체적용시험에서 다래 추출물을 8주간 1일 2회, 1회 2정식 투여한 결과 혈중 호산구의 수와 총 IgE, 호산구 단백질인 ECP, 에오탁신eotaxin 농도가 감소하는 것을 확인하였다.

다래 추출물의 기능성 내용은 '면역과민반응 개선에 도움을 줄 수 있음'이다. 일일 섭취량은 다래 추출물로서 2g, 액상 다래 추출물로서 1.4~1.7g이다.

표 8-3 면역기능조절에 도움을 주는 기능성원료 현황(2018년 12월 기준)

구분	고시형	개별인정형
면역력 증진	인삼, 홍삼, 클로렐라, 알콕시글리세롤 함유 상어간유, 알로에겔, 상황버섯 추출물	L-글루타민, 게르마늄효모, 금사상황버섯, 엔테로코커스 패칼리스 가열처리 건조분말, 당귀혼합 추출물, 동충하초 주정 추출물, 스피루리나, 표고버섯균사체, 청국장균배양정제물(폴리감마글루탐산칼륨), 효모베타글루칸, 인삼다당체 추출물
과민면역반응 완화	-	엔테로코커스 패칼리스 가열처리 건조분말, 구아바잎 추출물 등 복합물, 다래 추출물, 소엽 추출물, 피카오프레토분말 등 복합물, 합성 PLAG

CHAPTER 9

뼈 및 관절 건강

1. 뼈 및 관절 | 2. 뼈 및 관절질환 | 3. 기능성평가 | 4. 기능성평가 모델 | 5. 기능성원료

1. 뼈 및 관절

뼈 및 관절건강에 대한 기능성은 '뼈의 분해와 재형성의 균형을 통한 뼈의 기능 유지'와 '뼈 및 관절 구성성분의 공급', '관절 연골의 염증반응 개선' 등을 통해 뼈 및 관절 기능을 유지 또는 개선시키는 것을 의미한다.

1) 골격의 구조

뼈는 기본적으로 신체구조를 지지하고, 체내 장기 보호, 혈구 형성작용, 무기질 저장소 등의 역할을 담당한다. 뼈는 외견상 단단한 조직으로 보이기 때문에 영구적이고 비활성 조직으로 생각하기 쉽지만, 성장이 종료된 후에도 지속적인 골생성과 용해를 통해 끊임없이 골 대사가 일어나는 조직이다.

뼈는 세포와 기질로 구성되어 있다그림 9-1. 뼈의 세포는 조골세포, 파골세포, 골세포가 있으며, 뼈의 기질은 콜라겐 등의 유기질 성분과, 무기질 성분으로 구별된다.

골 세포 중 조골세포osteoblast는 골 형성세포로서 골 기질의 90%를 차지하며 콜라겐과 당단백질을 합성한다. 파골세포osteoclast는 골 흡수bone resorption에 관여하며, 골세포osteocyte는 골 세포 중 가장 보편적인 형태로서 뼈를 구성하는 세포이다. 골 대사과정에서 파골세포에 의한 뼈의 흡수가 먼저 일어나고, 그 다음 조골세포에 의해 새로운 뼈가 형성된다. 성인의 경우 뼈의 질량을 일정하게 유지하기 위해서는 흡수와 형성의 균형이 잘 맞아야 한다.

뼈의 기질matrix은 뼈의 석회화에 주요한 역할을 하며, 콜라겐이 90% 이상을 차지하고, 그 외 당단백질, 골유도 단백질, 프로테오글리칸proteoglycan 등의 비콜라겐물질로 구성되어 있다. 특히, 골 유도 단백질 중 γ-카복시글루탐산GLA을 함유한 오스테오칼신osteocalcin은 최근 골 생성에 중요한 역할을 하고 있는 것으로 알려져 있고, 비타민 D는 오스테오칼신 합성을 촉진하며 비타민 K는 오스테오칼신 구성물인 GLA 합성에 필수요소이므로 칼슘과의 결합능력을 증가시킨다.

관절은 2개 이상의 뼈가 서로 맞닿아 연결되어 있는 것으로, 관절을 이루는 뼈들의

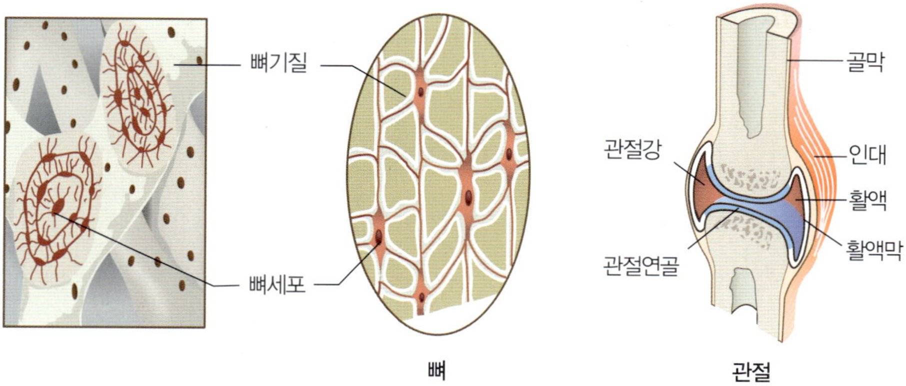

그림 9-1 뼈 및 관절 구조

끝은 연골로 덮여 있으며, 인대, 관절강, 활액 등으로 구성되어 있다. 관절연골은 주로 콜라겐과 프로테오글리칸으로 구성되어 탄력성을 가지며, 외부의 물리적인 충격에 견딜 수 있도록 구성되어 있다. 콜라겐은 프로테오글리칸을 고정시키는 작용을 하며, 프로테오글리칸은 다당류 사슬로 단백질과 공유결합되어 있다. 연골의 프로테오글리칸은 콘드로이틴황산염, 황산케라탄, 황산데르마탄 등의 형태로 대부분 존재한다.

(1) 골격 대사조절(뼈 재형성)

파골세포에 의한 뼈의 흡수와 조골세포에 의한 뼈의 형성과정은 일생 동안 지속된다. 노화된 뼈세포가 파골세포에 의해 파괴되고, 다시 조골세포에 의해 만들어지는 과정을 뼈의 재형성bone remodeling이라고 한다그림 9-2. 뼈 재형성 시 파골세포에 의해 뼈가 분해되는 데에는 2~3주일이 걸리나, 조골세포에 의한 뼈 형성은 3개월 이상 걸리는 것이 특징이다. 뼈 재형성과정은 먼저 파골세포가 유입되어 골격에서 무기질을 방출하고 손상된 뼈의 미세한 부위를 제거한다. 그 후 조골세포가 유입되고, 조골세포에 의해 새로운 뼈세포가 생성된다.

뼈의 재형성은 주로 부갑상선호르몬parathyroid hormone, PTH과 여성호르몬에 의해 조절된다. 특히, 여성호르몬 결핍 시 파골세포작용이 조골세포작용보다 커지면서 골격의 양이 감소된다. 이것은 폐경 전후 골다공증을 유도하는 원인이 된다.

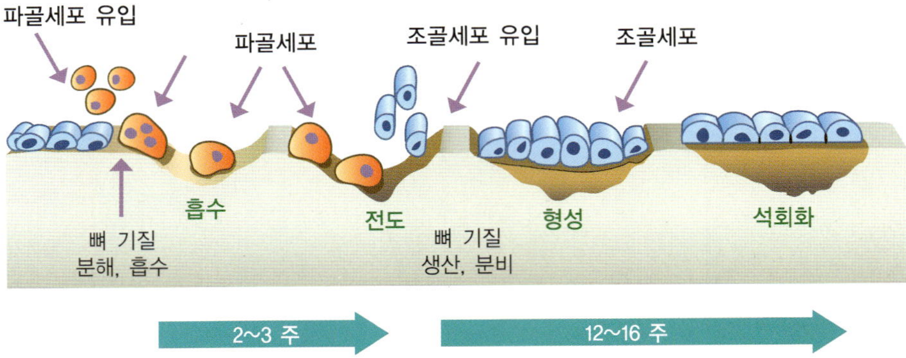

그림 9-2 뼈 재형성과정

(2) 혈중 칼슘 농도의 조절

정상적인 골질량을 유지하기 위해 가장 중요한 요인은 혈중 칼슘 농도를 정상적으로 유지하는 것이다그림 9-3. 혈중 칼슘 농도는 대략 9~11mg/dL로 일정하게 유지되며, 혈중 칼슘 항상성에 관여하는 주요 인자는 부갑상선호르몬, 비타민 Dcholecalciferol, 칼시토닌calcitonin 등이다. 부갑상선호르몬은 혈중 칼슘 수준이 저하될 때 부갑상선에서 분비되며, 뼈의 칼슘을 용출시키고, 신장에서의 칼슘 재흡수를 촉진시킨다. 비타민 D는 혈중 칼슘 수준 저하 시 간과 신장을 통해 활성형인 $1,25(OH)_2D_3$로 전환되고, 활성 형태는 소장점막에서 칼슘결합단백질을 합성하여 칼슘 흡수를 증진시킨다. 칼시토닌은 혈중 칼슘 수준이 증가하였을 때 갑상선에서 분비되는 호르몬으로 뼈의 칼슘 침착을 증가시키고, 신장 칼슘 재흡수 및 소장 칼슘 흡수를 감소시킨다. 이 호르몬들의 생성 또는 대사가 비정상적인 경우 성장기 뼈의 성장, 형성, 뼈구조와 무기질화 유지가 어렵게 된다.

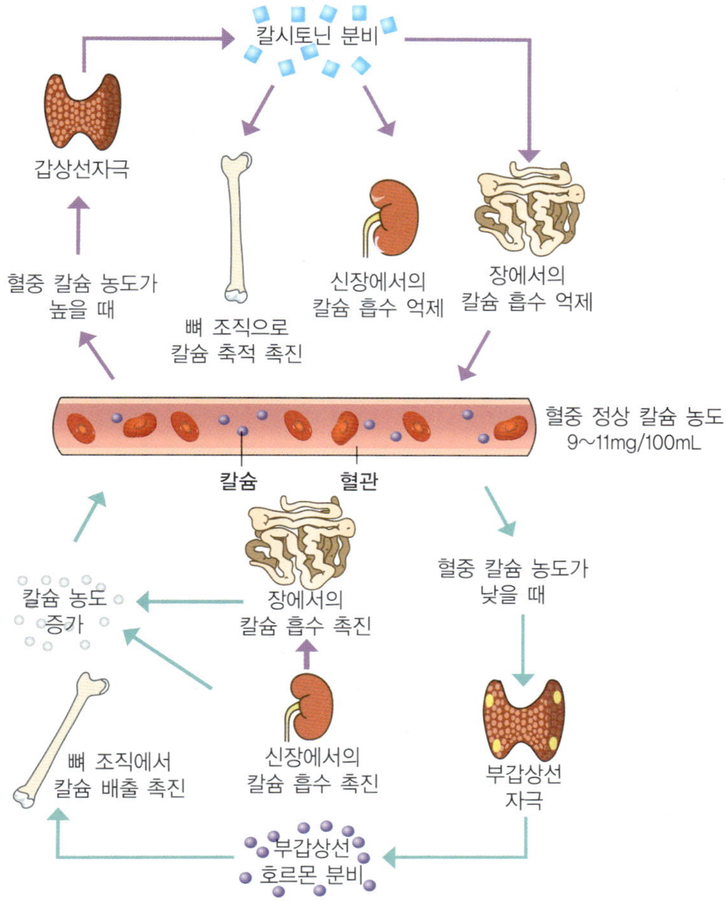

그림 9-3 혈중 칼슘 농도의 조절

(3) 관절 건강

연골은 노화에 따라 연골이 소실되고 관절이 변형되면서 관절의 퇴행성 변화가 나타난다. 퇴행성 변화는 주로 관절 염증반응이 유도되며, 연골 손상을 유발하게 되어 연골 아래의 뼈에 이상이 생기게 된다.

관절의 염증반응은 염증 유발 사이토카인cytokine과 사이토카인을 생성하는 대식세포의 수가 증가하여 유도된다. 만성염증은 관절의 주요 부위인 활액막과 연골에 영향을 미친다. 질환 초기에는 주로 활액막의 염증반응을 유도하고, 활액막에서의 염증반응은 활액막 조직 두께를 두껍게 하며, 혈관신생 및 혈관 투과성을 증가시켜 관절강 내 액체량이 증가하게 되어 부종을 유발한다.

만성염증은 관절 내 프로테오글리칸 합성을 감소시키고, 연골기질분해물질matrix metalloproteinase, MMP의 과도한 합성과 활성을 유도하여 연골세포를 분해시킨다. 연골 손상이 지속되면, 관절 불안정성과 관절기능이 소실된다.

2. 뼈 및 관절질환

1) 뼈질환

골격 대사장애의 대표적인 질환인 골다공증osteoporosis은 조골세포의 활성에 비해 파골세포의 활성 간의 불균형으로 골질량이 감소하는 골격질환이다. 골다공증 환자의 뼈조직은 골량의 감소와 골의 질 감소로 인해 뼈조직의 구조가 치밀하지 못하고 거칠며, 뼈조직 사이에 작은 구멍이 생기면서 골절의 위험이 높아진다.

골다공증으로 인한 50대 이상의 골절 발생건수는 2008년 이후 지속적으로 증가하는

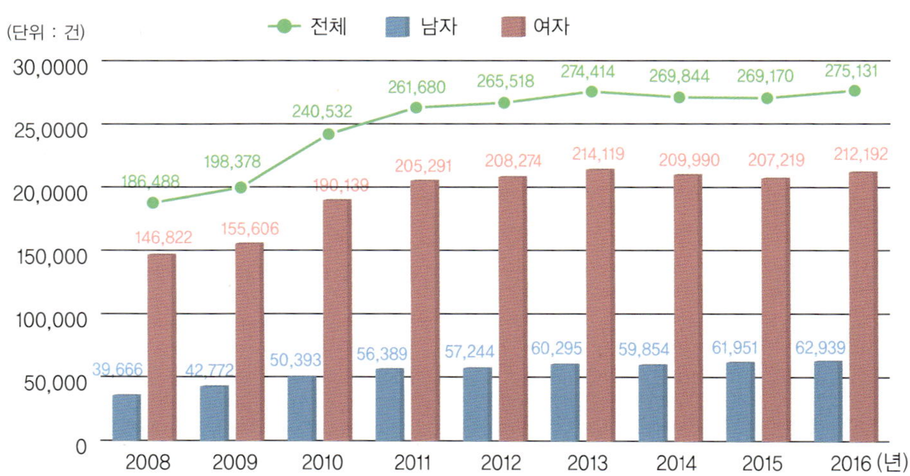

그림 9-4 골다공증 골절 발생건수(50세 이상)

양상이며그림 9-4, 50대에는 주로 손목 골절이 발생하고, 고연령으로 갈수록 고관절 및 척추 골절의 발생률이 증가한다. 고관절 및 척추 골절의 발생은 환자의 거동을 불편하게 하며, 환자 및 가족의 사회·경제적 손실에 영향을 미치고 추후 사망률을 높이는 요인이 된다.

2) 관절질환

관절질환은 정상적인 골격구조의 소실과 연골의 손상으로 통증을 유발하고, 일상생활의 장애를 초래한다. 더불어 우울감, 무력감 및 소외감 등의 정신적인 문제를 야기하게 되어 사회·경제적인 부담이 심각한 질환이다. 관절질환의 대표적인 골관절염은 지속적으로 유병률이 증가하고 있으며, 국내 50세 이상 성인의 골관절염 유병률은 전체 12.5%로 보고된다. 성별에 따른 차이가 크며 남성보다 여성의 골관절염 유병률이 3.7배 높다(2010~2013 국민건강영양조사). 연령이 증가할수록 골관절염 유병률이 증가하며, 70대 이상 연령층에서는 50대 유병률보다 5배 이상 높다.

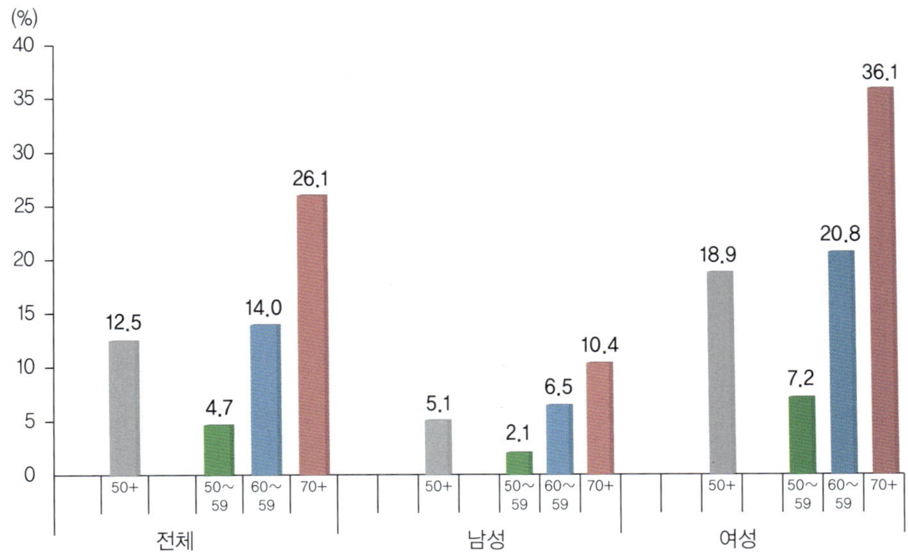

그림 9-5 골관절염 유병률(50세 이상)

3. 기능성평가

1) 뼈 건강

뼈 건강 기능성평가에 대한 바이오마커는 골흡수와 골형성의 균형 유지, 칼슘 대사 및 호르몬 분비, 골절 위험, 소장의 칼슘 흡수 증가 등이 있다.

(1) 골 흡수

① DPD, PYD

DPDUrinary deoxypyridinoline와 PYDpyridinoline는 골 흡수 시, 콜라겐 분해에 의해 혈중으로 방출되어 체내에서는 거의 대사되지 않고 소변으로 배설된다. 소변 중에 포함된 양은 식이에 거의 영향을 받지 않아 골 흡수 지표로 특이성이 높다.

② 혈청 타르타르산염 저항성 산성인산분해효소

활성화된 파골세포는 각종 효소를 분비하여 골 흡수를 일으키는데, 효소 중 산성인산분해효소acid phosphatase가 있다. 산성인산분해효소는 파골세포 이외에 전립선, 혈소판, 적혈구, 비장 등에 존재하는 리보솜 효소로 파골세포에 존재하는 효소인 L-타르타르산염에 저항성이 있어 혈청 타르타르산염 저항성 산성인산분해효소tartrate-resistant acid phosphatase, TRACP라 한다.

③ 콜라겐 교차 결합 텔로펩티드

골 흡수 시 콜라겐 분자의 N-말단부와 C-말단부의 짧은 부분이 파골세포에 의해 분해되어 혈액 내로 방출된다. 짧은 절편 부위는 PYD나 DPD와 결합하여 텔로펩티드telopeptide를 형성한다. 교차 결합 텔로펩티드Cross-linked telopeptide는 골 흡수에 특이성이 높으며 N-텔로펩티드NTX와 C-텔로펩티드CTX가 있다.

(2) 골형성 지표

① 혈중 오스테오칼신

오스테오칼신은 뼈와 상아질에 특이성을 가지는 단백질로 조골세포에서 만들어지기 때문에 조골세포의 활동력을 알 수 있어 골 형성 정도를 반영해주는 좋은 단일지표이다.

② 1형 프로콜라겐 펩티드

1형 콜라겐은 전구물질인 프로콜라겐으로 분비된 후, 콜라겐이 되기 위해 단백질 분해효소에 의해 C-말단기와 N-말단기가 절단되면서 1형 프로콜라겐 펩티드Type 1 procollagen peptide가 생성되며 이는 골 형성 표지자로 사용될 수 있다.

(3) 칼슘 대사 및 호르몬 관련 지표

① 혈중 부갑상선호르몬 분비

부갑상선호르몬은 칼슘조절 호르몬으로 골 흡수를 자극한다. 따라서 혈중 부갑상선호르몬 농도가 증가하면 골 흡수를 증가시키고 골 교체율을 증가시켜 골밀도를 저하시킨다.

② 혈중 칼시토닌

칼시토닌은 골 흡수 억제 호르몬으로 혈중 칼슘 농도가 높을 때 분비된다. 에스트로겐 농도 감소 시 칼시토닌이 감소하여, 칼슘 대사 불균형이 유도되어 골손실이 증가한다. 혈중 칼시토닌은 연령이 증가할수록, 여성의 경우에 함량이 낮다.

③ 비타민 D 수준

비타민 D는 소장에서 칼슘의 흡수를 증가시키고 신장에서 칼슘의 재흡수를 증가시킨다. 또한 뼈에서 칼슘의 용해를 증가시켜 혈장 칼슘을 증가시킨다. 그러나 비타민 D가 부족하면 소장의 칼슘 흡수가 감소하고 혈중 칼슘이 감소하며 부갑상선호르몬의 분비가 증가한다.

④ 에스트로겐

에스트로겐은 부갑상선호르몬을 억제하고 칼시토닌을 촉진하며 활성형 비타민 D 합성에 관여한다. 따라서 간접적으로 골 흡수량을 저하시킨다. 폐경 여성에서 에스트로겐 분비가 감소하여 폐경 후 골다공증의 원인이 된다.

⑤ 성장호르몬

뇌하수체전엽에서 분비되는 호르몬으로 뼈, 연골의 성장과 근육의 증가 등 성장을 촉진한다. 최대골밀도 형성과 신장결정에 중요하며 성인기 동안 골 재형성률을 결정하고 골밀도 유지에 영향을 미친다.

(4) 골밀도

골밀도는 뼈의 강도와 골절 위험을 나타내며 골밀도가 낮을수록 골절 위험이 증가한다. 골밀도의 측정은 이중 에너지 방사선측정법을 가장 널리 사용하고 있으며, 특수 X선을 이용하여 주로 척추와 대퇴골 부위를 측정한다.

표 9-1 골다공증 진단기준(세계보건기구)

진단	골밀도(T-값)
정상	-1.0 이상
골감소증	-2.5~-1.0
골다공증	-2.5 이하
심한 골다공증	-2.5 이하이면서 골절이 있는 경우

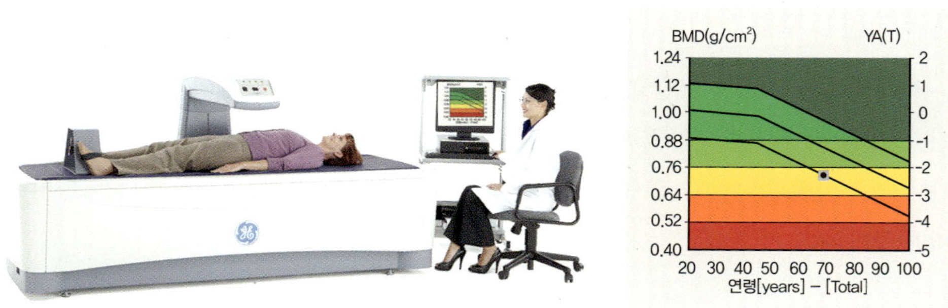

그림 9-6 이중 에너지 방사선측정기

(5) 칼슘 흡수율

칼슘은 흡수율이 낮은 영양소의 하나로 소장 칼슘의 흡수율 증가는 골다공증 예방과 관련이 있다. 시험물질 섭취 후 24~48시간 동안의 뇨를 채취하여 (섭취량 – 배설량)/섭취량×100으로 계산한다.

2) 관절 건강

관절 건강 기능성을 확인하기 위한 기전은 항염증 작용, 관절조직 및 구조 변화, 그 밖의 임상적 증상 등이 있다.

(1) 항염증 관련 지표

① 산화질소 생성 수준

염증 부위에서는 과다한 양의 산화질소nitric oxide, NO가 발생하여 세포 조직의 괴사를 촉진한다. 산화질소 합성효소inducible nitric oxide synthase, iNOS는 외부자극에 반응하여 생체를 방어하려는 목적으로 단시간에 과량의 산화질소를 생성하지만, 관절질환 시 산화질소가 과잉 분비되어 세포괴사, 통증 등의 2차적인 부작용을 일으키므로 산화질소 합성효소 및 산화질소의 억제는 골관절염 치료에 중요하다.

② 사이클로옥시게네이스 활성 및 PGE2 합성 수준

아라키돈산은 체내 효소에 따라 다양한 아이코사노이드eicosanoid로 변환된다. 사이클로옥시게네이스cyclooxygenase, COX-2는 아라키돈산에서 프로스타글란딘 E2 prostagladin E2, PGE2의 합성을 유도하는 효소로 염증을 유도하고 통증을 유발하는 역할을 한다. COX-2는 관절질환이 있을 때, 관절조직에서 과도한 단백질 발현을 야기하고, 활액 내의 PGE2가 증가한다. 따라서 PGE2의 농도 감소는 골관절염 기능성 평가지표로 이용할 수 있다.

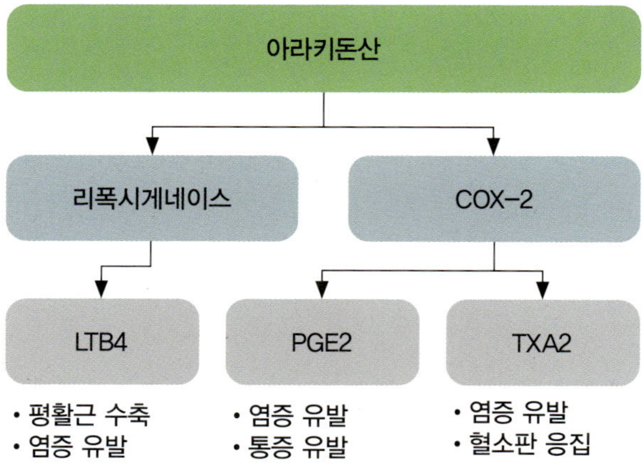

그림 9-7 아이코사노이드 합성 경로

알아보기

아이코사노이드

- 탄소 수 20개 지방산(아라키돈산, 감마 리놀렌산, EPA)에서 합성되는 생리 활성물질
- 합성에 관여하는 효소는 리폭시게네이스(lipoxygenase), 사이클로옥시게네이스(cyclooxygenase) 등이 있음
- 사이클로옥시게네이스 관여 시 프로스타글란딘, 크롬복산 등의 생성을 유도함
- 리폭시게네이스 관여 시 류코트리엔 등을 유도함

③ 류코트리엔 활성

류코트리엔leukotriene B4, LTB4은 리폭시게네이스의 대사산물로 면역세포에서 염증반응을 유발하며 염증성 세포의 활성에 관여한다.

④ 염증성 사이토카인 생성 수준

염증성 사이토카인은 COX−2 및 iNOS의 발현을 증가시킴으로써 염증 및 통증반응을 유발IL−6, TNF−α, IL−1β, IL−10, IL−12한다.

(2) 관절조직 및 대사물질 관련 지표

① 연골 구성성분 관련 지표

히알루론산은 연골조직의 구성성분으로 연골조직에서 분자 간의 결합을 도와 관절의 움직임과 무게에 잘 견뎌내도록 연골을 보강해주는 역할을 한다. 히알루론산 성분 감소 시 관절의 충격흡수가 줄어들고 관절이 뻣뻣해져 보행이 불편해진다. 콜라겐 역시 관절연골의 주요 구성요소에서 관절질환 시 콜라겐 파괴가 일어난다.

연골에 주로 존재하는 당단백질인 COMPcartilage oligomeric matrix protein도 연골 파괴 시 농도가 증가하게 된다.

② 연골기질분해물질-2, 9 활성

연골기질분해물질은 관절조직의 분해효소로, 염증성 사이토카인에 의해 활성이 유도된다. 연골기질분해물질 중 MMP-2 및 MMP-9이 연골조직 파괴에 관여하는 지표이다.

③ 관절조직 대사물질지표

관절질환 진행 시 연골이 파괴되고, 연골 구성성분인 프로테오글리칸이 활액 내로 침투하게 되어 활액량이 증가한다. 또한, 프로테오글리칸의 분해산물인 글리코사미노글리칸 수준도 증가된다.

(3) 임상적 증상지표

① 발, 무릎, 귀 부종 억제

동물실험에서 발, 귀 또는 무릎 부종을 유도하고 마이크로미터로 측정하여 부종 억제 정도를 평가한다.

② 관절염증 테스트

관절염증 테스트forepaw inflammation는 동물실험에서 발과 꼬리의 전반적 염증상태 및 기능성을 중심으로 평가하며 5점 척도를 사용한다. 점수가 낮을수록 관절염이 개선된 것을 의미한다.

③ 진통효과 테스트

동물실험에서 라이딩writhing 횟수등을 쭉 펴거나 뒷다리를 뻗어 제치는 현상를 관찰하는 것으로 통증 정도를 평가한다.

④ 통증평가척도

통증평가척도visual analogue scale, VAS는 통증 측정 시 널리 사용되는 도구로, 피험자에게 전반적 통증 정도를 100mm 직선에 표시하게 한 후, '통증 없음'에서 표시된 지점까지의 길이를 측정한다.

(4) 설문에 의한 통증 및 기능성 평가

다양한 설문지를 통해 통증 및 관절기능에 대한 기능성 평가를 실시한다. WOMAC Western Ontario and McMaster University osteoarthritis index, ADL Activities of Daily Living, SF-36 Short form-36 등의 설문지를 활용할 수 있으며, 일반적으로 건강과 관련된 삶의 질을 평가할 수 있도록 한다. 설문 내용에는 통증, 뻣뻣함, 일상생활 수행의 어려움, 팔의 기능, 사회적 활동, 정신적 상태 등에 관한 질문을 포함한다.

4. 기능성평가 모델

1) 세포 모델

뼈 건강 기능성평가를 위해서는 조골세포를 주로 활용하고, 관절 건강을 위한 기능성평가에서는 대식세포나 연골세포를 이용한다.

2) 동물 모델

뼈 건강 기능성평가를 위해서는 주로 골다공증 동물 모델을 사용한다. 골다공증 동물 모델은 대부분 난소적출ovariectomy 모델을 활용하며, 난소적출 동물 모델은 여성의 폐경기 이후 여성호르몬 결핍으로 인한 골 손실 모델과 유사한 증상을 나타낸다.

관절 건강 동물 모델은 약물mono-iodoacetate을 관절강에 투여하여 골관절염을 유도한 모델을 사용한다.

3) 인체적용시험 모델

(1) 뼈 건강

약물이나 에스트로겐을 복용하지 않는 폐경여성 혹은 난소절제 여성 등을 대상으로 하고, 골 대사에 영향을 미치는 질환갑상선질환, 당뇨병, 신장질환 등을 앓고 있는 경우는 배제한다.

(2) 관절 건강

노화에 의해 연골이 소실되고 관절이 변형되면서 국소적으로 퇴행성 변화가 나타나는 퇴행성 골관절염자를 대상으로 하며, 관절염 약물 복용자는 제외한다.

5. 기능성원료

1) 뼈 건강

(1) 대두 이소플라본

대두에 포함된 이소플라본은 에스트로겐과 유사한 구조를 가지고 있으며 에스트로겐 유사물질로 작용을 한다. 대두 이소플라본은 대두를 물이나 주정으로 추출하여 사용하며, 대두 이소플라본 비배당체daidzein, genistein, glycitein로서 일일 섭취량 24~27mg을 만족시키면 '뼈 건강에 도움을 줄 수 있음'으로 표기할 수 있다.

(2) 유단백추출물

락토페린은 유단백질로 주로 모유, 우유, 혈액, 점액분비물 등에 존재한다. 파골세포의 분화를 억제하고, 조골세포의 활성을 증진시킨다. 일일 섭취량은 유단백 추출물로서 40mg이다.

표 9-2 뼈 건강 기능성원료 현황(2018년 12월 기준)

고시형	개별인정형
대두 이소플라본	흑효모배양액분말, 가시오가피숙지황 복합 추출물, 유단백 추출물

2) 관절 건강

(1) 글루코사민

글루코사민은 아미노산과 당의 결합물질이며, 연골을 구성하는 필수성분이다. 글루코사민은 새우나 게와 같은 갑각류의 껍질에 존재하는 키틴성분으로부터 추출한다. 글루코사민은 프로테오글리칸의 주요 성분인 글리코사미노글리칸의 전구체로 연골의 구조에 수분을 공급하고, 연골세포의 파괴를 감소시키며, 생성을 촉진하는 역할을 돕는다. 글루코사민 황산염 또는 염산염으로서 일일 섭취량 1.5~2g을 만족시키면 '관절 건강에 도움을 줄 수 있음'으로 표기할 수 있다.

글루코사민에 아세틸기가 결합되어 있는 N-아세틸글루코사민도 글루코사민과 동일한 기능을 하며, N-아세틸글루코사민으로 일일 섭취량 0.5~1g을 만족시키면 '관절 건강에 도움을 줄 수 있음'으로 표기할 수 있다.

(2) MSM

MSMdimethylsulfone은 소나무, 참나무 등의 목재에서 자연적으로 만들어진 천연 황 화합물이며, 목재 중 리그난 성분에서 MSM을 제조할 수 있다. 연골과 콜라겐 합성의 필수 성분이며, 통증 개선을 통한 일상생활수행력을 증진시키는 역할을 한다. MSM으로 일일 섭취량 1.5~2g을 만족시키면 '관절 건강에 도움을 줄 수 있음'으로 표기할 수 있다.

(3) 초록입홍합 추출 오일

초록입홍합은 뉴질랜드에서 자생하며, 일반 홍합보다 크기가 크고, 껍데기에 초록빛을 띠고 있다. 초임계 추출을 통해 기능성원료를 추출하며, 현재 EPA, DHA, DPA, α-리놀렌산 등의 불포화지방산이 기능지표성분이다. 항염증작용을 통해 관절의 기능성과 부종 및 통증을 억제한다. 일일 섭취량은 초록입홍합 추출 오일 복합물로서 620mg이다.

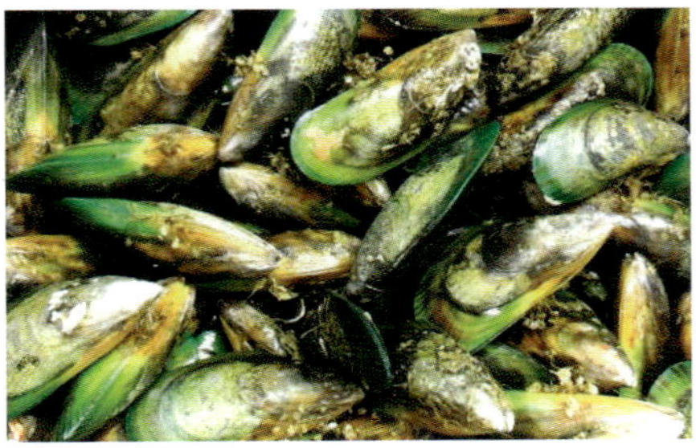

그림 9-8 초록입홍합

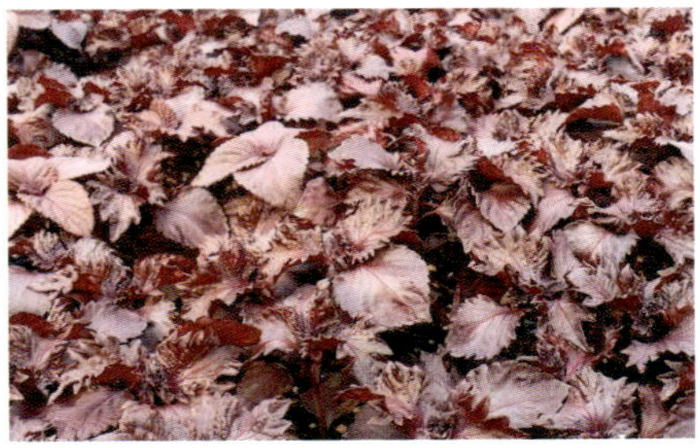

그림 9-9 차조기

(4) 차조기 등 복합 추출물

차조기 등 복합 추출물은 갈근, 인진, 차조기를 주정 추출한 복합물이다. 복합 추출물은 프로테오글리칸 분해를 저해하고, 프로스타글란딘과 산화질소 분비를 감소시키는 작용을 한다. 차조기 등 복합 추출물의 일일 섭취량은 2.4g이다.

표 9-3 관절 건강 기능성원료 현황(2018년 12월 기준)

고시형	개별인정형
글루코사민, N-아세틸글루코사민, 뮤코다당·단백, MSM	초록입홍합 추출 오일, 황금 추출물 등 복합물, 로즈힙분말, 차조기 등 복합 추출물, 지방산복합물, 호프 추출물, 비즈와스알코올, 전칠삼 추출물 등 복합물, 가시오갈피 등 복합 추출물, 강황 추출물, 보스웨리아 추출물, CMO 함유 FAC, 닭가슴연골분말, 참당귀 추출분말, 까마귀쪽나무열매주정 추출물

CHAPTER

10

인지능력 및 기억력 개선

1. 인지능력 및 기억력 | 2. 기능성평가 | 3. 기능성원료

1. 인지능력 및 기억력

뇌의 지능intelligence을 이용하여 문제를 인식하고 해결할 수 있는 방법 또는 과정을 생각해내는 능력을 인지능력cognition이라고 할 수 있으며 문제를 해결하는 방법을 생각해내기 위해서는 과거의 체험 등을 응용하게 되는데, 이때 과거의 체험을 기억해 낼 수 있는 기억력이 필요하게 된다. 기억력이란, 정신활동에 필요한 정보들을 뇌 속에 저장해 두었다가 필요할 때에 의식세계로 꺼내어 사용하는 능력을 말한다. 30세 이후부터 뇌세포는 감퇴되기 시작하며, 지속적인 스트레스, 과도한 알코올 섭취, 약물, 수면부족, 우울 등은 뇌세포의 피로를 증진시켜 기억력을 떨어뜨릴 수 있다. 또한, 고령화로 인해 자연적으로 또는 치매 등의 퇴행성질환에 의해 인지기능이 감퇴된 경우 본인의 사회활동뿐 아니라 주변인들의 생활에 많은 장애를 초래한다. 2018년 통계청이 보도한 자료에 의하면 2018년 65세 이상 인구는 738만 1,000명으로 전체 인구 중 14.3%를 차지하고, 유소년인구0~14세 인구 100명당 65세 이상 인구노령화지수는 2016년 100.1명으로 0~14세 인구를 넘어서, 2018년 110.5명, 2020년에는 434명을 돌파할 것으로 예상하고 있다. 또한, 2017년 치매 환자 수는 70만 명으로, 2050년에는 303만 명으로 4.3배 증가할 것으로 예상된다. 기억력 및 인지능력을 개선시키는 것은 다양한 뇌세포 손상물질로부터 뇌세포를 보호하고 기능을 활성화시키는 것을 의미한다. 신경세포와 정상적인 두뇌활동에 필요한 산소와 영양소를 원활하게 공급해 주고, 신경세포의 손상을 일으키는 요인을 줄이면 기억력 및 인지능력 개선에 도움을 줄 수 있다.

1) 뇌의 구조

뇌는 인지, 정서, 행동과 판단 등에 영향을 미치는 인간의 가장 중요한 신체부위 중 하나이다. 뇌는 구조상 좌우의 반구와 간뇌로 이루어져 있으며, 이는 대뇌, 소뇌, 간뇌, 뇌간중뇌, 뇌교, 연수으로 구분된다그림 10-1. 대뇌cerebrum는 기억과 판단을 관장하는 정신활동 및 감각과 수의운동의 중추로서, 대부분의 행동을 통합하고 조절하는 기능을 한다. 대뇌 표면은 수많은 주름으로 이루어져 다양한 뇌 구성세포들이 여러 층으로 구성

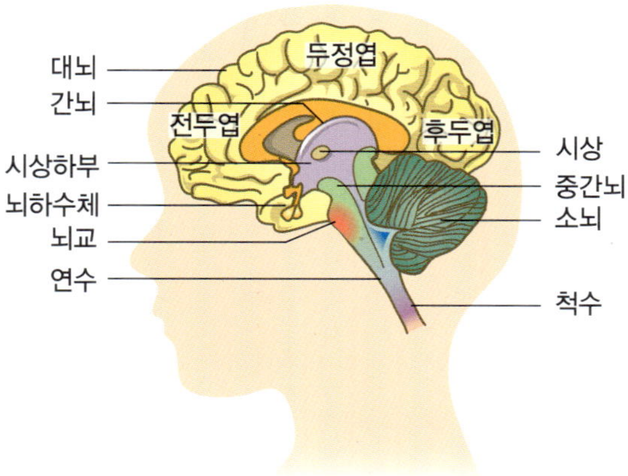

그림 10-1 뇌의 구조

되어 있고, 약 1,000억 개의 뇌세포가 있다. 해마hippocampus는 내측두엽 안에 위치하면서 다양한 기능별 뇌 부위와 복잡한 네트워크를 구성하고 변연계와 구조적으로 밀접한 관계가 있으며, 학습과 기억 형성에 중추역할을 한다. 기억 형성에 문제가 있는 노인의 경우, 일반적으로 해마가 위축되어 있으며, 신경세포의 손상 정도가 높은 것으로 알려져 있다.

2) 신경세포

뇌는 뉴런neuron이라는 신경세포와 글리아glia라는 지지세포supporting cell로 이루어져 있다. 뉴런은 신경세포에서 나오는 돌기를 지니며, 이 돌기가 한 뉴런과 다른 뉴런을 연결해 망상조직을 이루고 있다. 신경세포의 돌기 끝에는 인접한 다른 뉴런에 신경전달물질을 전달하는 역할을 하는 시냅스synapse가 있는데, 이를 통해 신호를 주고받음으로써 다양한 정보를 받아들이고, 저장하게 된다. 신경세포가 손상되면 정상적인 뇌기능을 할 수 없게 되며, 일단 손상되면 다시 재생되지 않기 때문에 신경세포를 건강하게 유지하는 것이 중요하다.

3) 신경전달물질

신경전달물질neurotransmitter은 신경세포 간의 신호를 전달해주는 매개체 역할을 하는 화학물질이다. 신경전달물질이 부족하거나, 세포가 잘 받아들이지 못할 경우 세포 사이에 신호전달이 제대로 이루어지지 않아 정상적인 뇌기능을 할 수 없게 된다. 신경전달물질의 전달과정은 그림 10-2와 같다. 인지능력 및 기억력과 관련된 가장 대표적인 신경전달물질로는 아세틸콜린acetylcholine, ACh을 들 수 있다. 아세틸콜린은 콜린 아세틸트랜스퍼레이스choline acetyltransferas, ChAT에 의해 뇌신경세포 내에서 생산되고 시냅스 간극으로 방출된 후 시냅스 후 뉴런의 아세틸콜린 수용체에 붙어 콜린성 신경전달cholinergic neurotransmission을 일으키는데, 시냅스 간극에 있는 아세틸콜린에스테레이스acetylcholinesterase, AChE에 의해 분해되어 작용을 마치게 된다. 인지능력 및 기억력 저하는 아세틸콜린에스테레이스의 증가로 더욱 심화된다.

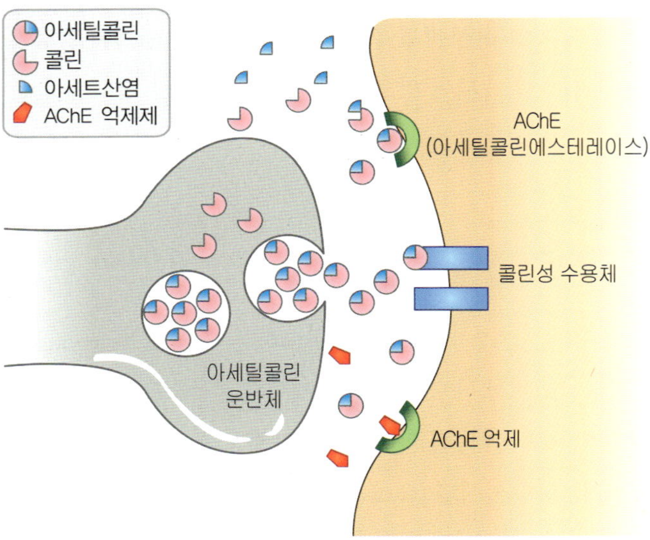

그림 10-2 아세틸콜린에스테레이스의 작용

4) 신경영양인자

신경영양인자neurotrophic factor는 신경세포의 생존과 신경전달물질의 생성 및 분비에 필수적인 물질로, NGFnerve growth factor, BDNFbrain-derived neurotrophic factor, NT-3 neurotrophin-3, NT-4neurotrophin-4가 있다. 학습, 기억, 고차원적인 사고의 중요한 역할을 담당하는 해마, 파질, 전뇌 기저부에서 활성화된다.

5) 뇌세포 손상요인

(1) β-아밀로이드 단백질 축적

β-아밀로이드 단백질amyloid protein은 아밀로이드전구단백질amyloid precursor protein, APP이 절단효소secretase에 의해 끊어져 생성된다. 절단효소는 α-, β- 및 γ-형태의 3가지 종류가 있다. 정상상태에서는 α-형태와 γ-형태가 아밀로이드전구단백질을 절단하여 용해되면서 배출이 쉬운 β-아밀로이드 단백질이 생성되지만, 알츠

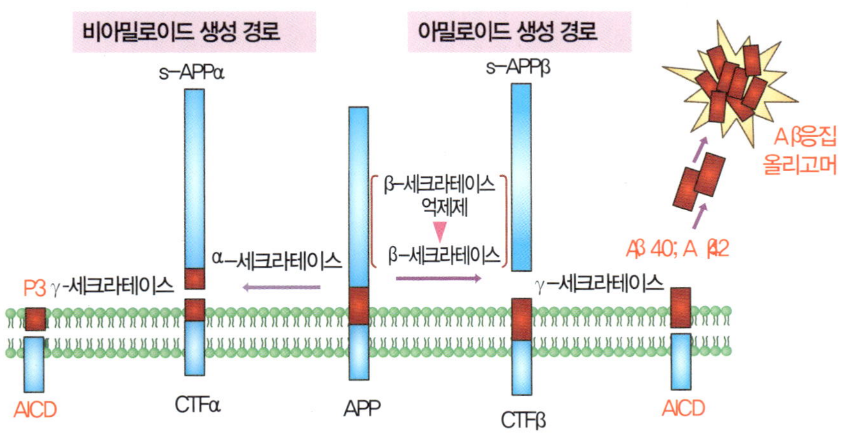

CFT(C-terminal fragment) : C-말단 조각
AICD(APP intracellular domain) : 세포 내 도메인
s-APP(souble amyloid peptide precursor) : 용해성 아밀로이드 전구체 단백질
APP(amyloid peptide precursor) : 아밀로이드 전구체 단백질

그림 10-3 β-아밀로이드 단백질의 생성

하이머병에서는 β-와 γ-형태의 절단효소에 의하여 응집성이 강한 β-아밀로이드 단백질이 생성되어 세포 내에 축적되고, 축적된 β-아밀로이드 단백질은 응집하여 노인반을 생성하고, 신경독성을 나타내서 세포를 공격하여 파괴한다그림 10-3. β-형 절단효소는 β-아밀로이드 단백질을 생성하는 데 있어 속도결정단계로서, 이 효소의 활성을 억제하는 물질은 알츠하이머병을 예방 또는 치료에 효과가 있을 것으로 기대할 수 있다.

(2) 타우단백질의 과인산화

타우단백질tau protein은 신경세포의 축색돌기에서 미세소관microtubule을 안정화시키는 역할을 한다. 타우단백질의 과인산화현상이 미세소관의 결합을 약화시키고 응집현상을 증가시킨다고 보고되고 있다. 타우단백질의 과인산화로 타우단백질이 미세소관으로부터 떨어져 미세소관의 안정성을 약화시키게 되고 이는 신경세포의 축삭이동에 이상을 가져와 퇴행을 야기시킨다. 또한, 과인산화된 타우단백질의 독성은 응집을 유발하고 결국 섬유화 형태의 엉킴으로 신경섬유매듭neurofibrilary tangle, NFT을 형성한다 그림 10-4. 이에, 최근에는 인산화억제제kinase inhibitor를 통한 타우단백질의 과인산화 억제와 타우단백질의 응집 억제가 알츠하이머병의 예방과 치료를 위한 방법으로 제안되고 있다.

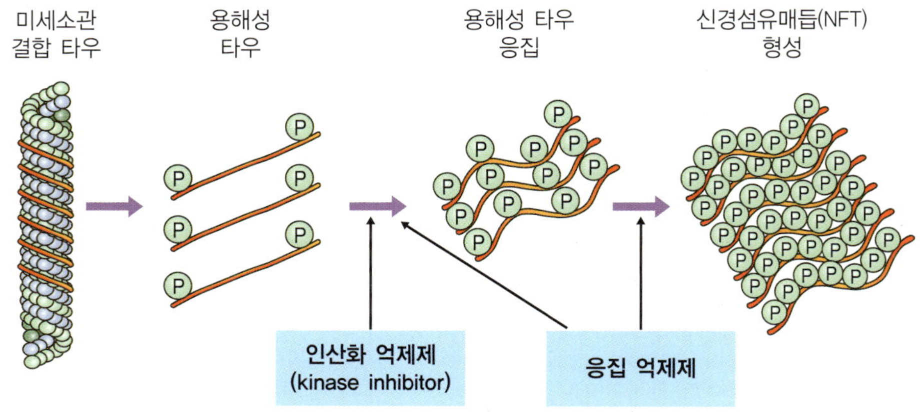

그림 10-4 타우 단백질의 생성

(3) 신경염증

신경염증은 신경조직에 염증이 생긴 것으로, 외상성 뇌손상traumatic brain injury, 감염infection, 자가면역autoimmunity 등 여러 가지 원인에 의해 발생한다. 중추신경계에서의 신경염증은 신경퇴행성질환neurodegenerative disease의 중요한 병인인 미세아교세포 microglia 및 별아교세포astrocytes의 활성화를 동반한다. 신경염증에 의하여 활성화된 별아교세포는 보체 활성제complement activators, 케모카인chemokines, 사이토카인cytokines, 유리라디칼free radical 등의 염증성 인자를 분비하여 신경세포의 괴사를 촉진하게 된다.

(4) 산화스트레스

ROS 활성산소종reactive oxygen species은 생체 내에서 영양소를 산화시켜 에너지를 만들어 내는 과정에서 형성되는데, 반응성이 강하여 세포막, DNA, 단백질 등을 공격한다. 체내에는 과잉의 활성산소를 제거하기 위해 자체적으로 항산화 방어체계를 갖추고 있으나, 이러한 항산화 방어체계가 잘 작동되지 않으면 노화 및 질병 발생위험도가 증가한다. 뇌는 글루타티온glutathione, GSH 함량이 낮은 반면 불포화지방산과 철Fe, 알루미늄Al, 구리Cu 등과 같은 금속의 함량이 높아 산화 스트레스에 손상당하기 쉬운 장기이다. 이로 인해 DNA의 붕괴, 세포막 손상, 단백질 산화, 신경세포 사멸과 관련되는 신경퇴행성 변화를 일으킬 수 있다. 특히, 알츠하이머병의 원인물질로 제시되고 있는 β-아밀로이드가 ROS 생성에도 관여하는 것으로 알려져 있고, 기억력 저하를 특징적으로 보이는 노인에서는 혈청 내 비타민 E 수준이 유의적으로 낮은 결과를 보여 주고 있다.

2. 기능성평가

인지능력 및 기억력 개선 기능성을 확인하기 위한 시험관 내 시험, 동물실험 및 인체적용시험의 바이오마커는 다음과 같다.

1) 시험관 내 시험

뇌 신경세포SH-SY5Y 등나 신경세포의 특성을 나타내는 세포PC12 등 등에 β-아밀로이드Aβ나 H_2O_2를 처리하여 세포사멸을 유발함으로써 시험물질의 뇌 신경세포 보호효과를 볼 수 있다.

(1) 뇌 신경세포 생존율

뇌 신경세포 생존율은 MTT법 등을 이용하여 측정한다. MTT법은 세포의 미토콘드리아 내 효소인 숙신산탈수소효소succinate-dehydrogenase에 의해 MTT가 포르마잔formazan으로 변하여 세포의 성장이 멈추거나 세포가 죽으면 포르마잔의 생성이 줄어들게 되는 것을 이용한 것이다.

(2) 신경염증억제

① COX-2

COX-2cyclooxygenase-2는 산화적 스트레스에 의해 과발현되는 단백질이다. COX-2는 세포 및 뇌조직에서 단백질 및 유전자 발현을 측정할 수 있다.

② NF-κB

NF-κB는 염증을 조절하는 중요한 전사인자로, 세포 및 뇌조직에서 단백질 및 mRNA 발현을 측정하거나 사람의 경우 말초혈액단핵세포에서 측정할 수 있다.

③ MAPK

MAPKmitogen-activated protein kinases는 프로테인 키네이스protein kinase로 세포 외 자극을 세포막에서 핵까지 전달하는 대표적인 신호전달경로로 알려져 있다. ERK, JNK, p38MAPK로 분류되며 세포 및 뇌조직에서 단백질 및 유전자 발현을 측정할 수 있다.

④ 산화질소와 iNOS

산화질소Nitric oxide, NO는 세포배양액 및 뇌조직 균질액에서 측정할 수 있다.

iNOSinducible nitric oxide synthase의 경우, 세포 및 뇌조직에서 단백질 및 mRNA 발현을 측정하거나 사람의 경우 말초혈액단핵세포에서 측정할 수 있다.

(3) 신경전달물질 생성 및 분비조절

① 아세틸콜린에스테레이스

아세틸콜린에스테레이스acetylcholinesterase, AChE의 활성 저해효과 측정실험은 아세틸콜린을 기질로 사용하며 아세틸콜린에스테레이스에 의해 생성되는 thiocholine을 DTNB와 반응시켜 그 결과 생성된 5-thio-2-nitrobenzoate를 분광광도계를 이용하여 흡광도 변화를 측정한다.

② 부틸콜린에스테레이스

부틸콜린에스테라아제butylcholinesterase, BuChE의 활성 저해효과 측정실험은 부틸아세틸콜린butyrylthiocholine을 기질로 사용하여 부틸콜린에스테레이스에 의해 생성되는 thiocholine을 DTNB와 반응시켜 그 결과 생성되는 5-thio-2-nitrobenzoate를 분광광도계를 이용하여 흡광도 변화를 측정한다.

(4) 산화스트레스 억제

① 활성산소종

대표적인 활성산소종reactive oxygen species, ROS 측정방법으로는 세포 내 하이드록실hydroxyl과 페록실peroxyl 그리고 기타 활성산소종의 활성을 측정할 수 있는 2′,7′-디클로로플루오레세인 이아세트산염2′,7′-dichlorofluorescin diacetate, DCF-DA 형광 염색제를 이용한 방법이 있다. DCF-DA가 세포의 에스테레이스를 통해 디아세틸화되면, 그것이 활성산소종에 의해 산화되어 2′,7′-디클로로플루오레세인DCF이 되고, 이것이 형광을 띠게 된다. 따라서 활성산소종이 많이 생성될수록 형광이 강해진다.

② 항산화효소

SODsuperoxide dismutase, GSH-Px/CAT는 초과산화이온을 산소와 과산화수소로 바꾸

어 줌으로써 독성으로부터 세포를 방어한다. GSH-Pxglutathione peroxidase는 과산화수소를 환원시켜 물을 만드는 반응을 촉매함으로써, CATcatalase는 과산화수소를 물과 산소로 분해하여 세포 내에서의 과산화수소의 축적을 방지하도록 도와준다. 이들 항산화 효소의 활성은 상용화된 키트를 이용하여 자외선분광기로 측정한다.

2) 동물실험

(1) 행동실험

① 수동회피시험

수동회피시험passive avoidance test은 실험동물의 학습 및 기억능력을 검사하기 위해서 실시하는 행동실험으로 쥐가 어두운 곳으로 이동하려는 습성을 이용한다그림 10-5. 실험동물을 주변 환경을 인식할 수 있는 방에 위치시키고 혐오자극예 : 전기쇼크을 가한 뒤 실험동물이 그곳에 가지 않음으로써 그 상황을 기억했음을 확인하는 시험방법이다. 동물이 싫어하는 밝은 곳에서 어두운 곳으로 들어갔을 때 전기충격을 경험한 기억을 잘 형성하면 기억검사시행에서는 어두운 곳으로 들어가지 않고 밝은 곳에서 오래 머물게 된다.

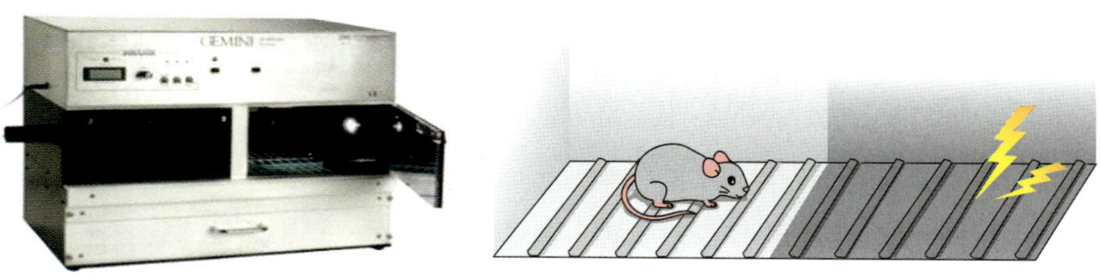

그림 10-5 수동회피시험

② 모리스 수중미로시험

모리스 수중미로시험morris water maze test은 실험동물의 공간학습능력과 그에 대한 기억능력을 검사하기 위해서 실시하는 행동실험으로, 인지기능 평가를 위해서 가장 많이 이용되는 방법이다그림 10-6. 실험동물을 수조 안에 놓아두었을 때 도피대의 위치와 그 위치를 기억하도록 세워둔 지표공간단서들을 기억하고 도피대에 얼마나 빨리 올라가는지 그 시간을 측정한다. 정상적인 공간학습능력이나 기억력을 가진 실험동물의 경우, 학습 후에는 학습 전보다 더 빠른 시간 안에 짧은 거리를 통해 도피대에 도착할 수 있다.

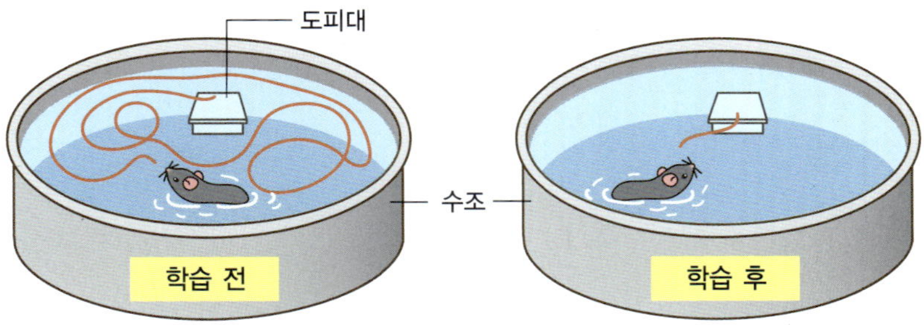

그림 10-6 모리스 수중미로시험

③ 팔방미로시험

팔방미로시험radial arm maze test은 실험동물의 학습 및 인지능력을 측정할 수 있는 행동실험이다. 실험동물은 중앙에 있는 출발상자에서 8개의 통로를 자유롭게 선택하여 들어간다그림 10-7. 통로 끝에는 보상물이 있다. 실험동물은 공간 단서를 이용하여 선택

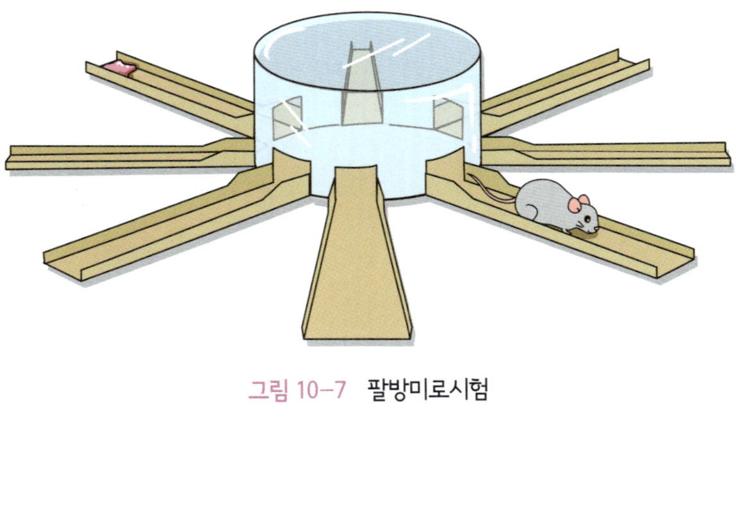

그림 10-7 팔방미로시험

하지 않았던 새로운 통로로 들어갈 때에만 보상을 받는 것으로, 통로를 모두 방문한 시간이나 획득한 보상물의 수를 측정하여 동물의 공간기억능력을 측정하게 된다.

④ 반스미로시험

반스미로시험barnes maze test은 실험동물의 기억력 평가를 위한 행동시험이다. 처음 목적지를 찾을 때까지의 시간을 초 단위로 측정하여 얼마나 빨리 목적지 위치를 기억하고 찾아가는지를 관찰하는 실험방법이다그림 10-8. 정상동물은 학습에 의해 점점 목적지를 찾는 시간이 감소한다.

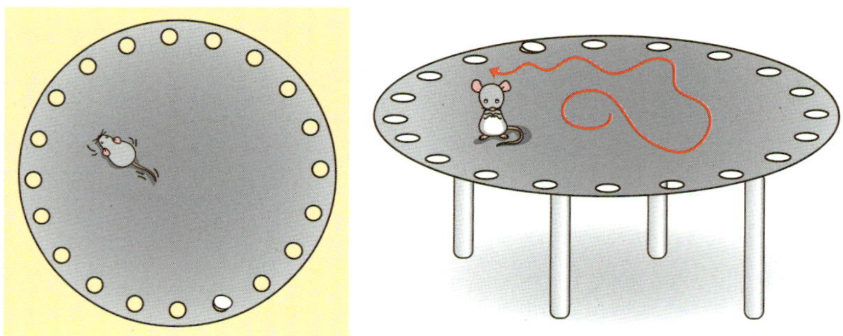

그림 10-8 반스미로시험

⑤ 신물질 탐색시험

신물질 탐색시험novel object recognition test은 쥐의 기본적인 특성 중 새로운 물체에 대한 탐색과 호기심이 많은 특성을 이용하여 실험동물의 기억능력을 측정하는 행동실험

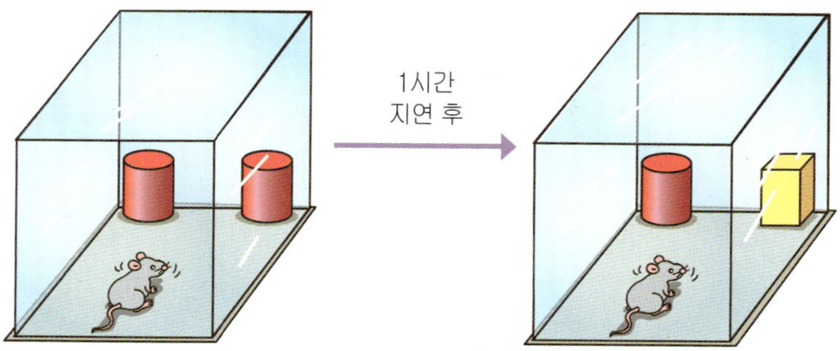

그림 10-9 신물질 탐색시험

이다. 실험동물을 두 개의 동일한 물체가 담긴 불투명 박스에 배치하고 물체 탐색 소요 시간을 측정한다그림 10-9. 그런 다음 물체 중 하나는 새로운 물체로 대체하고 다시 각 물체를 탐색하는 데 소요되는 시간을 측정한다. 결과는 기억지수memory index = 새로운 물체 탐색시간/전체 물체 탐색시간로 나타내는데, 낮은 기억지수는 새로운 물체를 인식하는 능력이 손상되었음을 의미한다.

(2) 신경전달물질 생성 및 분비조절

① 아세틸콜린

아세틸콜린acetylcholine은 시험물질을 섭취한 실험동물의 조직을 이용하여 미세투석법, 어세이 키트assay kit 등을 통해 측정한다.

② 아세틸콜린에스테레이스

아세틸콜린에스테레이스acetylcholinesterase, AChE의 활성 저해효과 측정실험은 실험동물의 대뇌피질과 해마를 적출한 후, 균질화 및 원심분리를 거쳐 분리된 상층액을 이용하여 측정한다. 아세틸콜린을 기질로 하여 생성되는 thiocholine을 DTNB와 반응시켜 그 결과 생성된 5-thio-2-nitrobenzoate를 분광광도계를 이용하여 흡광도 변화를 측정한다.

③ 콜린 아세틸트랜스퍼레이스

콜린 아세틸트랜스퍼레이스choline acetyltransferase, ChAT는 콜린choline과 아세틸 보효소A acetyl-CoA가 아세틸콜린과 보효소ACoA로 변환하는 반응을 촉매하는 효소이다. 알츠하이머병 환자에게서는 측두엽의 신피질, 편도 등의 부위에서 약 50~90% 정도 감소한다고 알려져 있다. 콜린 아세틸트랜스퍼레이스는 시험물질을 섭취한 실험동물의 대뇌피질과 해마를 분리한 후 단백질 전기영동법 등을 이용하여 측정한다.

④ 부틸콜린에스테레이스

부틸콜린에스테레이스butylcholinesterase, BuChE의 활성 저해효과 측정실험은 실험동물의 대뇌피질과 해마를 적출한 후, 균질화 및 원심분리를 거쳐 상층액을 부틸콜린에스테레이스 분석연구로 사용한다. 부틸아세틸콜린butyrylthiocholine을 기질로 사용하여 생성되는 thiocholine을 DTNB와 반응시켜 그 결과 생성되는 5-thio-2-nitrobenzoate를 분광광도계를 이용하여 흡광도 변화를 측정한다.

(3) β-아밀로이드 단백질 형성 및 축적 억제

① β-아밀로이드 단백질

β-아밀로이드 단백질은 ELISA 방법 등을 통해 혈액, 세포배양액, 조직균질액에서 측정할 수 있다.

② 절단효소 활성

뇌, 혈액, 세포배양액에서 효소 활성 등을 측정할 수 있으며, 특히 시험관 내 시험에서 기능성 식품 소재의 활성을 검색하기 위한 스크리닝 방법으로도 활용된다.

③ PSEN 1, PSEN 2

PSEN 1 유전자와 PSEN 2 유전자 변형은 β-아밀로이드 단백질을 과다 생성시키는 원인으로 알려져 있으며, mRNA 발현 정도를 측정하여 평가할 수 있다.

(4) 신경염증억제

실험동물의 뇌 조직에서 사이토카인, COX-2cyclooxygenase-2, NF-kB, MAPK, NOnitric oxide 등의 생성을 효소면역측정법으로 정량하거나 RNA를 추출하여 mRNA 발현을 RT-PCR로 정량하여 측정 가능하다.

3) 인체적용시험

(1) 뇌 영상 촬영

MRImagnetic resonance imaging, 자기공명영상법와 CTcomputed tomography, 컴퓨터 단층촬영로 뇌에 해부학적인 이상이 없는지를 확인하고, 알츠하이머병으로 인한 심각한 뇌 실질의 손상 등 유무를 확인할 수 있다. 그리고 fMRIfunctional magnetic resonance imaging, 기능성자기공명영상법의 특정 작업을 통해 뇌를 사용하는 동안과 쉬는 동안의 두뇌 활성 정도 및 두뇌의 기능적 연결성 정도를 평가하고, MRSmagnetic resonance spectroscopy를 이용해서 뇌의 구조적 연결성 변화, 뇌가소성으로 인한 뇌 부분용적 변화, 뇌 대사물질, 에너지 대사물질 변화 등을 지표로 삼기도 한다.

(2) 한국판 웩슬러 지능검사-4

한국판 웩슬러 지능검사-4K-WAIS-4는 인지능력을 포괄적으로 평가하는 데 활용되는 도구로, 전체 지능지수full scale intelligence quotient, FSIQ뿐만 아니라, 언어이해지수verbal comprehension index, 지각추론지수perce, ptual reasoning index, 작업기억지수working memory index, 처리속도지수processing speed index를 산출한다. 연령별 환산점수 합을 평가하여 인지기능의 호전 여부로 기억력 및 집중력 개선효과를 판단할 수 있다.

(3) 숫자 외우기 검사

숫자 외우기 검사digit span는 즉각적인 숫자 회상능력immediate digit recall의 폭을 측정하는 검사로서, 작업기억working memory을 평가하기 위한 목적으로 널리 사용되고 있다. 숫자 외우기 검사는 숫자 바로 따라 외우기와 숫자 거꾸로 따라 외우기로 구성되어 있으며 각각의 점수와 함께 숫자 바로 따라 외우기와 숫자 거꾸로 따라 외우기의 점수 차이를 측정치로 사용한다.

(4) 스트룹 검사

스트룹 검사stroop test는 주로 전두엽-관리기능 중 주의력을 평가하기 위해 사용된다. 스트룹 검사는 색과 글자로 이루어진 복합자극 중 글자를 무시하고 색깔 이름을 가능한 빨리 말하는 검사이다. 색깔 이름을 말하는 단순검사, 글자의 색을 말하는 중간검사, 다른 색으로 써진 색깔 이름을 보고 글자는 무시한 채 글자의 색을 말하는 간섭검사로 이루어진다. 오류가 생길 경우, 틀린 곳에서부터 다시 하도록 지시하며, 오류 횟수와 총 걸린 시간을 기록한다.

(5) MMSE

MMSEmini-mental state examination는 임상에서 가장 널리 사용되고 있는 기본적인 인지기능을 평가하는 검사로, 중등도와 중증치매환자의 선별에 주로 사용되고 있다. 시간 및 장소 지남력, 기억등록, 주의집중 및 계산, 기억 회상, 언어능력, 그리기 구성 항목으로 이루어져 있다. 인지기능장애의 정도를 정량적으로 평가할 수 있고, 반복적인 측정으로 인지기능의 변화를 관찰할 수 있는 장점이 있다.

(6) ADAS-Cog

ADAS-Cogalzheimer's disease assessment scale-cognition는 알츠하이머 치매를 가진 환자의 인지기능과 행동 변화의 진행을 평가하는 데 있어 가장 많이 사용되는 척도 중의 하나이다. 평가 항목은 기억력단어 회상, 단어 재인, 검사지침 기억하기, 실행구성능력과 연속행위, 언어명령, 사물과 손가락 이름 대기, 언어표현능력, 이해력, 낱말 찾기 어려움 그리고 지남력으로 크게 구성된다. 총점은 70점으로 점수가 높을수록 인지기능이 손상되었음을 의미한다.

3. 기능성원료

1) 고시형 원료

(1) 포스파티딜세린

포스파티딜세린은 동물과 미생물 등의 생체막에 존재하고 있으며, 사람의 경우 뇌에 높은 농도로 존재한다. 포스파티딜세린의 섭취가 뇌 내의 포도당이나 아세틸콜린의 농도를 높임으로써 신경세포 재생, 신경전달물질에의 영향, 뇌 전체의 전기적 통합이나 다른 장기시스템과 뇌의 통합 등의 기능을 강화하는 것으로 알려져 있다. 인지능력이 저하된 노인들을 대상으로 한 인체적용시험 등을 통한 기능성과 안전성 확인으로 '노화로 인해 저하된 인지력 개선에 도움을 줄 수 있음'의 기능성이 인정되었다. 기능성을 확보하기 위한 포스파티딜세린의 일일 섭취량은 300mg이다. 단, 임산부와 수유부는 섭취에 주의해야 하며, 과잉 섭취 시 위장장애나 불면증을 유발할 수 있으므로 유의하여야 한다.

(2) 홍삼

홍삼은 동물실험 및 인체적용시험에서 아세틸콜린의 합성, 신경세포의 성장 촉진 및 생존기간의 증가, 콜린의 흡수능력 증가 등을 통한 기억력의 유의적 개선효과를 보였다. '기억력 개선'의 기능성 확보를 위한 일일 섭취량은 진세노사이드 Rg1, Rb1 및 Rg3의 합계로서 2.4~80mg이다. 의약품당뇨치료제, 혈액항응고제 복용 시 섭취에 주의해야 한다.

(3) 은행잎 추출물

은행잎 추출물은 은행나무Ginko biloba의 잎을 주정으로 추출하여 플라보놀 배당체flavonol glycoside가 240~300mg/g, 퀘르세틴과 켐페롤의 비율이 0.8~1.2가 되도록 제조한다. β-아밀로이드의 활성산소를 환원시키는 항산화작용을 통해 기억력 개선효과를 보이는 것으로 알려져 있다. 기능성 확보를 위한 일일 섭취량은 플라보놀 배당체로서 28~36mg이다. 단, 임산부, 수유부, 어린이, 수술 전후 환자 및 의약품항응고제 복용 시 섭취에 주의해야 한다.

(4) EPA 및 DHA 함유 유지

에이코사펜타엔산Eicosapentaenoic acid, EPA과 도코사헥사에노익산docosahexaenoic acid, DHA은 몸에 좋은 지방으로 알려진 오메가-3 불포화지방산으로 신경세포막과 망막에 분포하고 있다. 오메가-3 지방산은 신경세포들이 정상적인 기능을 유지할 수 있도록 도와주는 역할을 하여 이들의 결함은 정신분열증과 양극성 장애, 주의력결핍과잉장애ADHD, 강박장애, 헌팅턴병 및 기타 신경계 장애 등과 관련이 있다. '기억력 개선에 도움을 줄 수 있음'의 기능성 확보를 위한 일일 섭취량은 EPA와 DHA의 합으로서 0.9~2g이다.

2) 개별인정형 원료

(1) 참당귀 추출분말

참당귀 추출분말은 참당귀Angelica gigas Nakai 뿌리를 주정으로 추출하여 분말화한 것으로 지표성분은 데커신decursin과 데커시놀decursinol이다. 동물실험과 인체적용시험을 통해 기능성 및 안전성이 확인되어 '노화로 저하된 인지기능 개선에 도움을 줄 수 있음'의 기능성이 인정되었다. 기능성과 안전성을 확보하기 위한 일일 섭취량은 참당귀 추출분말nutragen로서 800mg이다. 단, 소화불량, 속쓰림 등이 나타날 수 있으며 혈액응고방지제 또는 혈당강하제를 복용하는 경우에는 의사와의 상담하에 사용해야 한다.

(2) 구기자 추출물

구기자는 구기자나무Lycium chinense나 영하구기자L. barbarum의 열매로 한국을 포함한 아시아 전역에 넓게 분포한다. 치매 유전자를 가진 쥐에 구기자 추출물을 투여한 결과, 대뇌 해마 부위에서 치매 원인물질인 β-아밀로이드 플라크plaque의 침착이 개선되는 것이 확인되었다. 기반 연구와 인체적용시험 결과가 일관성을 보여 '기억력 개선에 도움을 줄 수 있음'의 기능성을 인정받았고, 안전성과 기능성을 확보할 수 있는 수준의 일일 섭취량은 구기자 추출물로서 1,425mg이다. 단, 영유아 및 임산부, 수유부는 의사와 상담 후 섭취해야 한다.

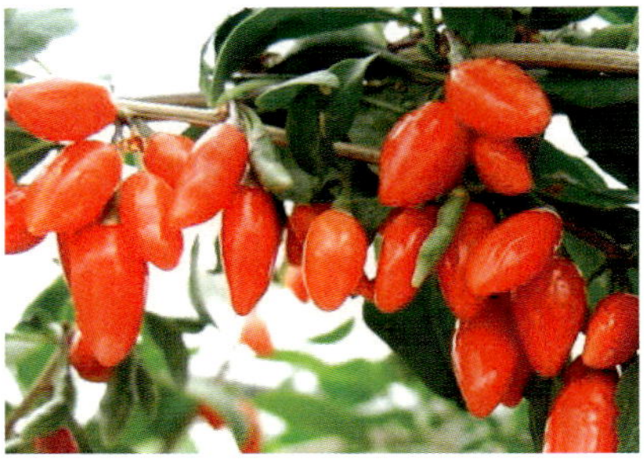

그림 10-10 구기자

(3) 비파엽 추출물

비파엽은 장미과의 상록 교목으로 열매는 일본, 중국에서 많이 재배되고 있으며, 우리나라에서는 전남 완도 등 남해안을 중심으로 재배되고 있다. 치매에 걸린 마우스를 이용한 동물실험과 만 16~19세의 청소년을 대상으로 한 인체적용시험을 통해 기억력 개선에 대한 효과가 확인되었다. '기억력 개선에 도움을 줄 수 있음'의 기능성과 안전성을 확보할 수 있는 수준의 일일 섭취량은 비파엽 추출물로서 1.5g이다.

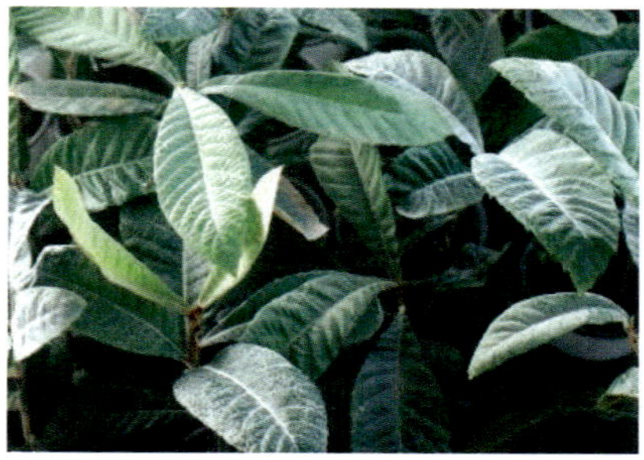

그림 10-11 비파엽

(4) 당귀 등 추출복합물

당귀 등 추출복합물은 참당귀angelica gigas nakai 뿌리, 삼백초saururus chinensis, 오미자schisandra chinensis열매를 원재료로 하여 제조되고, 지표성분은 데커신decursin, 사우치논sauchinone이다. 경도인지장애가 있는 사람 81명을 대상으로 한 인체적용시험에서 인지기능 및 기억력이 유의적으로 개선되는 것이 확인되어 '노인의 기억력 개선에 도움을 줄 수 있음'의 기능성이 인정되었다. 기능성 및 안전성 확보를 위한 일일 섭취량은 당귀 등 추출복합물로서 800mg이다. 단, 항응고제와 병용 시 주의해야 한다.

(5) 피브로인 추출물 BF-7

피브로인 추출물은 누에고치를 정련하고 효소로 가수분해하여 타이로신과 알라닌을 지표성분으로 하여 제조한다. 동물실험을 통해 뇌신경세포의 손상과 손상된 뇌기능을 회복시키는 것이 확인되었고, 어린이와 노인 등 다양한 대상으로 한 인체적용시험에서 기억력 개선이 확인되어 '기억력 개선에 도움을 줄 수 있음'의 기능성이 인정되었다. 기능성과 안전성 확보를 위한 일일 섭취량은 피브로인 추출물로서 200~400mg이다. 단, 임산부 및 수유여성은 섭취에 주의해야 한다.

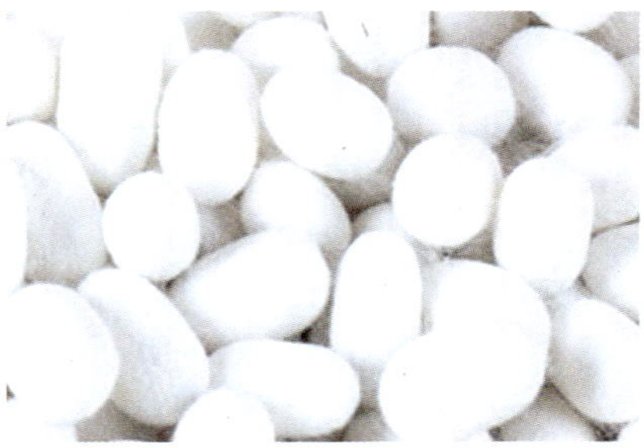

그림 10-12 누에고치

(6) BT-11 원지 추출분말

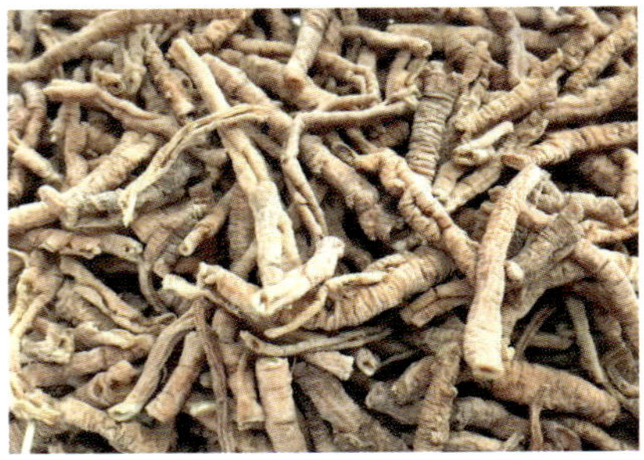

그림 10-13 원지

BT-11 원지 추출분말은 원지*Polygala tenuifolia*의 뿌리를 원재료로 하여 제조되고, 지표성분은 TMCAtrimethoxy cinnamic acid이다. 동물실험을 통해 뇌신경세포를 보호하고 뇌기능 손상을 방지하는 효과를 보였고, 인체적용시험을 통해 인지기능평가와 언어기억력 측정 등에서 유의적인 개선효과를 보여 '성인의 기억력 개선에 도움을 줄 수 있음'의 기능성이 인정되었다. 기능성 및 안전성 확보를 위한 일일 섭취량은 BT-11 원지 추출분말로서 300mg이다. 단, 과다 섭취 시 구토, 설사, 메스꺼움 등의 위장관장애가 나타날 수 있으며 위장장애가 있는 경우와 임산부, 수유여성, 어린이는 섭취에 주의해야 한다.

(7) 기타

락토바실러스 헬베티커스*Lactobacillus Helveticus, L. Helveticus* 발효물, 도라지 추출물, 유산균발효다시마 추출물, 녹차 추출물/테아닌 복합물, 인삼가시오갈피 등 혼합 추출물, 테아닌 등 복합 추출물 등이 있으며 식품의약품안전처로부터 인지능력/기억력 개선에 대한 효과로 개별인정형 기능성원료로 인정받았다.

표 10-1 인지능력 개선 기능성원료 현황(2018년 12월 기준)

고시형	개별인정형
포스파티딜세린	참당귀 뿌리 추출물, 포스파티딜세린, 참당귀 추출분말, 락토바실러스 헬베티커스 발효물, 도라지 추출물

표 10-2 기억력 개선 기능성원료 현황(2018년 12월 기준)

고시형	개별인정형
홍삼, 은행잎 추출물, EPA 및 DHA 함유 유지	구기자 추출물, 녹차 추출물/테아닌복합물, 당귀 등 추출복합물, 비파엽 추출물, 오메가-3 지방산 함유 유지, 원지 추출분말, 인삼가시오갈피 등 혼합 추출물, 테아닌 등 복합 추출물, 피브로인 효소가수분해물, 홍삼농축액

CHAPTER

11

장 건강 개선

1. 장 건강

음식으로 섭취된 식품은 위와 소장에서 영양성분으로 분해되어 소장small intestine에서 흡수되며, 흡수되지 않은 음식물은 대장large intestine을 통해서 배출된다. 이들 기능이 적절하게 유지되면 장 건강이 좋다고 할 수 있다. 그러나 현대인의 서구화된 식습관, 생활 속 스트레스, 외식의 증가, 간편식, 지나친 음주와 흡연 등은 장기능을 저하시키는 원인이다. 장기능의 저하는 과민성 장 증후군irritable bowel syndrome, 변비constipation, 장염gastroenteritis, 대장암colorectal cancer 등의 다양한 장 관련 질환을 유발시킨다. 특히, 대장암의 경우 미국에서 암으로 인한 사망률 2위를 차지하고 있으며, 우리나라도 대장암 사망률이 4위를 1985년부터 유지하고 있다가 2016년 3위로 대장암 사망률이 높아졌다e-나라지표, 2018년 1월 9일 기준. 대장암 이외에도 장 관련 질환 등이 증가하고 있어 현대인들에게 장 건강의 중요성이 부각되고 있다.

1) 장 구조와 기능

장은 소화기계를 이루는 주요 장기 중 하나로 소장과 대장으로 구분된다. 소장은 위와 연결되어 있는 십이지장duodenum, 영양분의 흡수가 주로 일어나는 공장jejunum, 대장과 연결되어 있는 회장ileum으로 구성된다그림 11-1. 구강을 통해서 섭취한 음식물은 위와 소장에서 소화되어 탄수화물은 다당이나 단당으로, 단백질은 펩티드와 아미노산, 지질은 지방산과 글리세롤로 분해되어 소장에서 흡수된다. 대장은 회장에서 맹장으로 넘어가는 부위인 회맹판ileocecal valve, 맹장cecum, 충수appendix, 결장colon, 직장rectum으로 이루어져 있다. 대장은 수분과 전해질의 흡수, 미생물 작용, 고체 노폐물의 저장 및 제거의 기능을 한다. 대장은 음식 및 소화된 소화물을 일정 시간 이상 보관하는 데 비해 소장은 항상 쉬지 않고 연동운동을 한다.

(1) 소장의 기능

① 흡수와 분비

위에서 음식물과 위액이 혼합되어 형성된 미즙이 십이지장으로 유입될 때, 췌장으로부터 췌장액pancreatic juice이, 담낭gallbladder에선 담즙bile이 십이지장으로 분비된다. 미즙은 pH2에 가깝기 때문에 소장 내층에 해로울 수 있다. 췌장액은 물, 탄산나트륨과 소화에 필요한 다양한 효소들로 이루어져 있는 알칼리성 용액이다. 췌장액에 있는 탄산나트륨은 십이지장에 도달하여 미즙을 빠르게 중화시킨다.

중화된 미즙은 고분자물질에서 소화효소인 프로테이스protease, 아밀레이스amylase, 라이페이스lipase에 의해서 저분자물질로 소화되고, 소화된 영양소는 소장점막의 상피세포를 통해서 체내로 들어간다. 소장에서 영양소의 대부분이 흡수되지만 나머지 흡수되지 않은 미소화물은 대장으로 옮겨진다.

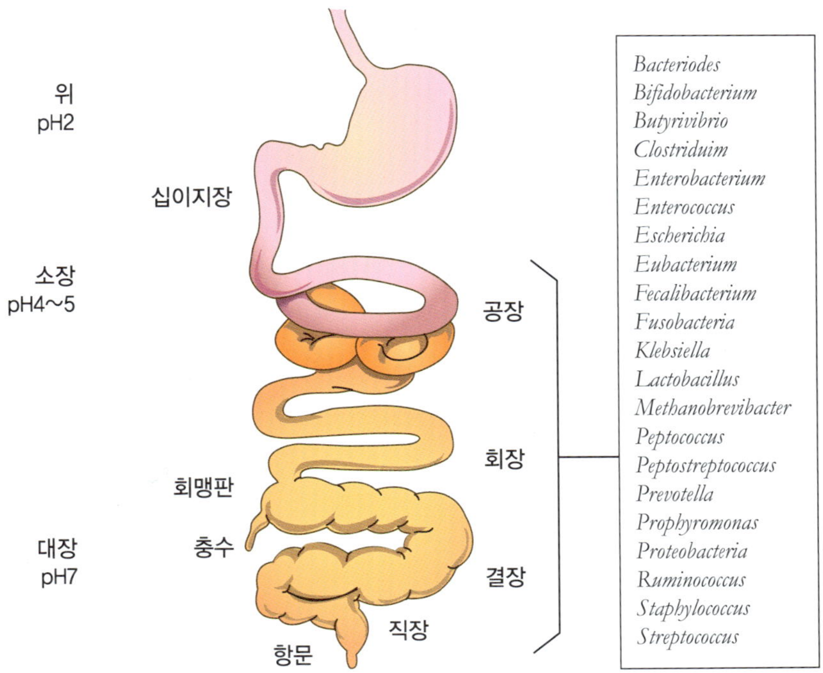

그림 11-1 장의 구조와 미생물

② 소장의 미생물

위에 인접한 십이지장은 위의 환경과 유사한 산성이라 십이지장의 자연 미생물균총microbial community은 위 미생물균총과 유사하다. 십이지장에서부터 회장으로 갈수록 pH가 점차적으로 증가하여 미생물 수와 종류가 증가한다그림 11-1. 회장의 아래쪽으로 갈수록 점점 혐기적으로 변화되어 혐기성균의 수가 증가한다. 소장 내용물 1g당 10^5~10^7개의 세균 수를 일반적으로 지닌다.

장내 미생물균총은 장 내부의 산성도, 연동운동, 세균 부착물질, 세균 간 상호작용 등의 내적 요인과 섭취하는 음식의 양과 종류, 영양상태, 생활방식 등의 외적 요인에 의해 장내 세균 수 및 조성 등의 미생물 환경이 영향을 받게 된다. 외적 요인 중 하나인 항생제 섭취는 장내 미생물균총에 일시적 또는 장기적인 영향을 미친다.

외부에서 유입된 미생물은 위에서 위산으로 파괴되고, 담즙 및 췌액의 단백분해성 소화효소로 소장에서 파괴될 뿐만 아니라 소장의 전진성의 연동운동은 외래 미생물의 소장 부착을 막는다. 즉, 일반적으로 병원성균을 섭취하더라도 위장관계에서 방어할 수 있으나, 많은 양의 병원성균을 제어할 수 없으므로 장에서 문제를 일으킨다. 위에서 유입되는 미생물뿐만 아니라 대장의 미생물균총이 소장으로 역행되어 전위translocation되는 것을 회맹판이 막아주어 소장 내의 균형 잡힌 미생물균총을 이룰 수 있도록 한다. 정상적인 장내 미생물균총은 장 점막을 발달시키고, 장내 면역기능을 안정되게 유지시키며, 장 점막의 대사 및 영양기능에 영향을 끼친다.

③ 소장운동 및 배변

소장운동은 위에서 내려온 미즙을 췌장, 담즙, 장액과 혼합시키고, 장점막과 접촉시키면서 대장 쪽으로 운반한다. 소장운동은 분절운동과 연동운동 두 가지 종류가 있다. 분절운동은 혼합운동으로 주로 십이지장에서 일어난다. 분절운동은 소장의 윤주근이 수축과 이완을 반복하여 음식 내용물과 소화액이 잘 혼합되게 하고 소장벽의 접촉을 용이하게 하여 흡수 효율을 높인다. 연동운동은 추진운동에 속하는데, 음식물을 소장 전체를 따라 밀어내어 음식물을 대장으로 이동시킨다.

(2) 대장의 기능

① 흡수와 분비

대장으로 들어가는 물질들은 대부분 소화되지 않은 음식으로, 주로 거대분자, 섬유질, 물, 담즙, 전해질 등으로 구성된다. 대장은 이들로부터 수분과 전해질, 소량의 포도당과 무기염류를 흡수하며, 찌꺼기를 보관하고 있다가 몸 밖으로 배출한다.

② 대장의 미생물

인체 내에는 다양한 미생물이 공존하고 있으며, 이들 중 70%가 대장에 존재한다. 대장에는 수많은 균들이 복잡하게 미생물균총을 이루고 있으며, 가장 많은 세균이 집락화된 부위로 10^{11}~10^{12}CFU/g의 세균 수를 갖는다. 특히, 결장에서는 엄청난 수의 원핵생물prokaryote이 존재한다. 이들은 대장으로 유입된 음식물로부터 유래된 영양분을 사용하여 살고 있어 결장은 본질적으로 체내 발효관이다. 대장균*Escherichia coli*과 같은 통성혐기성균 CFU집락형성단위, colony forming units도 살고 있기는 하나 다른 세균에 비해 적은 수이다. 통성혐기성균은 대장 내 잔존하는 모든 산소를 소비하여 절대적 저산소환경을 만들기 때문에 클로스트리디움*Clostridium*과 박테로이더스*Bacteroides*와 같은 혐기성균의 생장을 촉진한다. 대부분 원핵생물인 세균이 대장을 차지하고 있으나, 고세균인 메탄생성고세균*Methanobrevibacter smithii* 또한 상당수 검출된다.

대장의 복잡한 미생물균총은 상호 진화과정을 통해 공생관계symbiosis를 유지하고 있으며 숙주인 인간의 신체기능에 영향을 미친다. 또한 대장에 유입되는 음식물의 종류와 환경에 따라 대장의 미생물균총에 영향을 미친다. 예를 들어, 고기와 지방이 많은 음식을 자주 섭취하는 대장은 박테로이더스균*Bacteroides*이, 저지방이나 채식을 주로 섭취하는 대장은 프레보텔라균*Prevotella*이 차지하는 비율이 높다. 형성된 미생물균총은 대장 내 음식물을 에너지원으로 하여 서식하며 이 과정에서 여러 화합물을 생산한다. 이들 산물 중 일부는 티아민, 리보플라빈, 비타민 B_{12}와 K이며, 생성된 산물은 대장에서 흡수되어 인체에서 이용된다. 장내 발효미생물은 인체 내 비소화성 탄수화물을 분해하여 다양한 면역조절효과를 나타내는 단쇄지방산short-chain fatty acid을 생산함으로써 대장 조직 내로 흡수를 도와준다. 발효세균과 메탄생성균의 활동은 대장 내 음식물을 이용하여 에너지로 전환하는 과정에서 가스와 몇 가지 휘발성 성분을 생산한다. 정상 성인은 매일 장으로부터 상당량의 가스를 방출하는데, 그중 약 절반은 삼킨 공기로부터 온 질소이다. 장내에서 발효세균에 의해 대사된 일부 음식물은 수소와 이산화탄소의 생성을 초래한다. 그리고 많은 성인의 장에서 발견되는 메탄생성 고세균은 수소와 이산화탄소를 메탄으로 전환시킨다.

대장조직에는 뮤신mucins이라는 점액성 물질이 있다. 뮤신은 장상피세포를 보호하는 방어막 역할과 동시에 장내 미생물의 영양성분이 되기도 한다. 장내 미생물의 균총은 앞서 언급한 바와 같이 여러 요인에 의해서 균형이 깨질 수 있으며, 병원성균을 포함한 유해균 수가 많아져 정상 미생물균총이 깨지면 대장기능이 정상적으로 이루어지지 못하고 설사 및 면역력 저하를 유발한다. 정상 미생물균총은 체내 방어기전에서 중요한 역할을 한다. 장점막균commensal bacteria의 경우 병원균pathogen의 성장을 저해하고 항균물질을 분비할 수 있으며, 외부에서 침입된 유기체와 장점막 결합 부위에 대해 경쟁함으로써 유해물질이 장점막을 통과하지 못하도록 하는 장벽 역할을 한다그림 11-2.

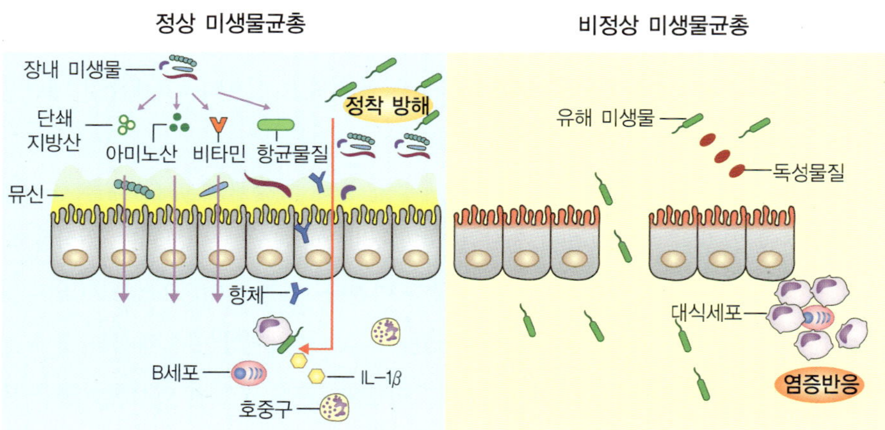

그림 11-2 장내 미생물이 장관 장벽에서 하는 역할

③ 대장운동 및 배변

직장은 배설물들을 저장하는 방의 역할을 한다. 많은 양의 배설물이 축적되면 직장

벽이 팽창하고, 팽창한 장의 감각기관들이 자극되어 근육 수축이 일어나 신체에서 배설물을 내보내게 된다. 건강한 배변활동을 위하여 장운동과 장내 수분의 적절한 유지가 중요하다. 이를 위한 중요한 요소는 배변량fecal bulk, 변내 수분 함량, 음식물의 대장 통과시간intestinal transit time, 배변 횟수 등이다. 음식의 양과 질구성성분에 의해 배변량이 달라지는데, 음식 섭취량이 많을수록 그리고 셀룰로스cellulose 등 수분 보유능력이 있는 식이섬유를 많이 섭취할수록 배변량이 증가되는 것으로 알려져 있다. 또한, 변에 수분 함량도 배변량에 영향을 줄 수 있다. 정상적인 변의 상태는 수분 함량이 70~80% 정도이며, 섭취한 음식물은 평균 24~72시간 동안 장에 머무르는데, 위와 소장 통과시간은 4~8시간에 불과하고, 대장에서 특히 결장에서 18~64시간 머무르게 된다.

2) 장기능장애 및 질병

소장에서 흡수되지 않은 영양소가 소장을 통과하는 양이 증가하게 되면 부적합한 흡수에 의한 영양소 부족 및 만성설사와 같은 흡수장애가 일어난다그림 11-3. 대장의 기능이 저하되면 장에 있는 유해한 균들이 암모니아와 아민의 유독물질을 만들어 내고 이들이 다시 장에 흡수되어 우리 몸에 독성을 나타낸다. 장기능장애는 식습관, 배변습관 등에 의해 발생하며 이런 경우 올바른 식습관, 배변습관의 향상으로 인해 장기능이 정상화될 수 있다.

(1) 소화 · 흡수불량

섭취한 음식물의 소화나 흡수불량은 장에서 발생할 수 있는 영양결핍의 문제나 장 불편감의 문제를 일으키므로 이를 개선하는 것이 건강 유지에 도움이 될 수 있다. 대표적인 문제로 소장 세균 과증식, 유당불내증 등을 들 수 있다.

① 소장 세균 과증식

위장과 십이지장에는 낮은 pH로 인해서 세균이 많이 서식하지 않지만, 세균이 과증식하게 되면 탄수화물, 단백질, 지질, 비타민 등의 대사와 흡수에 영향을 주게 된다. 미즙의 소화 및 흡수가 일어나야 하나, 세균의 과증식으로 소장막이 손상되고, 이로 인해 영양소의 흡수장애가 나타나며, 더불어 세균에 의해 솔비톨sorbitol, 과당, 유당 등이 발효되면서 탄수화물 흡수장애가 나타날 수 있다.

또한 혐기성 세균이 비타민을 소모시킴으로써 비타민 B_{12} 결핍 등이 야기되기도 한다. 과민성 장증후군 증상과 유사하게 복통, 복부팽만, 고창, 설사 등이 수반되는 경우가 흔하다.

② 유당불내증

성인의 경우 유당불내증lactose intolerance 유병률이 상당히 높은 편으로 북유럽 및 미국의 경우 5~15%, 아프리카, 아시아의 경우 50~100%에 이른다. 유당불내증의 가장 큰 원인은 유당을 소화시키는 효소인 유당분해효소lactase의 활성 감소이다. 유전적으로 소장의 유당 분해효소가 선천적으로 부족한 경우, 성장과정에서 분비가 감소되거나 설사 등으로 인해 유당 분해효소의 분비가 일시적으로 감소되어 나타나기도 한다.

소장에서 유당이 충분히 소화·흡수되지 않고 대장으로 내려오면 대장 내에서 수분 불균형으로 설사를 일으키거나 동시에 대장 내 세균에 의해 분해되어 포도당, 유산, 그리고 가스가 생성된다. 이로 인해 대장의 연동운동이 자극되고, 가스에 의한 복통 등의 증상이 나타날 수 있다. 과민성장증후군이 있는 사람들 중 일부는 유당 또는 솔비톨 또는 과당 같은 단당류의 흡수불량으로 인해 장내 불편감을 겪는다.

(2) 배변장애

① 변비

배변 횟수는 사람마다 다르지만 배변 횟수가 3~4일에 한 번 미만으로 지나치게 적거나, 변이 딱딱하고 소량의 변을 보거나, 배변 후에도 잔변감이 있거나, 배변 시에 과도하게 힘을 주어야만 하는 상태를 변비라고 한다. 의학적으로는 이와 같은 현상 중 2가지 이상이 진단 6개월 전 전체 배변 중 25% 이상이며, 3개월 이상 지속되는 경우를 변비라고 한다.

변비는 식사량이 부족하거나, 섭취하는 물의 양이 적거나, 배변습관이 불규칙하거나, 운동이 부족하거나, 노화, 임신 등에 의해 생길 수 있는데, 현대인들은 정제된 음식을 많이 섭취하기 때문에 식이섬유 섭취량이 부족하여 대변량이 감소하는 것이 변비의 주된 요인이 되고 있다. 또한 갑상선기능저하증, 치매, 파킨스병 등의 신경계 질환, 당뇨병, 근육질환, 대장암, 약물 복용 등으로 이차적 변비가 유발될 수 있다. 그러나 이와 같은 특별한 원인이 없이 변비가 생기기도 하는데, 이러한 원발성 변비는 대장의 전반적인 운동성이 저하된 대장무력증으로 대변의 대장 통과시간이 지연되는 경우나 내항문괄약근이 이완되지 않는 등 항문 주위 근육의 장애로 항문으로 변이 배출되지 못하는 직장 배출 이상으로 일어나는 경우가 있다.

② 설사

설사는 배변 횟수가 하루 4회 이상으로 증가하고, 대변의 수분 포화도가 증가하며, 장운동이 비정상적으로 활발해진 상태를 말한다. 대변 무게로 볼 때 정상인의 대변량은 하루 100~200g 정도인데, 설사를 하는 경우 하루 대변량이 약 250g 이상으로 증가된다. 설사를 유발하는 인자로는 장 점막의 염증과 궤양, 세균 감염, 바이러스 감염, 지사제, 제산제, 항생제 등의 약물 섭취, 스트레스 등이 있다.

원인에 따라서는 감염성 설사와 비감염성 설사로 분류할 수 있다. 감염성 설사는 세균이나 바이러스로 오염된 식사나 음식을 섭취함으로써 발생한다. 노로바이러스norovirus, 로타바이러스rotavirus 등 바이러스 오염 및 캠필로박터 제주니*Campylobacter jejuni*, 시겔라*Shigella*, 살모넬라*Salmonella*, 여시니아*Yersinia*, 비브리오*Vibrio*, 대장균*E. coli* 등 세균 오염이 원인이 된다. 비감염성 설사는 삼투압이 높은 물질이 장내에 과다하게 존재하거나 이온의 흡수기전 억제, 장점막의 투과성 이상, 장운동 이상, 폭음, 폭식 등으로 일어날 수 있다.

(3) 과민성장증후군

과민성장증후군irritable bowel syndrome은 기질적 원인이 없이 배변 양상의 변화와 동반된 복통이나 복부 불편감을 특징으로 하는 만성기능성 위장관질환으로 정신적인 요인이나 스트레스, 자극적인 음식, 알코올 등에 의해 유발되거나 악화되기도 한다. 아직

까지 정확한 원인을 모르기 때문에 치료는 증상 완화를 위해 식이조절과 같은 대증요법을 이용한다. 과민성장증후군의 개선을 위해 ① 지방식이 및 가스 형성식품을 피한다, ② 위장 자극제인 술과 담배를 금한다, ③ 고섬유소 식이는 소량 시험해본 후에 섭취한다와 같은 식이조절을 권장한다.

(4) 장게실증

장게실증intestinal diverticulosis은 소장이나 대장의 근층을 통해 점막이 탈출하거나 주머니게실를 형성하는 것을 말한다. 게실염은 하나 또는 그 이상의 게실 내에 소화가 안 된 음식물이나 세균이 정체되어 염증이 발생한 것을 말한다. 장게실증의 원인은 장 안의 압력이 증가하는 것으로 노화, 비만, 만성변비, 배변 시 긴장 등으로 장근육이 위축되거나 약해져서 생기거나, 저섬유식이와 가공음식을 많이 섭취하여 변이 장내 머무는 시간이 길어지고 이로 인해 대장에서 흡수되는 수분의 양이 많아지며 변이 더 단단해져 변비를 유발하여 장내 압력의 증가를 형성시킨다. 장게실증은 대부분 내과적으로 치료를 하며 장운동을 증가시키고 식이조절을 병행한다.

(5) 염증성장질환

장관에 염증을 일으키는 원인 불명의 면역성질환으로 궤양성대장염ulcerative colitis과 크론병crohn's disease이 대표적인 기능장애이다. 정확한 원인은 밝혀지지 않았지만 현재까지 환경, 식이 생활습관, 유전적 요인이 장내 미생물균총의 불균형 및 스트레스 반응에 의해 염증반응을 초래한다그림 11-3. 궤양성대장염은 직장에서 시작하여 맹장 쪽으로 연속적으로 분포하며, 크론병은 회장 말단에 흔한 것으로 장 전층으로 침범하는 장애이다. 정상적인 장내 점막의 면역체계는 해로운 병원균에 대항하여 자기단백과 비자기 단백을 구분하나 면역체계의 이상으로 염증반응이 일어나므로 면역반응 억제제와 같은 약물요법과 더불어 균형 잡힌 식사, 섬유소가 많은 음식, 우유나 유제품을 조절하여 제공하는 식이요법을 병행한다.

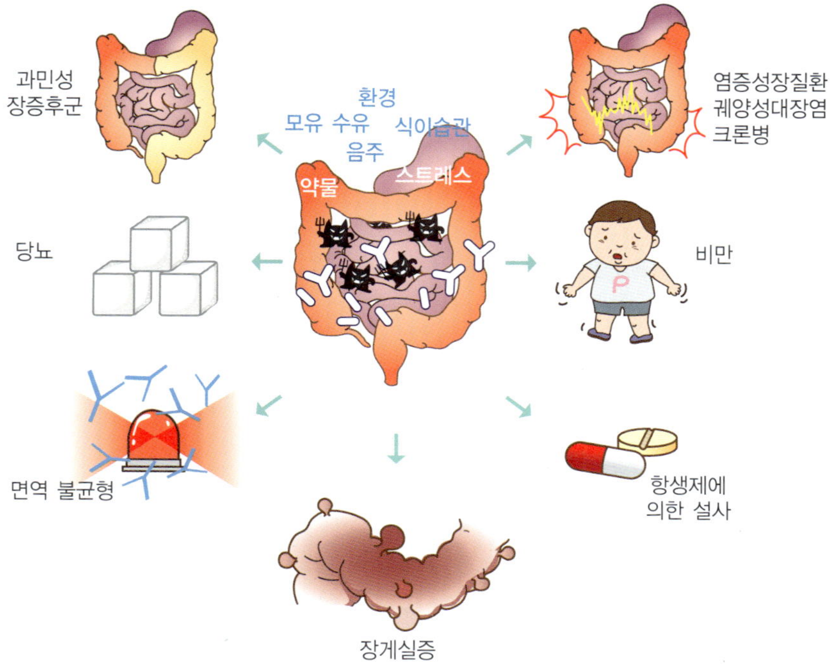

그림 11-3 장내 미생물 불균형의 영향

(6) 장내 미생물 불균형

사람의 장내 미생물은 출생 시 무균에서 시작하여 생후 1년까지 미생물 수가 증가하고 미생물의 종류도 다양해진다. 이유식이가 시작되는 시점부터 미생물균총과 다양성은 성인과 유사한 상태가 된다. 장내 미생물 발달단계는 유전, 모유 수유 여부, 식이습관, 약물, 스트레스에 의한 변화, 질병의 발생과 밀접한 관계가 있다그림 11-3.

장내 미생물균총은 장 연동운동 등의 물리적 작용으로 지속적으로 이동하고, 제거되며, 항상성 유지를 위한 미생물 생장 등을 통해서 지속적으로 대체된다. 사람의 정상 장내 미생물은 미생물들 간에 또는 미생물과 사람 사이에서 경쟁과 상리공생에 의해 일정한 상태를 유지하지만, 섭취하는 식이, 약물, 생균제품, 기후, 스트레스 등의 외부 요인과 세균 상호 간의 관계에 의해 발생되는 내부요인에 의해 그 구성이 변화하여 장내 미생물 불균형이 초래될 수 있다. 일반적으로 비피도박테리아 및 락토바실러스와 같은 균들은 유익균으로 알려져 있고, 상피세포나 점막세포에 대해서 병원균들과 접착 경쟁을 함으로써 병원균의 침입을 막기도 하지만 병원균의 활성을 저해할 수 있는 물질을 생산함으로써 병원균을 감소시키는 역할을 한다. 또한 난소화성 당류를 분해해서 아세트산acetic acid과 젖산lactic acid 등 대사산물을 생성하고, 이를 통해 장내 pH를 저하시킴으로써 산에 민감한 대장균*E. coli*, 클로스트리디움 퍼프린젠스*Clostridium perfringens*와 같은 유해세균의 성장을 저해시킨다. 한편, 대장균, 클로스트리디움 퍼프린젠스와 같은 유해균들은 내독소endotoxin를 생산하거나 유해효소들을 생산함으로써 건강에 나쁜 영향을 주게 된다. 장내 미생물을 통해서 건강을 유지하기 위해서는 유익균을 증가시키고, 유해균을 감소시키는 것이 도움이 될 수 있다.

2. 기능성평가

1) 배변활동 개선

장 건강을 위해서는 장내에 존재하는 흡수되지 않은 음식물들이 원활하게 배출되도록 하는 것이 중요하다. 배변활동이 원활하면 깨끗한 장내 환경을 만들 수 있고, 배설물 양이 많아져 장벽을 자극하여 장의 연동운동을 촉진할 수 있다. 식이섬유 등의 섭취는 배설물의 부피를 늘려주고 대변의 수분 함량을 많게 하여 변을 부드럽게 만들어 원활한 배변활동을 유지시키도록 도와준다. 따라서 식이섬유가 많이 들어 있는 음식, 소장에서 소화 및 흡수가 되지 않는 프락토올리고당이나 이눌린과 같은 음식의 섭취는 배변활동을 개선하여 장 건강에 도움이 된다.

2) 장내 미생물 개선

인간의 장관에는 100조 개에 해당하는 세균이 서식하고 있다. 음식물의 흡수가 일어나는 소장에는 pH4~pH5 근처이며 약 10^4~10^8CFU/g의 세균을 가지고 있고, 대장은 중성 pH 근처로 약 10^{11}~10^{12}CFU/g 세균 수를 가진다. 여기에는 인체에 유익한 균과 유해한 균이 공존하며 서로 간의 균형에 따라 건강상태가 결정된다. 장내균총에서 장내 유익균의 증식이 증가하고, 유해균 수가 억제되면 장운동 및 배변활동이 개선된다. 그리고 소장에서 소화되지 않은 당질은 대장에 도달한 후 유익한 균의 좋은 영양 공급원이 된다. 대표적으로 식이섬유와 프락토올리고당 등은 대장 내의 유익한 균의 성장을 촉진하고 유해균의 성장을 방해하여 장내 환경을 개선한다. 프로바이오틱스 probiotics와 같은 장내 유익한 균의 섭취는 장에 도움이 되는 균을 직접 제공하는 것이며, 유익균의 대부분은 유산균으로 장에서 유기산을 생산하여 장을 산성화시켜 산에 약한 유해균의 성장을 저해한다. 이로 인해 유해균이 생성하는 독성물질의 감소효과도 가져온다.

3) 장관 면역조절

장 점막은 신체의 중요한 면역기관으로 약 60%의 면역세포가 장 점막에 위치하고 있고, 80%의 항체를 생산한다. 따라서 장 건강은 전신적인 면역기능과도 관련이 있다. 면역세포는 혈관, 림프관을 통해 인체에 유해한 균을 저해한다.

장 점막의 투과성이 증가하면 병원균과 이들의 독소, 항원 등이 유입되어 인체의 면역체계를 자극함으로써, 각종 감염성질환 및 자가면역질환 등 부정적인 영향을 초래하므로 식이 섭취를 개선하여 원인물질의 섭취를 피하면 장점막에 도움이 되는 물질을 보충함으로써 호전을 보일 수 있다. 프로바이오틱스는 장내 보호막을 형성하거나 숙주의 면역학적 반응을 향상시키는 인체의 긍정적인 효과를 나타낸다.

알아보기

프로바이오틱스와 프리바이오틱스

프로바이오틱스(probiotics)는 장내 보호막을 형성하거나, 유기산 생성을 통해 장내 산도를 조절하여 유해균의 생성을 억제하고, 숙주의 면역반응을 향상시킬 뿐 아니라 항균물질을 생산하여 장관 내에서 병원성균의 생육저해능을 보이는 미생물이다. 현재 프로바이오틱스로 사용할 수 있는 균주는 19종으로 그중 락토바실러스와 비피도박테리움을 주로 사용한다.

프리바이오틱스(prebiotics)는 숙주 건강에 이로움을 주는 미생물의 증식에 도움이 되고 성장을 촉진시키는 물질이다. 일반적으로 장내에서 소화되지 않지만 장내 유익균에 의해서 이용 가능한 이눌린, 프락토올리고당, 라피노스, 이소말토올리고당과 같은 다당류를 의미한다.

그리고 프로바이오틱스와 프리바이오틱스를 적절하게 혼합한 형태를 신바이오틱스(synbiotics)라 한다.

프로바이오틱스		프리바이오틱스		신바이오틱스
건강에 도움을 주는 살아 있는 미생물 예 락토바실러스 비피도박테리움	+	미생물의 생장을 돕는 먹이 예 올리고당 이눌린	=	장내에서 유산균이 더욱더 잘 생장할 수 있게 하는 포뮬러

3. 기능성원료

장 건강을 위해 식품의약품안전처에서 인정한 기능성원료는 크게 고시형과 개별인정형으로 나뉜다. 고시형으로 인정된 17종에 대한 기능성원료는 개별적인 식품의약품안전처의 허가 없이 사용할 수 있으며, 이들의 기능성은 표 11-1에 제시된 바와 같이 배변활동 개선, 장내 미생물 개선, 면역력 증진에 도움을 준다. 개별인정형으로 인정된 원료는 9종으로 모두 프리바이오틱스에 해당한다.

1) 고시형 원료

(1) 프락토올리고당

프락토올리고당은 다당류인 올리고당으로 설탕포도당 1분자+과당 1분자분자에 1~3개의 과당분자가 β-1,2 결합을 이루고 있는 올리고당이다그림 11-4. 위에서 분해되는 설탕과 달리 장까지 도달하며 장에서 프락토올리고당을 분해할 수 있는 효소를 생산하는 이

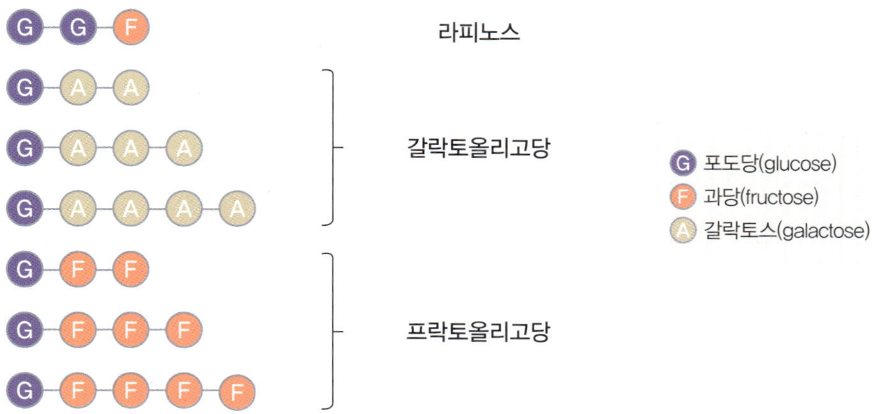

그림 11-4 라피노스, 갈락토올리고당, 프락토올리고당

로운 유산균의 먹이가 되어 장내 유익균의 증식에 도움을 준다. 일일 섭취량은 프락토올리고당으로서 3~8g이며, 기능성 내용으로 '유익균 증식 및 유해균 억제 · 칼슘 흡수 · 배변활동 원활에 도움을 줄 수 있음'을 표기할 수 있다.

(2) 알로에겔

알로에겔은 알로에 베라aloe vera의 잎에서 외피를 제거한 후 겔 부분을 분리하여 건조 · 분말화하여 제조한 것으로 고형분 중에서 총 다당체를 30mg/g 이상을 함유하고 있어야 한다. 일일 섭취량은 총다당체 함량으로서 100~420mg이며, 기능성 내용으로 '피부 건강 · 장 건강 · 면역력 증진에 도움을 줄 수 있음'을 표기할 수 있다.

(3) 라피노스

라피노스는 사탕무 뿌리의 당밀 추출물에서 유래한 3탄당으로 설탕에 포도당이 결합되어 있다그림 11-4. 라피노스는 프락토올리고당처럼 위에서 분해되지 않고 장에 도달하며, 이로운 유산균의 먹이가 되고, 사람의 장에서 분해하는 효소가 없어 장 운동을 유도하여 배변활동에 도움을 준다. 일일 섭취량은 라피노스로서 3~5g이며, 기능성 내용으로 '장내 유익균의 증식과 유해균의 억제에 도움을 줄 수 있음' 또는 '배변활동을 원활히 하는 데 도움을 줄 수 있음'을 표기할 수 있다.

2) 개별인정형 원료

(1) 갈락토올리고당

갈락토올리고당은 다당류인 올리고당으로 락토스포도당 1분자+갈락토스 1분자분자에 한 개에서 여러 개의 갈락토스가 결합되어 있는 올리고당이다그림 11-4. 프락토올리고당처럼 위에서 분해되지 않고 장에 도달하며, 이로운 유산균의 먹이가 되고, 사람의 장에서 분해하는 효소가 없어 장운동을 유도하여 배변활동에 도움을 준다. 일일 섭취량은 갈락토올리고당으로 2.1~8.4g이며, 기능성 내용으로 '장내 유익균 증식, 유해균의 억제에 도움을 줄 수 있음'을 표기할 수 있다.

(2) 무화과페이스트

섬유소의 함량이 높아 배변활동에 도움을 준다. 일일 섭취량은 개별인정형 원료로서 300g이며, 기능성 내용으로 '배변활동 원활에 도움을 줄 수 있음'을 표기할 수 있다.

표 11-1 장 건강 기능성원료 현황(2018년 12월 기준)

기능성	고시형	개별인정형
장내 유익균 증식 및 유해균 억제에 도움	프락토올리고당, 프로바이오틱스, 라피노스, 구아검가수분해물,	갈락토올리고당, 대두올리고당, 락추로스파우더, 밀전분유래 난소화성말토엑스트린, 이소말토올리고당, 자일로올리고당, 커피만노올리고당분말, 알로에전잎
면역을 조절하여 장 건강에 도움	알로에겔	-
배변활동 원활에 도움	라피노스, 목이버섯, 분말한천, 프락토올리고당, 글루코만난, 난소화성말토덱스트린, 대두식이섬유, 목이버섯식이섬유, 밀식이섬유, 보리식이섬유, 아라비아검, 이눌린/치커리 추출물, 차전자피식이섬유, 폴리덱트로스, 분말한천, 프락토올리고당	무화과페이스트, 이소말토올리고당, 자일로올리고당, 커피만노올리고당분말, 대두올리고당

나의 장내 미생물균총 만들기

장내 미생물균총은 연령에 따라 사람에 따라 다르다. 최근 장내에 사는 미생물유전체(microbiome)를 분석해 본 결과 자연분만과 제왕절개를 통해서 나온 영아들은 미생물균총에서 차이를 보이며 모유 수유나 분유 섭취에 따른 차이도 보였다. 예를 들어, 모유 수유 유아에서는 장내 미생물 조성 중 비피도박테리움(*Bifidobacterium*)과 락토바실러스(*Lactobacillus*)가 우세한데, 이는 모유에 들어 있는 HMO(human milk oligosaccharides)를 분해, 즉 소화하기에 용이한 미생물이다. 이런 결과는 모체에서 전달받아 형성된 미생물균총이 전달받는 형태나 식이에 따라 달라질 수 있음을 보여 준다. 생후 1년간은 비피더스균(*Bifidobacteria*)이 일반적으로 우세하다가, 이유기를 지나 점차 장내 미생물균총의 다양성이 증가한다. 유산균과 바실러스(*Bacillus*)가 포함되어 있는 퍼미큐티스(Firmicutes)의 비율이 증가하다가 2~3세 정도가 되면 성인의 장내 미생물 조성 및 다양성이 비슷해진다. 20~60대까지는 한번 완성된 장내 미생물 조성은 잘 변하지 않고, 식이 및 환경적 요인에 의해 단기간 변화되었다가도 원래의 고유한 조성으로 되돌아가는 안정된 상태를 유지한다. 고령에서는 대체로 비피더스균과 퍼미큐티스는 줄고, 그람 음성균을 포함하는 박테로이데스(Bacteroides)는 증가하는 경향을 보인다. 다이어트 요인은 장내 미생물의 조성과 다양성을 만드는 데 중요한 역할을 한다. 단기간의 음식 섭취 변화만으로도 빠르게 의미 있는 장내 미생물 조성의 변화를 가져 오게 된다. 비록 개인마다 효과가 다르고 변화되는 균의 양상도 일정한 것은 아니지만 섬유질을 많이 섭취하게 되면 이들 대사에 관여하는 장내 미생물이 풍부해지고 다양해진다. 유아기 때 과도한 항생제의 사용은 정상 장내 미생물 발달을 변형시켜 이후 과민성 장증후군 및 비만이나 아토피질환의 발생과 관련되어 있다는 연구 증거들이 있다. 따라서 우리 장의 미생물을 건강하게 유지하려면 건강한 식습관을 유지하는 게 필수적이다.

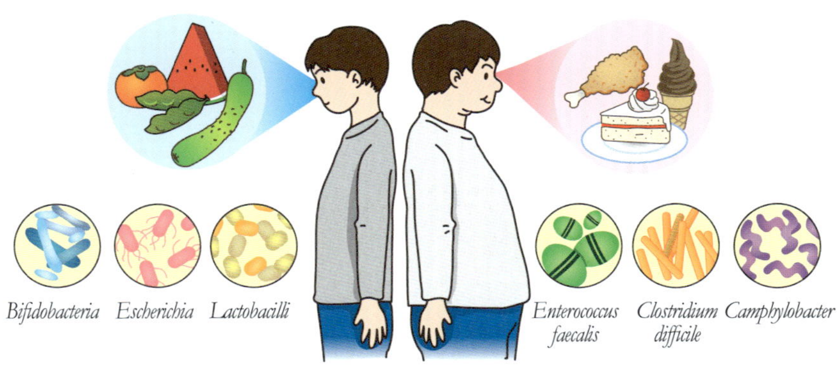

CHAPTER

12

피부건강 개선

1. 피부건강 | 2. 기능성평가 | 3. 기능성원료

1. 피부건강

피부는 외부환경으로부터 신체를 보호하고, 신체 내 노폐물을 배설하며, 체온을 유지하고 감각을 느끼는 등의 기능을 한다. 피부가 노화되면 이러한 정상적인 기능이 점차 떨어져 주름, 기미, 주근깨 등의 생성과 탄력 감소현상이 일어난다. 피부건강은 물리적 · 화학적 방법을 통해 피부의 신진대사 및 생리 활성을 촉진시키고 영양을 공급하여 피부를 건강하게 유지 관리하는 행위를 말한다. 피부건강 개선을 위한 건강기능식품은 피부의 노화 방지와 정상적인 기능을 유지하는 데 도움을 줄 수 있어 보건학적으로 중요한 의미가 있다.

1) 피부의 구조

피부는 크게 표피, 진피, 피하지방으로 구성되어 있으며 그 안에 신경과 혈관, 한선, 피지선, 모발이 존재한다.

표피는 피부의 가장 바깥층으로 두께가 약 0.1~0.3mm 정도 되며 신체의 표면을 덮는 방수 및 보호기능을 한다. 표피의 주된 구성성분인 각질형성세포keratinocyte는 분화 정도에 따라 형태가 변해 안쪽에서부터 기저층, 유극층, 과립층, 투명층, 각질층으로 구분되어 28일 정도 주기로 새로운 세포로 교체되고 있다. 표피조직은 신경말단이나 혈관을 포함하지 않으며, 확산작용에 의해 물질교환이 이루어진다. 표피의 세포는 주로 각질형성세포ketatinocyte로 이루어져 있으며 이외에 멜라닌세포melanocyte, 랑게르한스 세포langerhans cell, 머켈세포merkel cell가 존재한다.

각질층의 구성은 케라틴keratin 단백질 58%, 천연 보습인자natural moisturizing factor, NMF 38%, 세포 간 지질 11% 등으로 구성되어 있다. 세포 간 지질은 콜레스테롤 15%, 세라마이드ceramide 50%, 지방산 30%로 구성되어 세포와 세포를 단단하게 결합시키고 수분증발을 억제한다. 천연 보습인자 NMF는 아미노산, 유기산, 요소 등으로 구성되어 수분을 흡수하고 피부활성에 관여한다. 각질층의 정상적인 수분 함량은 10~20% 정도로, 10% 이하가 되면 피부가 건조해지고, 거칠어져 피부의 노화진행이 빨라진다.

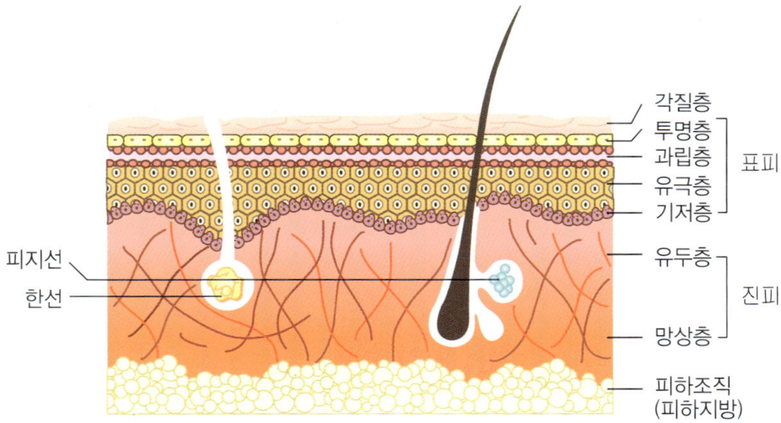

그림 12-1 피부의 구조

기저층과 피하지방층 사이에 존재하는 진피는 피부의 대부분을 차지하며 피부의 특성인 유연성, 탄력성, 장력 등을 제공하여 외부의 기계적 손상에 대하여 몸을 보호하고 표피에 영양분을 공급하여 표피를 지지한다.

진피층의 구조는 경계가 뚜렷하지 않은 상층의 유두층과 하층인 망상층으로 나눌 수 있으며, 교원섬유collagen fiber와 탄력섬유elastin fiber 등의 섬유성 단백질과 무정형의 기질ground substance로 구성된다. 교원섬유는 진피성분의 90%을 차지하며 섬유아세포에서 만들어지고 탄력섬유와 서로 그물 모양으로 짜여 있어 피부에 탄력성과 신축성을 부여한다. 기질은 점액다당류mucopolysaccaride가 주성분으로 히알루론산hyaluronic acid, 콘드로이틴황산chondroitin sulfate, 헤파린 황산염으로 이루어져 있다. 이들은 친수성 다당체로 자체 무게의 수십 배에서 1,000배까지 수분을 흡수할 수 있는 능력을 가지고 있다. 모세혈관, 림프관, 한선, 피지선 등은 피부의 영양 공급 및 지각기능, 노폐물 배설 등 피부의 중요한 기능을 맡고 있다.

2) 피부의 기능

(1) 보호작용

피부는 인체 내외부 사이의 장벽으로서 다양한 외부 유해물질이나 물리적인 자극으로부터 피부를 보호한다. 체내의 모든 기관을 외부의 기계적인 힘에 대해 완충작용으로 보호하고, 피지선에서 분비된 피지가 땀과 어우러져 피부 겉 표면에 pH 4.5~6.5의 산성막을 형성하여 세균이나 곰팡이 등 미생물의 침입을 막아준다.

(2) 체온조절작용

피부는 발한이나 피부혈관의 확장 · 수축에 의한 피부 혈류량의 변화에 따라 신체의 열 발산을 조절하여 체온을 일정하게 유지함으로써 인간의 몸이 항상 최적의 상태로 활동할 수 있도록 한다.

(3) 감각작용

피부에는 많은 수의 신경말단이 존재한다. 이를 통해 온도, 접촉, 압박, 진동 등의 외부자극에 반응하고 신경세포에 전달하는 수용체로 작용하여 몸을 보호한다.

(4) 분비 및 배설작용

피지선의 피지, 땀샘에서 땀을 분비하여 적은 양의 염분, 물과 유기물 등의 노폐물을 체외로 배출한다. 피지선의 크기와 발달은 성별, 나이 등에 영향을 받는다.

(5) 흡수작용

피부를 통한 흡수경로는 각질층을 통한 흡수, 모공 및 한선을 통한 흡수로 나눌 수 있다. 주로 확산에 의해 이루어지며, 분자량, 물질의 물리 · 화학적 성질, 혈류량, 피부 온도 등에 따라 달라진다. 피부를 통한 약품 처방도 가능하여 연고나 니코틴 패치와 같은 접착성 패치가 사용될 수 있다.

(6) 저장과 합성작용

피하조직은 여분의 영양물질을 저장하고, 피부에는 18~20%의 수분이 포함되어 있다. 피부는 지질과 수분의 저장고로서의 역할을 하는 동시에 UV를 통한 비타민 D 합성의 기능도 수행한다.

3) 피부노화

피부의 노화는 크게 내인성 노화와 외인성 노화광노화로 나눌 수 있다. 내인성 노화의 임상적 특징은 비교적 경미한 잔주름, 피부건조증, 탄력 감소 등을 들 수 있다. 외인성 노화광노화의 경우 내인성 노화에 비하여 굵고 깊은 주름과 잔주름이 발생하며, 심한 경우 피부건조증, 탄력 감소, 색소성질환, 양성종양, 피부암 등을 증가시킨다.

(1) 내인성 노화

내인성 노화는 나이의 증가에 따른 노화로, 체내 신진대사의 저하에 의해 피부노화가 발생한다. 섬유아세포의 작용과 세포 수가 감소하여 콜라겐, 엘라스틴, 피브릴린fibillin 등 세포 외 기질 단백질 섬유의 합성량이 줄어들고 구조가 느슨해져서 탄력이 감소되며 피부세포 내 수분이 손실되고 각질층의 구조가 변한다. 또한, 콜라게네이스collagenase의 작용이 증가하여 콜라겐의 가교된 형태가 증가함으로써 보습이 감소된다.

(2) 외인성 노화

외인성 노화는 환경적 요소, 특히 자외선에 의한 노화로 광노화라고도 불리는데, 음주, 흡연, 스트레스 등에 의해 촉진된다. 자외선에 대한 자극에 의하여 활성산소종ROS이 발생되고, 전염증성 사이토카인의 생성이 촉진되어 여러 가지 신호전달체계를 활성화시킨다. 또한 AP-1을 활성화시켜 TGF-β 및 TGF-α를 억제함으로써 진피의 주된 성분인 제Ⅰ형과 제Ⅲ형 콜라겐의 합성을 감소시키며, AP-1과 NF-$\kappa\beta$의 활성화는 MMPs, 특히 MMP-1, MMP-3, MMP-9을 활성화시켜 진피 내 결체조직의 분해를 촉진시킨다그림 12-2.

장기간 UV 노출 시 피부조직에서는 표피 두께가 2~3배 증가하며, 표피층에서는 유극세포의 증가, 각질세포의 다형성 등이 관찰되는 것이 특징이다. 또한, 무정형의 엘라스틴을 포함한 물질들이 표피와 진피 연결층 위에 침착되며 진피층에서는 콜라겐과 엘라스틴의 섬유 구조가 변형된 탄력섬유의 증가로 일명 일광탄력섬유증solar elastosis이 발생한다.

4) 주름 발생기전

노화와 UV 등의 산화적 스트레스에 의한 피부노출은 AP-1의 발현을 유도하고 이는 MMPs의 발현을 증가시켜 세포의 기질을 분해하여 주름생성을 촉진시킨다.

AP-1은 Jun과 Fos family 단백질로 이루어진 전사인자로, 산화적 스트레스는 c-Jun과 c-Fos 단백질 발현을 증가시키고, JNK와 p38에 의한 인산화로 활성화된다.

MMPmetalloproteinase는 세포 외 기질 단백질을 분해하는 효소로 AP-1에 의해 발현이 조절된다. 이 중 MMP-1은 콜라게네이스 1로 알려져 있으며, 제 I 형과 제III형 콜라겐을 기질로 한다. MMP-3는 스트로멜리신-1stromelysin-1이라고도 하며, 제 I 형 콜라겐은 분해할 수 없지만 기저막의 제 IV, V, IX, X형 콜라겐을 분해하며 pro-MMP-1을 활성화시킨다. MMP-9은 젤라티네이스-Bgelatinase-B로 콜라게네이스에 의해 분해된 산물을 더 작게 가수분해한다. 노화 및 UV에 의한 활성산소종의 증가는 MAPKs와 NF-KB를 활성화시키고 MMPs의 발현을 촉진시켜 콜라겐, 엘라스틴과 같은 기질 단백질의 분해를 증가시킨다. 또한 AP-1의 활성화로 TGF-β를 억제하여 프로콜라겐 합성을 감소시켜 피부주름 발생을 촉진한다그림 12-2.

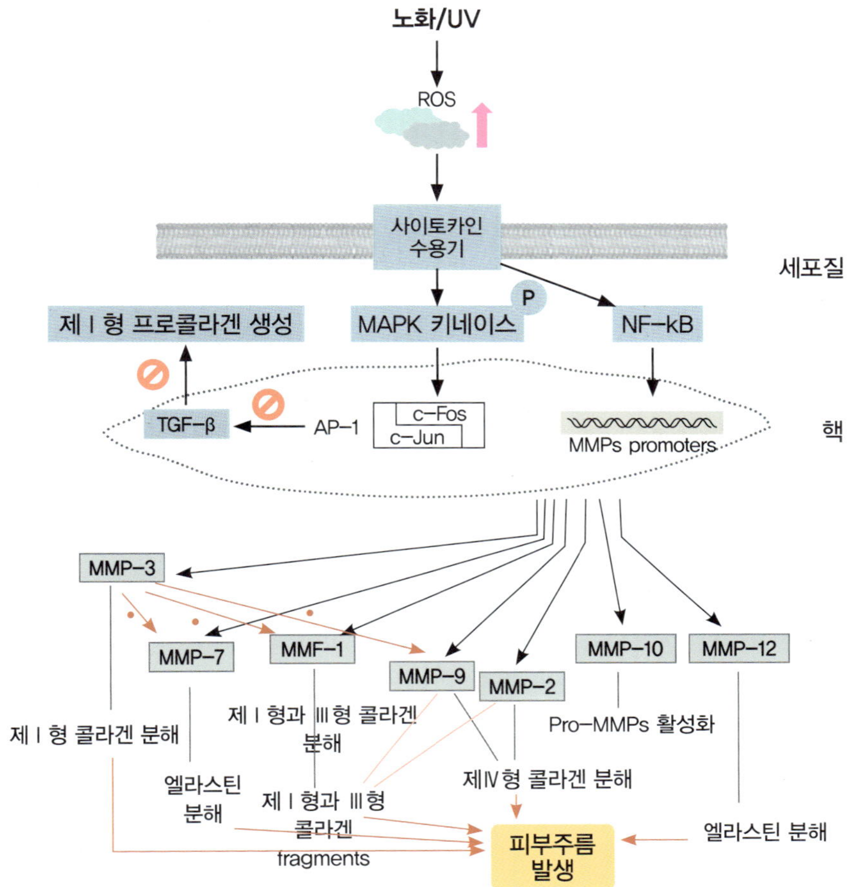

그림 12-2 피부의 주름생성 메커니즘

5) 피부 보습 관련 인자

피부의 탄력성이나 보습은 피부의 가장 외층인 표피의 각질층에 존재하는 수분과 진피에 존재하는 콜라겐에 의해 유지된다. 각질층의 수분 함량은 표피에서 생성 분비되는 지질 혼합체인 피지막과 각질층 내에 존재하는 수용성성분인 자연 보습인자natural moisturing factor, NMF에 의해 결정된다. 건강한 표피의 각질층은 15~20%의 수분을 함유하고 있으며 수분이 10% 이하로 떨어지면 피부가 건조해지고 윤기와 탄력이 없어져 주름이 증가하게 된다.

(1) 콜라겐

진피의 85~90%를 차지하는 콜라겐은 세포 기질의 주요 구성성분으로 교원섬유라고도 한다. 콜라겐collagen은 섬유아세포의 작용에 의해 프로콜라겐의 형태로 생성되는데, 새롭게 합성된 프로콜라겐은 효소반응을 거쳐 피부세포의 세포 외 공간으로 분비되어 삼중나선구조의 미세섬유microfibril를 형성하고, 미세섬유들은 leucine-rich small proteoglycans과 결합하여 섬유덩어리fibril를 형성하는데, 이러한 과정을 섬유화fibrillogenesis라고 한다그림 12-3. 결과적으로 이렇게 만들어진 섬유들이 모여 콜라겐 섬유를 형성하게 되어 피부의 결합력과 탄력성을 갖게 한다. 피부 콜라겐 중 대부분을 차지하는 것은 제 I 형 콜라겐이다. 콜라겐은 피부, 혈관, 뼈, 치아, 근육 등 체내 모든 결합조직의 주된 단백질로서 피부의 수분을 유지하고, 탄력을 조절할 뿐만 아니라 세포와 세포를 단단하게 해주고, 관절을 유연하게 유지시켜준다. 콜라겐은 단백질 분해효소의 작용을 받지 않으나 콜라게네이스에 의해 분해된다.

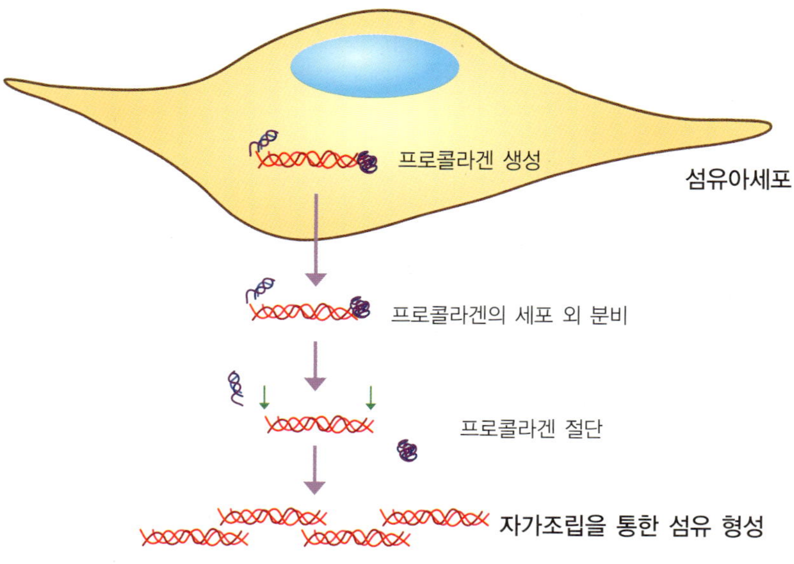

그림 12-3 섬유화 과정

(2) 세라마이드

세라마이드ceramide는 단백질 및 인지질 분해과정에서 산출되는 세린과 팔미토일palmitoyl-CoA의 결합에 의해 생성되며그림 12-4, 글루코실세라마이드glucosylceramide 또는 스핑고마이엘린sphingomyelin으로 전환도 가능하다. 전환된 물질은 다른 대사과정을 거친 후 세라마이드로 재전환되기도 한다.

지질성분들로 구성된 세라마이드는 세포 간 접합질intercellular cement의 35~40%를 차지하며 피부의 수화와 관련이 있다. 따라서 세라마이드의 지질성분들의 생성 및 분비 감소가 얇은 판lamellae 구조를 파괴하면서 경피수분손실tramsepidernal water loss, TEWL이 증가하여 피부는 건조해지고 표면이 메마르며 각질이 생성된다.

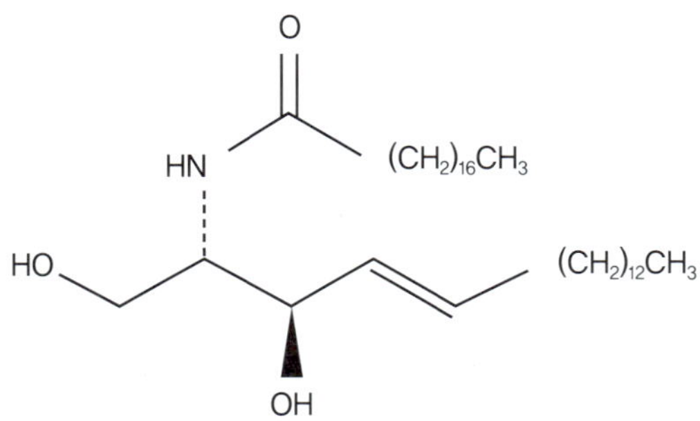

그림 12-4 세라마이드 구조

(3) 히알루론산

피부에 존재하는 히알루론산hyaluronic acid은 섬유모세포 및 각질 형성세포에서 만들어지며 점다당질의 구성성분으로 다당류가 많이 들어 있어 수분을 상당량 함유할 수 있는 특징이 있다그림 12-5. 무게가 자신의 1,000배인 수분과 결합하여 피부장벽기능의 조절과 세포 외 기질을 수화시켜 조직 내 수분의 항상성을 유지시킨다. 히알루론산은 진피뿐만 아니라 표피의 세포 간격, 특히 가시층에 있으나 각질층과 과립층에는 존재하지 않는다.

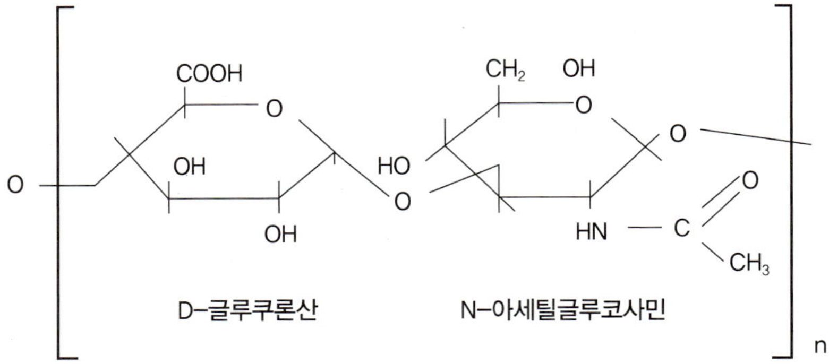

그림 12-5 히알루론산 구조

2. 기능성평가

현재 식품의약품안전처에서 인정한 피부미용 개선 관련 기능성은 '자외선에 의한 피부 손상으로부터 피부 건강을 유지하는 데 도움'과 '피부 보습에 도움' 두 가지가 있다. '자외선에 의한 피부 손상으로부터 피부 건강 유지' 기능성을 확인하기 위한 측정 가능한 방법은 자외선에 의한 피부 손상 보호와 관련된 기전을 확인할 수 있는 바이오마커로, '피부 보습'은 피부구조 및 기능 유지를 확인할 수 있는 바이오마커로 정리할 수 있다.

1) 시험관 내 시험

정상섬유아세포인 HDFhuman dermal fibroblast와 epidermal keratinocyte 등을 사용하여 다음과 같은 바이오마커를 측정할 수 있다.

(1) 자외선에 의한 피부 손상 보호

① MAPK pathway 및 MMPs

피부주름 생성인자로 MAPK pathway를 통하여 JNK, AP-1의 Jun와 Fos family 단백질은 세포의 증식과 분화에 관련되는 많은 유전자의 발현을 조절하고 몇몇 MMPs의 발현을 강력히 유도한다. 과도한 MMPs의 발현은 콜라겐을 포함한 세포 외 기질 단백질을 분해시킨다. MMPs 발현 억제효과를 측정하기 위한 방법은 노던블롯분석Northrn blot analysis, 웨스턴블롯분석Western blot analysis, RT-PCR, ELISA 등이 있다.

② Ki-67, 8-OHdG

Ki-67은 세포의 증식 마커이며, 리보소말 RNA 전사와 관련이 있다. 8-OHdG8-oxo-2'-deoxyguanosine은 DNA 손상 관련 산화적 마커로서 암 생성과 관련이 있다. 자외선에 의하여 Ki-67, 8-OHdG의 증가는 피부의 탄력을 저하시킨다. Ki-67, 8-OHdG의 생성 억제는 anti-mouse Ki-67, anti-8-OHdG를 이용한 ELISA법을 활용할 수 있다.

③ SOD/GSH-Px/CAT

과도한 자외선 노출로 인하여 활성산소의 농도는 증가하고, 이를 억제하는 것이 SOD, GSH-Px, CAT 항산화효소들이다. SOD는 초과산화이온을 산소와 과산화수소로 바꾸어 줌으로써 독성으로부터 세포를 방어한다. GSH-Px의 경우, 셀레노엔자임으로 구성된 항산화 효소이며, CAT는 과산화수소를 물과 산소로 분해하는 역할을 한다. 이들 항산화효소의 활성은 상용화된 키트를 이용하여 UV-분광기로 흡광도의 변화를 측정한다.

④ 사이토카인

사이토카인cytokine은 표적세포의 세포막에 존재하는 특이적인 수용체에 결합하고 신호전달 경로를 활성화하여 궁극적으로 효소 활성이나 유전자의 발현을 변화시킨다. 자외선으로 인한 염증성 사이토카인IL-6, IL-1α, IL-10, TNF-α 등 증가는 피부탄력을 감소시킨다. 세포 및 피부조직에서 단백질 및 mRNA 발현을 측정할 수 있다.

⑤ COX-2

COX-2cyclooxygenase-2는 아라키돈산을 프로스타글란딘 E2PGE2로 전환시키는 효소로, 염증이나 면역자극에 의해 발현된다. 자외선으로 인한 COX-2의 증가는 피부주름에 영향을 준다. 세포 및 피부조직에서 단백질 및 유전자 발현을 측정할 수 있다.

(2) 피부구조 및 기능 유지

① 프로콜라겐

프로콜라겐procollagen은 콜라겐의 구성성분으로, 섬유아세포fibroblast, 골아세포osteoblast 등에서 합성되어, 최종적으로 프로콜라겐 펩티데이스에 의해 콜라겐으로 전환된다. 프로콜라겐의 증가는 피부의 결합력, 탄력성과 연관성이 있다. 상용화된 키트를 이용하여 프로펩티드의 양을 측정할 수 있다.

② 콜라겐 합성유전자

콜라겐 합성과 관련된 유전자는 COL1A1, COL2A1, COL3A1, COL4A1 등이 있다. 이들은 각각 콜라겐 유형 Ⅰ, Ⅱ, Ⅲ, Ⅳ를 만드는 데 관여하고 있으며, 각각의 유형들은 서로 연관성이 있다. 세포 및 피부조직에서 단백질 및 mRNA 발현을 측정할 수 있다.

③ 히알루론산 및 엘라스틴 함량

히알루론산은 동물의 유기체 관절액, 연골, 피부 등에 많이 존재하는 성분으로 물과 결합하여 겔상태가 되어 관절의 윤활작용, 피부의 유연성 등에 관여한다. 탄성섬유인 엘라스틴은 진피층의 3~4% 정도를 차지하며 피부의 탄력에 영향을 준다. 세포 및 피부조직에서 단백질 및 mRNA 발현을 측정할 수 있다.

④ 콜라게네이스 억제 활성

콜라겐의 섬유질 기본단위는 세 개의 폴리펩티드 사슬로 되어 있는 트로포콜라겐tropocollagen으로 대부분이 글리신과 프롤린으로 구성되어 있다. 콜라게네이스는 Pro-X-Gly-Y 구조의 글리신과 프롤린 사이의 결합을 가수분해하는 효소이다. 콜라게네이스의 활성은 상용화된 키트를 사용하여 형광분석기를 통해 측정할 수 있다.

2) 동물실험 및 인체적용시험

UV를 조사한 무모쥐hairless mice 등의 실험동물 및 피부 건조화를 유도한 동물 모델 등을 사용하여 다음과 같은 바이오마커를 측정할 수 있다. 인체적용시험은 건강인, 피부건조증상국소적이 있는 자, 경증 아토피피부염이 있는 자짓무름 증상 없음, 증상이 국소적를 대상으로 할 수 있다.

(1) 자외선에 의한 피부 손상 보호

① 최소홍반량

최소홍반량minimum erythemal dose, MED은 UVB를 사람의 피부에 조사한 다음, 16~24시간 후에 조사영역의 거의 대부분에 미세한 홍반을 나타낼 수 있는 최소한의 자외선량을 말한다. 피험자의 등에 시험 부위를 구획한 후 피험자가 편안한 자세를 취하도록 하여 자외선을 조사한다. 자외선을 조사하는 동안에 피험자가 움직이지 않도록 한다. 조사가 끝난 후 16~24시간 범위 내의 일정시간에 피험자의 홍반상태를 판정한다. 홍반은 충분히 밝은 광원하에서 두 명 이상의 숙련된 사람이 판정한다. 전면에 홍반이 나타난 부위에 조사한 UVB의 광량 중 최소량을 최소홍반량으로 한다.

② 표피 · 진피 두께

표피의 두께는 0.05~0.1mm 정도로, 각질층, 과립층, 유극층, 기저층으로 구성되어 있으며, 28일 정도 주기로 새로운 세포로 교체되고 있다. 진피는 섬유성분과 기질성분으로 구성되어 있으며 두께는 표피의 15~40배 정도이다. 표피, 진피의 두께는 디지매틱 캘리퍼스digimatic calipers를 사용하여 측정한다. 또는 기저층부터 과립층까지의 두께를 생체현미경biomicroscope, DP-72 CCD 카메라를 이용하여 측정한다.

③ 피부주름

건강한 표피의 각질층은 15~20%의 수분을 함유하고 있으며 수분이 10% 이하로 떨어지면 피부가 건조해지고 윤기와 탄력이 없어져 주름이 증가하게 된다. 실험동물 또는 인체의 피부 모사판을 제작하고 레플리카 피부화상분석기replica-visiometer를 이용하여, 주름의 정도를 대조군과 비교 분석하는 방법으로 효능을 검증할 수 있다.

(2) 피부 구조 및 기능 유지

① 세라마이드 함량

세라마이드ceramide는 단백질 및 인지질 분해과정에서 제공되는 세린과 팔미토일-CoA의 결합에 의해 생성된다. 세라마이드의 지질성분들의 분비 감소는 얇은 판lamellae 구조를 파괴시켜 각질을 생성한다. 세라마이드의 함량은 동물 또는 인체 피부 표피를 폴리트론으로 분쇄하고 HPLC-ELSD를 이용하여 측정할 수 있다.

② 콜라겐 섬유

새롭게 합성된 프로콜라겐은 효소반응을 거쳐 피부세포의 세포 외 공간으로 분비되어 삼중나선구조의 미세섬유를 형성하고, 미세섬유들은 leucine-rich small proteoglycans와 결합하여 피브릴을 형성한다. 이들이 모여 최종적으로 콜라겐 섬유collagen fiber를 형성하게 되어 피부의 결합력과 탄력성을 갖게 한다. 콜라겐 섬유양은 동물과 인체의 혈액 및 조직을 이용하여 면역조직화학염색IHC법을 통해 측정할 수 있다.

③ 제 I 형 콜라겐

제 I 형 콜라겐은 섬유아세포에서 수용성 제 I 형 프로콜라겐으로 합성된 후, 세포 외로 분비된다. 그 후 가수분해과정을 통해 비수용성 콜라겐 섬유 형태로 전환된다. 뼈, 치아, 힘줄 생성 등에 관여하며, 힘에 관여하는 섬유들을 생산하기 위해 중합하는 역할을 한다. 제 I 형 콜라겐은 단백질 전기영동법을 통해 단백질 발현량을 측정하여 대조군과 비교할 수 있다.

④ 히알루론산 함량

히알루론산hyaluronic acid content은 동물의 유기체 관절액, 연골, 피부 등에 많이 존재하는 성분으로 물과 결합하여 겔 상태가 되어 관절의 윤활작용, 피부의 유연성 등에 관여한다. 동물이나 사람의 피부 표피, 진피 조직을 지방을 제거하는 등 전처리를 거쳐 효소결합면역흡착검사법enzyme-linked immunosorbent assay, ELISA인 히알루론산 키트를 이용하여 측정한다.

⑤ 피부 수분량

일반적으로 표피의 각질층은 약 15~20% 정보의 수분을 함유하고 있으나 수분이 10% 미만이 되면 피부가 건조해져 주름이 쉽게 형성된다. '자연 보습인자natural moisture factor'라는 수용성성분은 표피의 각질층과 피지막에 존재하여 이는 피부의 수분 함량을 결정하는 중요한 인자이다. 피부 수분량skin hydration은 수분측정기corneometer를 이용하여 시험 전후 변화를 기기적으로 측정한다.

⑥ 경피수분손실량

경피수분손실량transepidernal water loss, TEWL은 동물이나 사람의 피부표면에서 공기 중 수분을 픽의 법칙에 의해서 확산하는 증기압을 구하여 표피로부터 증발하는 수분을 산정하는 방식이다. 따라서 인체 외부로의 '경피수분손실량' 측정은 각질층의 보습 및 수분상태와 관련이 있다. 경피수분손실이 클수록 각질층의 보습능력이 떨어지는 것을 의미한다. Ventilated chamber method에 따라 전해물분석기를 이용하거나, 경피수분손실 측정기, 수분측정기 등을 이용하여 실험동물이나 인체의 피부 수분 정도를 측정한다.

⑦ 각질화 정도

피부의 각질은 외부 환경에 대한 일차적인 방어기능을 담당하고 있다. 외부로부터의 물리적 · 화학적 자극 및 미생물 등으로부터 생체를 보호하고 체액, 수분의 증발 등을 적절히 조절하여 항상성을 유지한다. 특히, 피부를 탄력 있고, 부드럽게 해주는 역할을 하는 물질은 각질층에 대부분 존재한다. 각질층은 천연 보습인자와 단백질 그리고 콜레스테롤, 지방산, 세라마이드로 구성된 지질로 이루어지며, 피부의 수분 정도와 관련이 있다. 각질층의 수화와 두께 정도는 수분측정기를 이용하여 측정한다.

⑧ 피부 거칠기

자외선, 노화 등으로 인하여 표피의 각질층 수분이 10% 이하로 떨어지면 피부가 윤기와 탄력이 없어진다. 특히, 피부표면의 최외층에 있는 각질세포가 잘 떨어져 나가지 않아서 각질이 많이 쌓이게 되고 두터워지면 더욱 거칠고 건조해진다. 피부 거칠기는 실리콘 임프린트silicone imprint, replica를 이용하여 피부의 모사판을 제작하고 이를 적합

한 기기예 : visiometer, primos compact 등를 사용하여 분석한다.

⑨ 피부 탄력

피부 탄력skin elasticity은 탄력섬유인 엘라스틴을 간접적으로 평가하는 지표로서 엘라스틴 함량이 증가함에 따라 피부 탄력이 증가하여 주름 개선효과가 있다고 알려져 있다. 측정하고자 하는 실험동물 및 인체의 피부 부위를 디지매틱 캘리퍼스 또는 피부탄력측정기를 사용하여 측정한다.

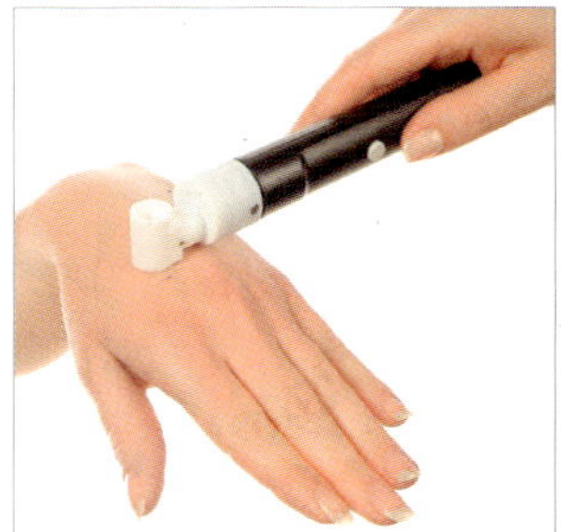

그림 12-6 경피수분손실측정기

3. 기능성원료

1) 고시형 원료

(1) 엽록소 함유 식물, 스피루리나/클로렐라

엽록소는 대부분의 식물, 조류algae, 남조류cyanobacteria에서 발견되는 녹색색소이다. 엽록소는 분자구조에 따라 a, b, c1, c2, d 등으로 분류되는데, 가장 보편적으로 볼 수 있는 것은 a와 b이다. 엽록소는 녹색식물이 광합성과정에서 태양의 빛에너지를 흡수하여 이산화탄소와 물로부터 유기물을 합성하는 데 중요한 역할을 한다. 엽록소 함유 식물 원료는 맥류약엽, 알팔파, 해조류 및 식용식물류로서 단일 식물 전부 또는 일부를 그대로 사용하거나 이를 착즙·건조하여 식용에 적합하도록 만든 것이다.

스피루리나는 남조류의 일종으로 카로티노이드 등의 색소와 리놀렌산 등의 필수 지방산이 풍부하다. 클로렐라는 지름 10μm 이하의 구형 또는 타원형의 단세포로서, 1개의 핵과 1개의 엽록소로 이루어져 있다. 스피루리나와 클로렐라 원료는 각 속의 조류를 인공적으로 배양하고 건조하여 식용에 적합하도록 한 것을 말한다.

맥류약엽, 알팔파, 해조류 등의 식용식물류, 스피루리나와 클로렐라는 오랫동안 안전하게 섭취하여 온 식품이며 심각한 독성이 보고된 바가 없다. 클로렐라 등 엽록소 함유 식물 섭취는 직접적인 항산화 작용뿐만 아니라 항산화효소 활성을 촉진시키는 방법을 통하여 세포 내 산화 스트레스를 감소시켜 피부노화를 방지하는 것으로 알려져 있다. 안전성과 기능성을 확보할 수 있는 엽록소 함유 식물 및 스피루리나/클로렐라의 일일 섭취량은 총 엽록소로서 8~150mg이다.

(2) 포스파티딜세린

포스파티딜세린은 동물과 미생물 등의 생체막에 존재하고 있으며, 사람의 경우 뇌에 높은 농도로 존재하는 것으로 알려져 있다. 포스파티딜세린을 섭취시킨 동물 및 인체를 대상으로 하여 자외선에 의한 피부 손상으로부터 피부를 보호해 주고, 피부 보습에 도움을 주는 기능성에 대한 연구가 이루어져 있다. 57세 이상 노인을 대상으로 한 인체적용시험에서 특이한 이상반응이 관찰되지 않았지만, 임산부와 수유부는 섭취에 주의해야 하며, 과잉 섭취 시 위장장애나 불면증을 유발할 수 있으므로 유의하여야 한다. '자외선에 의한 피부 손상으로부터 피부건강을 유지하는 데 도움을 줄 수 있음' 및 '피부 보습에 도움을 줄 수 있음'의 기능성을 확보하기 위한 포스파티딜세린의 하루 섭취량은 300mg이다.

(3) N-아세틸 글루코사민

N-아세틸 글루코사민N-acetylglucosamine, NAG은 새우나 게 등 갑각류의 껍질을 구성하는 성분인 키틴을 가수분해하여 얻어진다. 체내에서는 세포와 세포의 결합성분, 점막성분, 관절 윤활액 등의 성분인 글루코사미노글리칸, 당지질, 당단백 등을 구성하는 물질로 콜라겐 분해 및 엘라스틴 분해에 대한 효소 활성을 감소시킨다. 또한, NAG는 체내에서 히알루론산 등으로 존재하는데, 히알루론산은 진피dermis의 주요 성분 중의 하나로 높은 보수력을 가지는 것으로 알려져 있다. 여러 인체적용시험 결과에서 부작용이 발견되지 않은 안전한 식품 소재이지만, 게 또는 새우 알레르기가 있는 사람의 경우 섭취에 주의가 요구된다. '피부 보습에 도움을 줄 수 있음'의 기능성을 확보하기 위한 NAG의 일일 섭취량은 0.5~1g이다.

(4) 히알루론산

히알루론산은 피부 속에 원래 존재하는 성분으로, 노화에 따라 그 양이 줄어들면서 피부가 건조해지고 잔주름도 생긴다. 건강한 닭의 벼슬을 효소로 가수분해하여 만들거나, 유산균 발효를 통해 제조된다. 개별인정형 원료로서의 히알루론산은 히알루론산나트륨으로 존재하며, 그 함량은 90% 이상으로 표준화하였고, '피부 보습에 도움을 줄 수 있음'의 기능성을 인정하였다. 기능성과 안전성 확보를 위한 일일 섭취량은 히알루론산으로서 120~240mg이다.

(5) 곤약감자 추출물

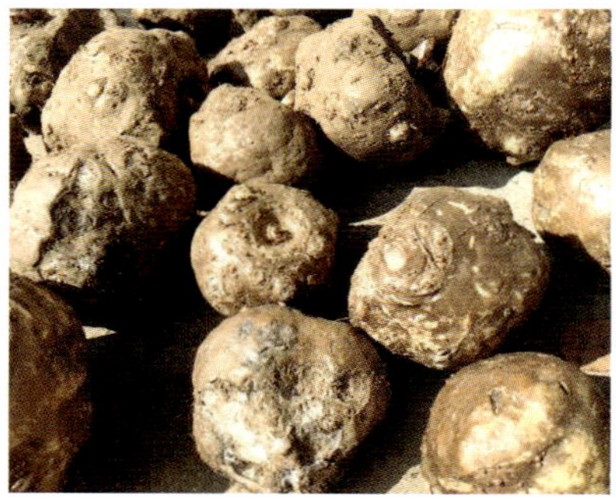

그림 12-7 곤약감자

곤약감자 추출물은 곤약감자Amorphophallus konjac를 주정으로 추출하여 글루코실세라미드glucosylceramide를 22.5~34mg/g를 함유하도록 제조한다. 피부가 손상되거나 건조한 동물과 사람에게서 피부의 수분량을 증가시키고 표피의 수분손실량을 감소시키는 것으로 확인되었다. 기능성과 안전성 확보를 위한 일일 섭취량은 글루코실세라미드로서 1.2~1.8mg이다. 단, 임산부와 수유기 여성은 섭취를 삼가야 한다.

2) 개별인정형 원료

(1) 석류농축분말

석류농축분말은 석류Punica granatum. L의 과육 부위를 효소 처리 및 농축, 건조를 통해 엘라그산ellagic acid이 1.2mg/g이 되도록 제조한다. 「식품공전」상에 '석류'는 식품에 사용할 수 있는 원료로 등재되어 있고, 12주간 섭취시킨 인체적용시험에서도 이상반응이 보고되지 않았다. 무모쥐Hairless mice를 이용한 동물실험에서 피부 수분량, 콜라겐 함량, 히알루론산 합성효소, 콜라겐 합성 유전자, 콜라겐 분해효소 억제, 주름길이, 주름깊이 등이 유의적으로 개선되었고, 12주간의 인체시험을 통해서도 피부 수분량, 경피수분 손실량, 눈가 주름, 피부 탄력, 피부색이 유의적으로 개선이 확인되어 '피부 보습에 도움을 줄 수 있음'과 '자외선에 의한 피부 손상으로부터 피부 건강을 유지하는 데 도움을 줄 수 있음'의 기능성이 인정되었다. 기능성과 안전성 확보를 위한 일일 섭취량은 석류농축분말로서 1g이다. 단, 어린이, 임산부, 수유부와 에스트로겐에 민감한 사람은 섭취에 주의하여야 한다.

(2) 허니부쉬 추출발효분말

허니부쉬 추출발효분말은 허니부쉬*Cyclopia intermedia*를 원재료로 하여 95~98℃에서 1, 2차 추출 및 스트렙토코코스써모필러스*Streptococcus thermophilus*를 이용한 발효를 거쳐 히스페리딘hesperidin을 1.7mg/g 함유하도록 제조한다. 설치류 및 비설치류를 대상으로 한 단회 투여 및 반복 투여 등의 독성시험과 함께 120명의 성인을 대상으로 한 인체시험에서 이상반응이 보고되지 않았다. 무모쥐를 이용한 동물실험에서 피부 주름 형성 및 진피 콜라겐 섬유 함량이 유의적으로 개선되었고 성인여성을 대상으로 한 인체적용시험에서 피부 주름, 피부 수분, 피부 탄력, 경피수분손실량 등이 개선되어 '자외선에 의한 피부 손상으로부터 피부 건강에 도움을 줄 수 있음'의 기능성이 인정되었다. 기능성과 안전성 확보를 위한 일일 섭취량은 허니부쉬 추출발효분말로서 400~800mg이다. 단, 어린이, 임산부, 수유부와 유당불내증이 있는 사람은 섭취에 주의하여야 한다.

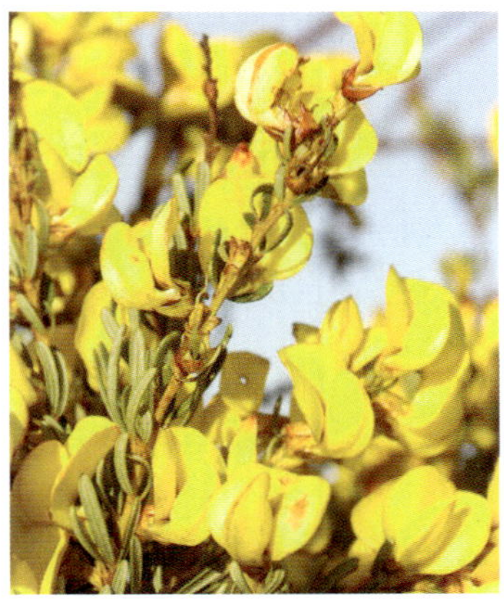

그림 12–8 허니부쉬

(3) 콩보리발효복합물

콩보리발효복합물은 국내산 보리 및 콩을 원재료로 하여 당화 및 효모를 활용한 발효를 통해 제조한다. 동물실험 및 인체적용시험을 통해 콜라겐 분해를 방지하고 콜라겐 합성을 촉진함으로써 피부주름 및 피부 보습이 개선됨을 확인하였다. 인정된 기능성 '피부 보습에 도움을 줄 수 있음'과 안전성 확보를 위한 하루 섭취량은 콩보리발효복합물로서 3g이다. 단, 영유아, 어린이, 임산부 및 수유부, 에스트로겐 호르몬에 민감한 사람은 섭취에 주의하여야 한다. 또한 알레르기 체질이거나 특정질환이 있는 경우에는 섭취 전 의사와 상담이 필요하다.

(4) 핑거루트 추출분말

핑거루트 추출분말은 핑거루트finger root라 불리는 보에센베르기아 판두라타*Boesenbergia pandurata*를 원재료로 하여 제조되는데, 지표성분은 판두라틴 Apanduratin A이다. 인체적용시험을 통해 피부 주름, 피부 수분, 피부 윤기 개선, 피부 탄력에서의 유의적 개선이 확인되어 '자외선에 의한 피부 손상으로부터 피부 건강을 유지하는 데 도움을 줄 수 있음'과 '피부 보습에 도움을 줄 수 있음'이 인정되었다. 기능성과 안전성 확보를 위한 일일 섭취량은 핑거루트 추출분말로서 600mg이다.

(5) 소나무껍질 추출물 등 복합물

소나무껍질 추출물 등 복합물은 프랑스 해안송 껍질주정 추출물, 비타민 C, 비타민 E 및 달맞이꽃 종자유를 혼합하여 제조한다. 동물실험을 통해 자외선 조사로 인한 콜라겐 분해와 교원질 합성 저하가 억제됨을 확인하였다. 또한, 중년여성을 대상으로 한 인체적용시험에서 자외선으로 인한 피부 주름 감소가 확인되어 '햇볕 또는 자외선에 의한 피부 손상으로부터 피부 건강을 유지하는 데 도움을 줄 수 있음'의 기능성이 인정되었다. 기능성과 안전성 확보를 위한 하루 섭취량은 소나무껍질 추출물 등 복합물로서 1,130mg이다. 단, 임산부, 수유부 및 어린이 그리고 '달맞이꽃종자유'에 과민증이 있는 사람은 섭취를 삼가야 한다. 과량 섭취 시 위장장애 등의 부작용이 있을 수 있으므로 주의하여야 하고, 기타 질병을 보유하고 있는 사람 및 수술 전후 환자는 섭취 시 의사와 상담이 필요하다.

(6) 기타

위 기능성원료 외에도, 프로바이오틱스 HY7714, 홍삼・사상자・산수유복합 추출물, 멜론 추출물, 옥수수배아 추출물, 저분자 콜라겐 펩티드, Collactive 콜라겐 펩티드, 민들레 등 복합추출물, 지초추출분말, 쌀겨추출물 또한 식품의약품안전처로부터 피부건강 개선에 대한 효과로 개별인정형 기능성 원료로 인정받았다. 홍삼・사상자・산수유복합추출물, 메론추출물은 '자외선에 의한 피부 손상으로부터 피부 건강 유지에 도움을 줄 수 있음'의 기능성으로 인정받았고, 옥수수배아 추출물, Collactive 콜라겐 펩티드, 민들레 등 복합 추출물, 지초 추출분말, 쌀겨 추출물은 '피부 보습에 도움을 줄 수 있음'의 기능성을 인정받았다. 프로바이오틱스 HY7714와 저분자 콜라겐 펩티드는 위의 두 기능성을 모두 인정받았다.

표 12-1 피부건강 개선 기능성원료 현황(2018년 12월 기준)

기능성	고시형	개별인정형
피부 건강	엽록소 함유 식물, 클로렐라, 스피루리나, 알로에겔	
자외선에 의한 피부 손상으로부터 피부 건강을 유지하는 데 도움	포스파티딜세린	소나무껍질 추출물 등 복합물, 멜론 추출물, 포스파티딜세린, 프로바이오틱스HY7714, 핑거루트 추출분말, 홍삼・산사자・산수유복합 추출물, 히알루론산, 허니부쉬발효분말, 석류농축분말
피부 보습에 도움	포스파티딜세린, NAG, 히알루론산, 곤약감자추출물	AP콜라겐 효소분해 펩티드, Collactive 콜라겐 펩티드, N-아세틸글루코사민, 곤약감자 추출분말, 민들레 등 복합 추출물, 쌀겨 추출물, 옥수수배아 추출물, 저분자 콜라겐 펩티드(분말), 지초 추출분말, 포스파티딜세린, 히알루론산, 프로바이오틱스 HY7714, 콩보리발효복합물, 밀배유 추출물, 핑거루트 추출분말, 석류농축분말

CHAPTER

13

기타 건강

1. 운동수행능력 향상

운동수행능력이란 일상생활이나 스포츠에서 수행되는 신체동작을 빠르게, 강하게, 오래, 능숙하게 할 수 있는 능력을 의미한다. 이러한 운동수행능력에 영향을 미치는 요인은 운동 및 신체동작의 종류에 따라 다르다. 운동수행능력은 크게 ① 근피로 회복, ② 지구력, ③ 근신경계 활성화 등으로 구분될 수 있다.

1) 운동수행능력

근피로muscle fatigue란 강도가 강한 운동 후 또는 장기간의 운동으로 인해 신체활동 수행능력이 일시적으로 감소된 상태를 의미한다. 지구력endurance은 피로에 대한 저항력으로 정의되고, 근육 글리코겐 저장량 및 젖산 생성과 관련된다. 근신경계 활성화는 운동 관련 대외 피질의 활동 및 척수를 포함하는 감각 및 운동 관련 신경계의 활동을 의미하는 것으로 평형성balance, 협응성coordination, 반응시간reaction time 등 기본적인 운동능력과 연관된다.

일상생활을 수행함에 있어 근력의 약화는 비정상적인 움직임이나 보행을 초래하게 된다. 일상생활 수행력 약화는 정상적인 운동이 불가해지며 이로 인한 체력 저하, 비만, 고혈압 등의 만성질환을 야기시킨다. 이에 정상적인 건강생활을 위해 운동수행능력을 향상할 수 있도록 한다.

2) 운동수행능력 저하의 원인

운동부족 및 질병으로 인한 활동량 저하가 근육 약화의 주원인이 되고, 이로 인해 운동수행능력이 저하된다. 또한, 노화, 영양불균형이 근육 약화에 영향을 미치게 되고, 술과 담배, 스트레스 역시 근력 유지의 저해요인이 된다.

3) 기능성평가

(1) 근피로

근피로는 근지구력, 근육 손상과 근육 피로지표로 평가할 수 있다. 근지구력은 특정 무게를 반복적으로 들어올릴 수 있는 최대 반복횟수를 구한다. 근육 손상과 근육 피로에 관련되는 지표로는 크레아틴인산화효소, 젖산탈수소효소, 혈중 젖산, 혈중 암모니아 등의 지표가 있다.

(2) 지구력, 에너지 공급과 회복

① 지구력

운동 후 탈진 시까지 걸리는 시간, 근육 내 지방산화, 글리코겐 저장량, 에너지 생성 및 공급효율 관련 지표, 젖산 축적, 심폐기능 등으로 확인할 수 있다. 운동 후 탈진 시까지 걸리는 시간은 실험동물 모델을 이용한 강제 수영시험, 강제 달리기시험으로 측정할 수 있다. 지방산화 관련 지표는 운동 시 호흡교환율 VCO_2/VO_2을 측정하여 탄수화물과 지방의 영양소 사용 비율을 확인한다. 운동이 시작되면 초기 단계에서는 해당과정에 의한 탄수화물이 주된 에너지원으로 사용되지만, 운동이 지속되면 지방이 주요 에너지원으로 이용되면서 호흡교환율이 감소한다. 지방분해와 지방산화의 산물로서 지방산과 글리세롤이 분해되기 때문에 혈중 유리지방산을 통해 지방산화 정도를 예측할 수 있다. 운동 시 근육과 간의 글리코겐 고갈은 피로의 주요 원인이므로 실험동물 모델에서 간과 근육조직을 이용하여 글리코겐 함량을 측정할 수 있다.

② 에너지 생성 및 공급 효율

인체 내에서 크레아틴은 유리 크레아틴 또는 크레아틴인산의 형태로 골격근에 저장되어 근수축 시 ATP–크레아틴인산 시스템을 통해 근섬유의 에너지원인 ATP를 생성한다. 혈중 크레아틴 농도나 근육 내 크레아틴 함량을 측정하여 확인하고 그 외 심폐기능은 최대산소섭취량과 심박수를 이용하여 측정한다.

(3) 근신경계 활성화

근전도, 한 발 서기 시간, 보행시간, 반응시간, 사이드스탭 이동횟수 등을 이용하여 평가한다.

4) 기능성원료

(1) 옥타코사놀 함유 유지

옥타코사놀은 지구성 운동 시 필요한 글리코겐을 절약하기 위해 체내 지방대사를 촉진시켜 글리코겐 축적량을 증가시킨다. 옥타코사놀로서 일일 섭취량 7~40mg을 만족시키면 '지구력 증진에 도움을 줄 수 있음'으로 표기할 수 있다.

(2) 크레아틴

크레아틴은 체내 인산크레아틴으로 전환되어 ATP 생성을 유도한다. '운동능력 향상에 도움을 줄 수 있음'에 대한 기능성 소구가 가능하며, 일일 섭취량은 크레아틴으로 3g이다.

표 13-1 운동수행능력 건강기능성원료 현황(2018년 12월 기준)

고시형	개별인정형
옥타코사놀 함유 유지	크레아틴, 마카젤라틴화분말, 헛개나무과병 추출분말, 동충하초발효 추출물

2. 눈 건강

1) 눈 건강

눈은 각막, 홍채, 망막, 수정체, 유리체 등으로 구성되어 있고그림 13-1, 눈의 기능이 저하되면 시력 저하, 야맹증, 안구건조증 등의 증상이 나타난다.

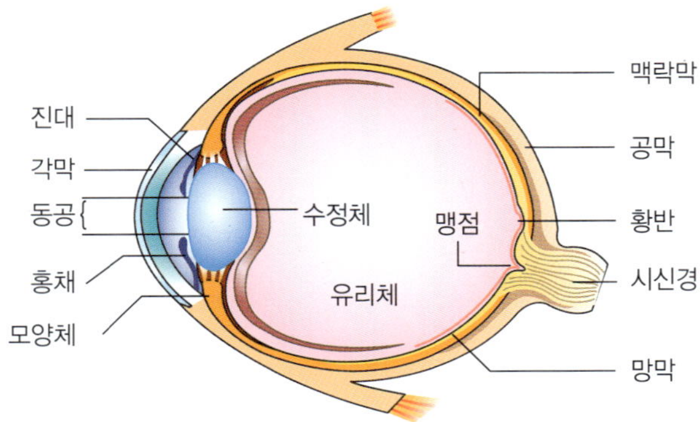

그림 13-1 눈의 구조 및 명칭

2) 눈 건강 저하

(1) 황반변성

눈의 안쪽 망막 중심부에 위치한 중심부에 위치한 신경조직을 황반이라고 하며, 물체의 상이 맺히는 곳이 황반의 중심이기 때문에 황반은 시력에 매우 중요한 역할을 담당한다. 황반의 색소는 망막의 황반부에서만 관찰되는 색소로서 루테인이나 지아잔틴과 같은 카로티노이드의 축적이다. 황반부는 노화, 유전, 성별, 흡연, 혈압, 염증성 요인에 의해 변형될 수 있으며, 황반변성 발생 시 시력이 저하되고, 심할 경우 시력을 소실할 수 있다.

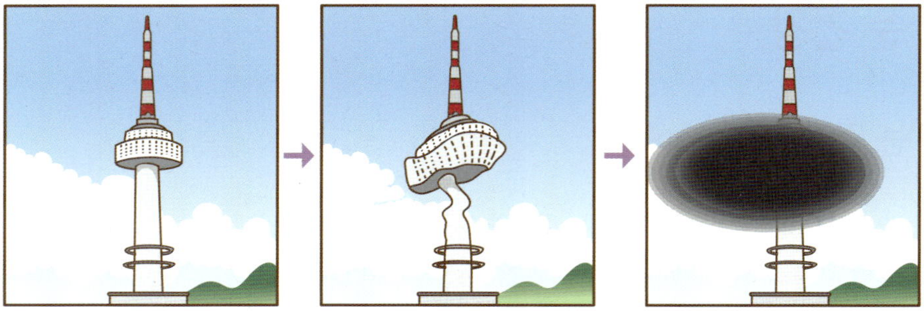

그림 13-2 황반변성으로 인한 중심 시력 변형의 예

(2) 눈의 피로

눈의 피로는 오랜 근거리 작업이나 건조한 환경으로 인한 안구건조증이나 장기간 빛 노출에 의한 눈의 망막상피세포에 자유라디칼이 생성된 망막 혈관수축 등의 현상들로 정의한다. 피로증상은 흐릿함, 눈물, 충혈, 눈부심, 이물감 등의 증상이 나타나며 심한 경우 눈에 통증 및 두통이 유발된다.

3) 기능성평가

(1) 황반변성

황반변성은 황반색소밀도, 리포푸신 축적량 등으로 확인한다.

① 황반색소밀도

황반색소밀도는 황반색소의 밀도가 높으면 안저fundus에 청색광을 조사하였을 때 반사되어 나오는 청색광이 감소되는 원리를 이용하여 측정한다.

② 리포푸신 축적 억제

황반변성의 원인으로 망막색소상피에서 리포푸신 침착이 발견되므로, 리포푸신 축적이 억제되는 것으로 황반변성 개선에 대한 기능성을 확인할 수 있다. 리포푸신 축적량은 전자현미경을 이용하여 망막상피세포의 리포푸신 축적 정도를 평가한다.

알아보기

리포푸신

리포푸신(lipofuscin)은 황갈색의 색소물질로서 막의 인지질, 막단백질, 시각회로 단백질, 지질-단백질 복합체 등으로 구성된 물질이다. 활성산소는 체내 세포막을 공격하여 다량의 리포푸신을 생성하고, 노화에 따라 체내에 축적되는 것으로 알려져 있다. 노화반점, 주근깨, 검버섯 등을 유발하고, 특히 망막세포상피가 기능을 상실한 시세포 제거를 정상적으로 진행하지 못하면, 망막세포 내 리포푸신이 축적되면서 시력 손상을 야기시킨다.

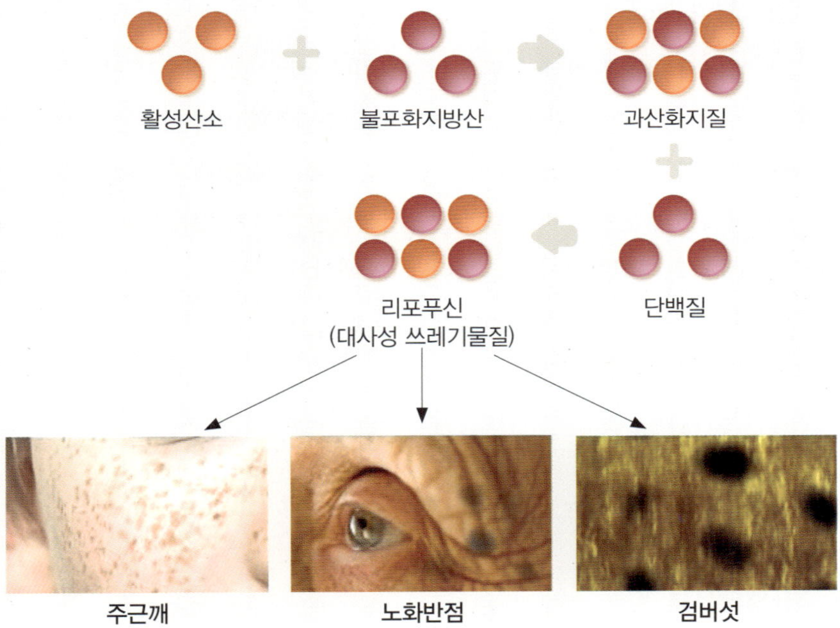

리포푸신 생성과정

(2) 눈 피로

눈 피로 개선은 혈관수축 억제, 로돕신 생성능, VASvisual analogue scale, 초음파 도플러 혈류를 측정으로 확인한다.

① 혈관수축 억제

시험관시험에서 혈관평활근의 수축을 인위적으로 유도하여 혈관조직의 근육을 이완시키거나 수축 정도를 완화시키는 정도를 측정한다.

② 로돕신 생성능

로돕신이 지속적으로 빛을 감지하기 위해서 광화학적 반응으로 분해된 로돕신이 계속 재합성되어야 눈의 피로도를 개선시킬 수 있다.

③ 신생혈관 생성 저해

신생혈관은 눈에 새로운 혈관이 생기는 증상이다. 맥락막은 대부분 혈관층으로 구성되어 있는데, 이는 망막층에 영양물질을 공급하고 망막세포에서 나오는 대사물질을 제거하는 역할을 한다. 그러나 노화 등의 원인으로 인해 맥락막의 혈관이 망막세포 부분을 뚫고 시신경세포 부분까지 비정상적으로 생성되는 경우가 있는데, 이때의 비정상적인 혈관들을 맥락막 신생혈관이라고 한다. 망막에서의 신생혈관생성은 망막신경세포에서의 황반변성을 야기한다. 신생혈관 생성 및 혈관 내피생성인자를 저해시키면 눈의 피로를 개선하는 데 도움을 준다.

4) 기능성원료

(1) 눈 건강에 도움

① 루테인

루테인은 천연 카로티노이드 중 잔토필xanthophylls의 한 종류이고, 시금치, 케일, 노란 당근 등에 함유되어 있다. 눈의 황반, 수정체 등에 존재하며, 특히 눈의 황반색소 밀도를 높인다. 루테인으로서 일일 섭취량 10~20mg을 만족시키면 '눈 건강에 도움을 줄 수 있음'으로 표기할 수 있다.

② EPA/DHA 함유 유지

EPA/DHA 함유 유지는 망막 세포막에 높은 농도로 존재하며, 시신경조직과 시각 세포 강화, 시력 유지에 관여한다. 일일 섭취량은 EPA와 DHA의 합으로서 0.6g이다.

표 13-3 눈 건강 기능성원료 현황(2018년 12월 기준)

고시형	개별인정형
루테인, EPA/DHA 함유 유지	지아잔틴 추출물, 루테인/지아잔틴복합 추출물, 루테인/지아잔틴 추출물 20%, 마리골드 추출물, 들쭉열매 추출물

(2) 눈의 피로도 개선에 도움

① 헤마토코쿠스 추출물

헤마토코쿠스는 자연에 존재하는 조류이며 생리활성물질로 아스타잔틴을 함유하고 있다. 아스타잔틴은 강력한 항산화물질로 체내 자유라디칼을 제거하여 미세혈관을 보호한다. 이는 미세혈류를 증가시켜, 눈의 영양성분 공급이 원활해지고 근육이 이완되어, 눈의 피로도 개선에 도움이 된다. 아스타잔틴으로서 일일 섭취량 4~12mg을 만족시키면 '눈의 피로도 개선에 도움을 줄 수 있음'으로 표기할 수 있다.

② 빌베리 추출물

빌베리는 유럽에서 주로 번식하는 수목의 열매로서, 안토시아닌의 생리활성물질이 풍부하다. 항산화능으로 혈관을 보호하고, 시력 개선에 관여한다. 빌베리 추출물로서 240mg 혹은 총안토시아노사이드로서 일일 섭취량 72~108mg을 만족시키면 '눈의 피로도 개선에 도움을 줄 수 있음'으로 표기할 수 있다.

표 13-4 눈의 피로도 개선 기능성원료 현황(2018년 12월 기준)

고시형	개별인정형
헤마토코쿠스 추출물, 빌베리 추출물	-

3. 수면의 질 개선

수면은 건강을 유지하는 데 가장 필수적이고 중요한 생리현상이다. 단순한 휴식을 넘어 신체와 정신의 건강을 위하여 꼭 필요한 과정이며, 수면의 질을 유지하는 것은 삶의 질을 높이고 각종 신체, 정신질환을 예방하는 데 중요한 요소이다.

1) 수면 건강

수면은 렘rapid eye movement, REM 수면과 비렘non-rapid eye movement, NREM 수면으로 구성되며, 정상 성인은 수면 시 4~6회의 렘수면-비렘수면 주기가 반복된다그림 13-3. 비렘수면은 성인 수면시간의 약 80%를 차지하며, 호흡이 느리면서도 규칙적이고, 정신적 활동이 현저히 감소하는 것이 특징이다. 이때 체온을 조절하며, 낮에 소진된 에너지를 보충하며 근골격계 피로회복에 중요한 역할을 한다. 렘수면은 전체 수면시간의 20% 정도를 차지하며, 기억력, 집중력 등의 정신의 피로를 회복시키는 역할을 하는 것으로 알려져 있다.

수면의 질에 영향을 미치는 요인은 수면습관, 운동, 식품 등 다양한 요인들이 있으며, 호르몬의 균형이 중요하다. 대표적인 호르몬으로는 멜라토닌melatonin과 코티솔

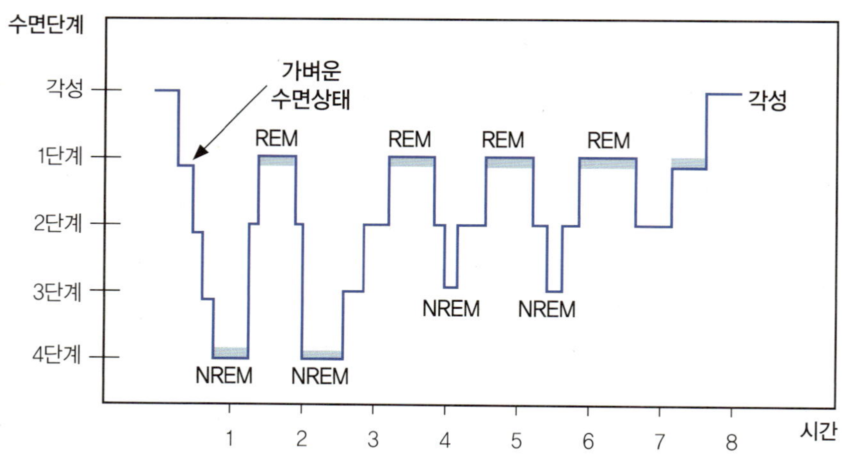

그림 13-3 수면 주기

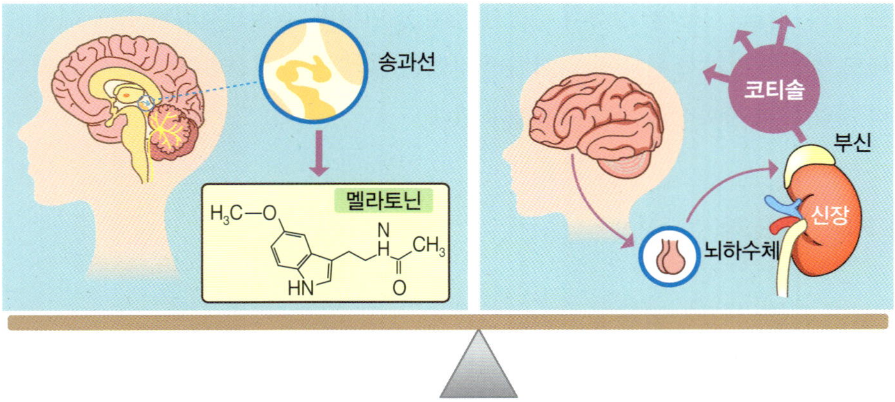

그림 13-4 멜라토닌과 코르티솔의 균형

cortisol이 있다. 멜라토닌은 수면호르몬으로서 트립토판tryptophan과 세로토닌serotonin을 거쳐 뇌조직에서 합성된다. 햇빛에 의해 분비가 멈추게 되고, 혈중 농도는 새벽 3~4시경 최고치가 된다. 코티솔은 각성호르몬으로서 부신피질에서 분비되며, 신체 교감신경을 활성화시켜 잠을 깨우는 역할을 한다.

2) 수면장애

수면장애환자는 꾸준히 증가하고 있다그림 13-5. 불면증은 수면장애의 대표적인 증상이며, '수면의 시작 혹은 유지가 힘든 상태'로 정의된다. 수면장애나 지속적인 수면부

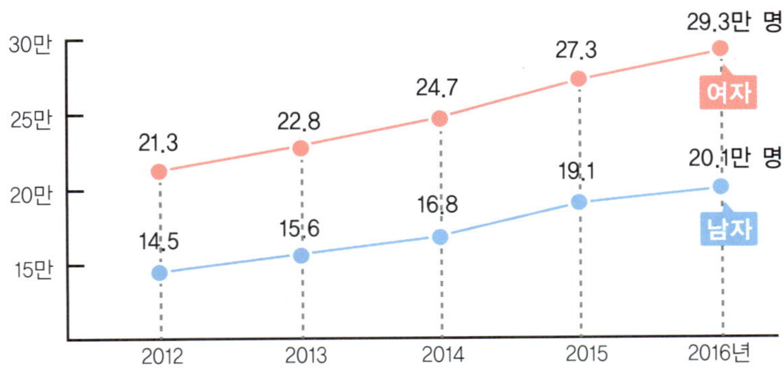

그림 13-5 수면장애 환자 수 추이

족은 기억, 학습, 기분 등 정신적 건강에 영향을 미치며, 심혈관계질환 등의 신체적 건강에도 영향을 미치게 된다. 따라서 수면장애는 삶의 질과 직결되며, 안전사고 및 업무능력 저하 등의 사회적 문제를 야기하게 된다.

3) 기능성평가

(1) 수면 관련 신경전달물질 분석

수면은 GABAgamma-aminobutyric acid, 세로토닌, 히스타민histamine, 아데노신adenosine 등 다양한 신경전달물질과 밀접하게 연관되어 있다. 이에 시험관 내 시험에서 기능성원료를 스크리닝하는 목적으로 신경전달물질을 분석할 수 있다. 다만, 뇌구조 특성상 BBBblood-brain barrier 투과성을 파악하기 힘들기 때문에 체내에서의 기능성 확인이 매우 중요하다.

(2) 수면구조 및 프로파일 분석

뇌파검사EEG, 근전도도EMG 등을 이용한다.

알아보기

뇌파검사

뇌조직은 신경세포 간 정보전달을 통해 기능을 나타낸다. 정보전달은 시냅스의 신경전달물질을 통해 진행되며, 신경전달물질에 의해 전기적 현상이 나타난다. 전기적 현상을 적절하게 보여 주는 방법이 뇌파검사이다. 뇌파는 우울, 불안, 안정, 뇌전증, 치매 등의 뇌기능검사에 사용되고 있으며, 최근 수면 프로파일 분석에도 활용되고 있다.

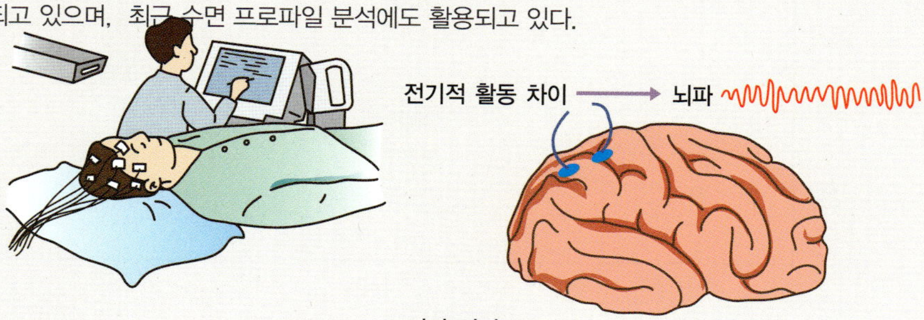

뇌파 검사

(3) 멜라토닌 농도

혈중/타액 중 멜라토닌 농도를 분석하고, 요 중 6-sulfatoxymelatonin을 분석할 수 있다.

(4) 수면의 질

수면시간, 수면각성활동량검사, 수면다원검사, 수면설문검사를 통해 수면의 질을 검사한다. 수면설문검사로는 피츠버그 수면의 질 평가도구가 국내외적으로 가장 널리 사용되고 있다그림 13-6.

한국판 피츠버그 수면의 질 지수(PSQI-K)

다음은 지난 1달(4주) 동안 당신의 일상적인 수면습관에 관한 질문입니다. 지난 1달 동안 대부분의 일상에서 가장 적합한 답변에 V 표시 혹은 기록을 해주시기 바랍니다(반드시 모든 질문에 답하여 주시기 바랍니다).

1. 지난 한 달 동안, 당신은 평소 몇 시에 잠자리에 들었습니까?	보통 오전/오후 시 분에 잠자리에 든다.
2. 지난 한 달 동안, 당신은 밤에 잠자리에 들어서 잠이 들기까지 보통 얼마나 오래 걸렸습니까?	시간 분이 걸린다.
3. 지난 한 달 동안, 당신은 평소 아침 몇 시에 일어났습니까?	보통 오전/오후 시 분에 일어난다.
4. 지난 한 달 동안, 당신이 밤에 실제로 잠잔 시간은 얼마나 됩니까? (이것은 당신이 잠자리에서 보낸 시간과 다를 수 있습니다.)	하룻밤에 시간 분

다음 각 문항에서 가장 적합한 응답을 하나만 고르십시오. 모든 질문에 응답해 주시기 바랍니다.

5. 지난 한 달 동안, 당신은 아래의 이유로 잠자는 데 얼마나 자주 문제가 있었습니까? (우측 칸의 □ 에 V 표시하세요)	지난 한 달 동안 없었다. (없다)	한 주에 1번보다 적게(주 1회 미만)	한 주에 1~2번 정도(주 1~2회)	한 주에 3번 이상(주 3회 이상)
a. 취침 후 30분 이내에 잠들 수 없었다.	□	□	□	□
b. 한밤중이나 새벽에 깼다.	□	□	□	□
c. 화장실에 가려고 일어나야 했다.	□	□	□	□
d. 편안하게 숨 쉴 수가 없었다.	□	□	□	□
e. 기침을 하거나 시끄럽게 코를 골았다.	□	□	□	□
f. 너무 춥다고 느꼈다.	□	□	□	□
g. 너무 덥다고 느꼈다.	□	□	□	□
h. 나쁜 꿈을 꾸었다.	□	□	□	□

5. 지난 한 달 동안, 당신은 아래의 이유로 잠자는 데 얼마나 자주 문제가 있었습니까? (우측 칸의 □ 에 V 표시하세요)	지난 한 달 동안 없었다.(없다)	한 주에 1번보다 적게(주 1회 미만)	한 주에 1~2번 정도(주 1~2회)	한 주에 3번 이상(주 3회 이상)
i. 통증이 있었다.	□	□	□	□
j. 그 외에 다른 이유가 있다면, 기입해 주세요. (이유는?) 지난 한 달 동안, 위에 기입한 이유들 때문에 잠자는 데 얼마나 자주 어려움이 있었습니까?	□	□	□	□

6. 지난 한 달 동안, 당신은 전반적으로 수면의 질이 어느 정도라고 평가하십니까?
 □ 매우 좋음　□ 상당히 좋음　□ 상당히 나쁨　□ 매우 나쁨

7. 지난 한 달 동안, 당신은 잠이 들기 위해 얼마나 자주 약을 복용했습니까? (처방약 또는 약국에서 구입한 약)
 □ 지난 한 달 동안 없었다.　□ 한 주에 1번보다 적게　□ 한 주에 1~2번 정도　□ 한 주에 3번 이상

8. 지난 한 달 동안, 당신은 운전하거나, 식사 때 혹은 사회활동을 하는 동안 얼마나 자주 졸음을 느꼈습니까?
 □ 지난 한 달 동안 없었다.　□ 한 주에 1번보다 적게　□ 한 주에 1~2번 정도　□ 한 주에 3번 이상

9. 지난 한 달 동안, 당신은 일에 열중하는 데 얼마나 많은 문제가 있었습니까?
 □ 전혀 없었다.　□ 매우 조금 있었다.　□ 다소 있었다.　□ 매우 많이 있었다.

10. 당신은 다른 사람과 같은 잠자리에서 자거나 집을 같이 쓰는 사람이 있습니까?
 □ 같은 잠자리에 자거나 집을 같이 쓰는 사람이 없다.
 □ 집에 다른 방을 쓰는 사람이 있다.
 □ 방을 같이 쓰지만 같은 잠자리에서 자지 않는다.
 □ 같은 잠자리에 자는 사람이 있다.

만일 같은 방을 쓰거나 같은 잠자리에서 자는 사람이 있다면, 그 사람에게 지난 한 달간, 당신이 다음과 같은 행동을 얼마나 자주 했는지 물어보십시오.

a) 심하게 코골기
 □ 지난 한 달 동안 없었다.　□ 한 주에 1번보다 적게　□ 한 주에 1~2번 정도　□ 한 주에 3번 이상

b) 잠잘 때 숨을 한동안 멈추고 다시 숨쉬기
 □ 지난 한 달 동안 없었다.　□ 한 주에 1번보다 적게　□ 한 주에 1~2번 정도　□ 한 주에 3번 이상

c) 잠잘 때 다리를 갑자기 떨거나 흔들기
 □ 지난 한 달 동안 없었다.　□ 한 주에 1번보다 적게　□ 한 주에 1~2번 정도　□ 한 주에 3번 이상

d) 잠자다가 잠시 시간, 장소, 상황을 인식하지 못하거나 혼란스러워함
 □ 지난 한 달 동안 없었다.　□ 한 주에 1번보다 적게　□ 한 주에 1~2번 정도　□ 한 주에 3번 이상

e) 잠자는 동안 다른 뒤척거리는 행동들이 있었으면 직접 기입해 주십시오. ____________
 □ 지난 한 달 동안 없었다.　□ 한 주에 1번보다 적게　□ 한 주에 1~2번 정도　□ 한 주에 3번 이상

그림 13-6 **한국판 피츠버그 수면의 질 지수**

4) 기능성원료

(1) 감태 추출물

감태는 다시마목 미역과에 속하는 갈조해조류로 뿌리를 제외한 잎이 식용으로 사용된다. 감태추출물은 안정적인 수면시간을 증가시키고, 잠든 후 깨는 시간을 감소시키며, 수면상태에서의 호흡장애지수를 감소시킨다. 감태 추출물로서 일일 섭취량은 600mg이며, '수면의 질 개선에 도움을 줄 수 있음'으로 개별인정형 기능성원료로 승인되었다.

표 13-5 수면 개선 건강기능성원료 현황(2018년 12월 기준)

고시형	개별인정형
–	감태 추출물

CHAPTER

14

건강기능식품 제조 가공

1. 건강기능식품 원료관리

1) 원료 품질의 기준과 규격

건강기능식품 원료의 공통기준 및 규격은 「기능성 원료 인정에 관한 규정」에 따르며, 식품의약품안전처장이 기준한 시험법에 의해 분석하여 '적합'과 '부적합'을 판정한다.

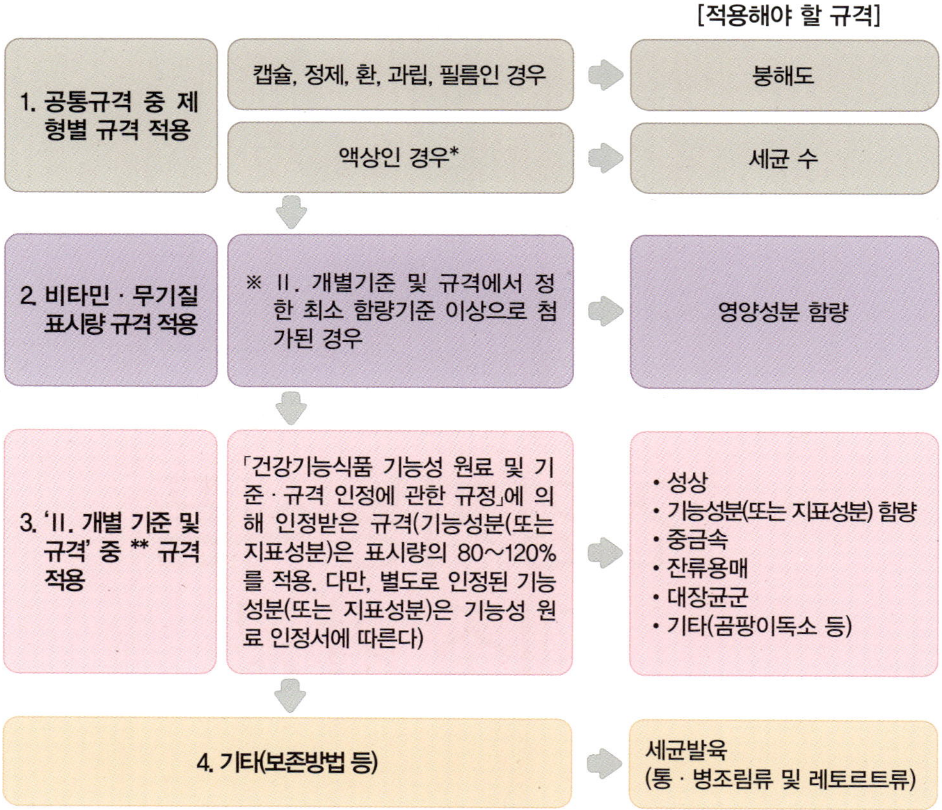

* 씹어 먹는 것 또는 녹여 먹는 것, 35호체에 잔류하는 것이 5% 이하인 과립제품은 제외함

** 프로바이오틱스를 기능성원료로 사용한 경우와 유(油)상인 경우에는 제외함

그림 14–1 건강기능식품의 기준 및 규격 적용 절차

2) 건강기능식품 원료 입 · 출고

건강기능식품 원료의 입 · 출고관리에 관한 사항은 그림 14-2와 같다.

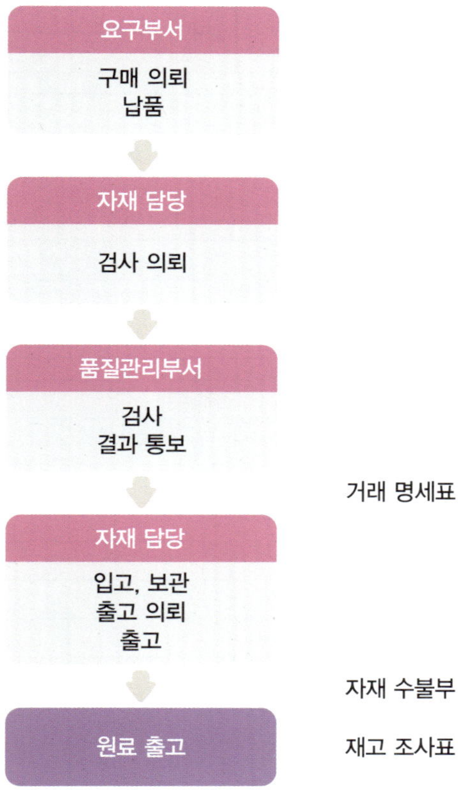

그림 14-2 건강기능식품 원료의 입 · 출고관리의 예

(1) 입고관리

원료 구입 시, 원료품질의 기준과 규격에 따라 발주서를 작성하여야 한다. 발주서에는 거래처, 발주일자, 품명, 규격, 단위, 수량, 납기 일자 등이 포함되어야 한다그림 14-3. 발주 후 납품된 원료는 검사를 진행하여, 검사에 합격한 원료는 자재 거래명세표그림 14-4와 대조하여 입고하며, 검사에 불합격한 원료는 자재 담당자에게 통보하여야 한다. 원부자재의 제품 수불부를 작성하고, 원료 출고를 의뢰받으면 물품 출고 청구서를 확

인하여 선입 선출 원칙으로 물품을 출고한다. 원부자재의 입 · 출고 및 재고 점검표를 작성하여 재고 수량 및 원부자재를 관리하여야 한다.

발주서	결재				

발주처				수주처			
상호		담당자		상호			
주소				사업자 번호		담당자	
TEL		Fax		주소			
납기일				연락처			
기타				기타			

구매내역					
품명	규격	단위	수량	금액	비고
공급가 :	부가세 :			합계 :	

이와 같이 내용을 발주하오니 납기일을 준수하여 입고 바랍니다.

년 월 일 담당자 :

그림 14-3 발주서의 예

<table>
<tr><td colspan="7">거래명세표(공급자용)</td></tr>
<tr><td colspan="2">20○○년 ○○월 ○○일</td><td rowspan="4">공
급
자</td><td>등록번호</td><td colspan="3"></td></tr>
<tr><td colspan="2" rowspan="2">귀하</td><td>상호</td><td></td><td>성명</td><td></td></tr>
<tr><td>사업장
소재지</td><td colspan="3"></td></tr>
<tr><td colspan="2">아래와 같이 계산합니다</td><td>업태</td><td></td><td>종목</td><td></td></tr>
<tr><td colspan="7">합계금액</td></tr>
<tr><td>번호</td><td>품목</td><td colspan="2">규격</td><td>수량</td><td>단가</td><td>금액</td></tr>
<tr><td>1</td><td></td><td colspan="2"></td><td></td><td></td><td></td></tr>
<tr><td>2</td><td></td><td colspan="2"></td><td></td><td></td><td></td></tr>
<tr><td>3</td><td></td><td colspan="2"></td><td></td><td></td><td></td></tr>
<tr><td>4</td><td></td><td colspan="2"></td><td></td><td></td><td></td></tr>
<tr><td>5</td><td></td><td colspan="2"></td><td></td><td></td><td></td></tr>
<tr><td>6</td><td></td><td colspan="2"></td><td></td><td></td><td></td></tr>
<tr><td>7</td><td></td><td colspan="2"></td><td></td><td></td><td></td></tr>
<tr><td>8</td><td></td><td colspan="2"></td><td></td><td></td><td></td></tr>
<tr><td>9</td><td></td><td colspan="2"></td><td></td><td></td><td></td></tr>
<tr><td>10</td><td></td><td colspan="2"></td><td></td><td></td><td></td></tr>
<tr><td rowspan="2">금일매출</td><td colspan="4" rowspan="2"></td><td>금일 BOX 잔고</td><td></td></tr>
<tr><td colspan="2"></td></tr>
<tr><td rowspan="2">미수금</td><td colspan="4" rowspan="2"></td><td>금일 BOX 입고</td><td></td></tr>
<tr><td colspan="2"></td></tr>
<tr><td>입금</td><td colspan="4"></td><td>금일 BOX 잔고</td><td></td></tr>
<tr><td>합계</td><td colspan="4"></td><td colspan="2"></td></tr>
<tr><td>계좌번호</td><td colspan="4"></td><td>인수자</td><td></td></tr>
</table>

그림 14-4 거래명세서의 예

(2) 검사관리

원료 및 제품의 검사 목적은 합격품과 불합격불량품을 구분하고 품질평가와 제품 균일성 등을 판정하기 위함이다. 검사의 종류는 표 14-1과 같이 구분할 수 있다.

표 14-1 제품 검사 종류 및 내용

분류	검사 종류	내용
공정	수입, 구입검사	원재료, 부재료를 입고 또는 구입
	공정, 중간검사	공정단계별 반제품을 다음 공정으로 보낼 수 있도록 판정하기 위한 검사
	최종검사	완제품 평가검사
	출하검사	제품 출하를 위한 검사
판정 대상	전수검사	• 검사로트 중의 모든 검사단위에 모든 제품을 검사 • 전수검사를 않고서는 불량품을 제거할 수 없을 때 • 검사가 용이하고 경제적일 때 • 불량품이 섞이면 치명적 영향을 줄 때
	샘플링 검사	• 검사로트에서 정해진 샘플링 검사방법에 따라 샘플 검사 • 전체 제품검사가 아님에 따라 불량품이 포함되어 있음 • 어느 정도 불량품이 포함되어도 괜찮을 경우

(3) 보관관리

원료는 종류별로 구분하고, 시험 전후를 표시하여 보관한다. 사용 전에 시험이 필요한 원료는 시험 결과에 따라 반출을 결정하게 된다. 시험 결과 부적합 판정을 받은 원료는 반품 및 폐기 처리하여야 한다. 부적합 판정된 원료는 분리된 장소에 보관하여 관리하여야 한다. 보관시설로는 유개시설covered area, 반유개시설, 무개지시설 등이 있다. 유개시설은 일반창고상온 보관, 냉장창고10℃ 이하, 냉동창고-18℃ 이하 등이 속한다. 반유개시설은 벽이 없이 기둥과 지붕만 있는 보관시설을 말한다. 무개지시설은 배수로와 통로만으로 이루어진 시설로 천연 야적지와 기공 야적지로 나눌 수 있다.

2. 건강기능식품 가공 공정

1) 건조 분말 제조

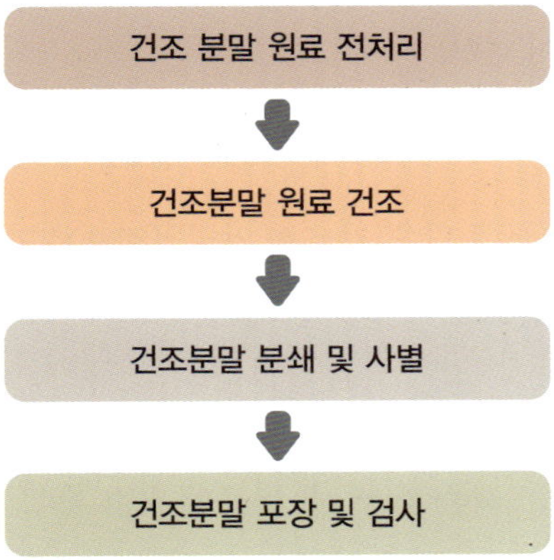

그림 14-5 건조분말 제조공정

(1) 원료 전처리

원료의 선별, 세척, 박피, 절단, 데치기 등과 같은 처리와 수송을 의미하며, 원료의 형태에 따라 기체 · 액체 · 고체 형태로 구분한다.

① 원료의 선별

다양한 물리적 특성크기, 모양, 무게, 길이, 색깔 등 차이를 이용하여 분리하는 공정으로 각 공정조건에 맞는 원료 등급을 결정할 수 있다. 선별sorting방법에는 체 분리법, 원판형 분리법, 무게별 분리법, 재래식 색 선별법 및 광학 선별법 등이 있다.

② 원료 세척

원료 세척cleaning은 원료의 오염 및 위해물질 등을 제거하는 공정으로 건식 세척과 습식 세척으로 크게 나눌 수 있다. 건식 세척 공정은 물을 사용하지 않고 체, 자석, 정전기 등을 활용하여 이물을 분리한다. 습식 세척 공정은 침지탱크, 분무, 부유, 원통, 초음파 세척기 등을 활용하여 인자를 제거한다.

③ 원료 박피

과일, 채소, 곡류 등의 섭취가 불가능한 부분을 제거하여 제품 품질을 향상시키기 위한 공정을 말한다. 박피peeling 방법으로는 증기, 칼, 열탕침지, 연마기 등을 이용한 물리적 제거방법과 산염산 ; HCl 또는 알칼리수산화나트륨 ; NaOH 용액을 활용하는 화학적 방법, 열을 가하는 화염방법 등이 있다.

④ 원료의 절단

원료의 절단cutting은 제품에 맞게 자르는 가공공정으로 절단기를 사용하면 짧은 시간에 규격에 맞는 다량의 원료를 가공할 수 있다.

⑤ 원료의 데치기

원료의 데치기blanching는 제품 가공 시, 원료의 효소 활성 제어, 조직 연화 등을 위한 가공 공정을 말한다. 직접 가열을 통한 전통식 데치기와 컨베이어를 이용한 산업용 열탕 데치기, 산업용 수증기 데치기 등이 이에 속한다.

⑥ 원료의 수송

원료의 형태에 따라 수송방법을 선택할 수 있다. 고체 원료는 수평, 수직, 경사 등을 활용하는 컨베이어, 포크리프트, 호이스트 등을 이용할 수 있다. 액체원료의 이동은 일반적으로 압력을 이용한 펌프 활용방법이 적용되며, 기체원료는 성질에 따라 통풍기, 송풍기, 압축기 등을 공정에 맞게 선택하여 이송할 수 있다.

(2) 원료 건조

원료를 건조Drying, Dehydration하는 방법에는 자연 건조, 열풍 건조, 진공 건조, 동결 건조 및 분무 건조 등이 있다.

① 자연 건조

자연 건조Natural drying는 원료 전처리방법에 따라 소건품, 자건품, 동건품으로 분류된다. 각 특징은 표 14-2와 같다.

표 14-2 자연 건조 가공제품

가공제품	원료 전처리 여부 및 특징
소건품	• 원료를 자연 건조 • 기능성원료의 품질관리 어려움
자건품	• 원료 자숙 후 자연 건조 • 자숙 처리 후 기능성 유지 필요 • 효소 비활성을 통해 품질관리 유리
동건품	• 동결 · 해동과정을 반복하여 건조 • 저온조건의 처리로 기능성원료 안정성

② 열풍 건조

열풍 건조hot air dryer법은 뜨거운 바람을 이용하여 건조하는 방법으로 건조기에 따른 특징은 표 14-3과 같다.

표 14-3 열풍 건조

건조기	특징
상자형 건조기 (Cabinet Dryer)	• 단열된 건조실 안에 송풍기와 공기 가열기 설치 • 열풍을 트레이 사이로 수평 또는 수직으로 순환
터널식 건조기 (Tunnel Dryer)	• 터널 안으로 원료 트럭을 이동시켜 열풍 건조 • 병류식, 향류식
벨트식 건조기 (Belt Dryer)	• 원료를 일정한 두께로 컨베이어를 통해 운반하며 건조 • 원료에 수직으로 열풍 건조
회전식 건조기 (Rotary Dryer)	• 건조 속도 빠름, 균일 건조 가능 • 회전하여 원료를 위로 올려 열풍에 낙하 건조
유동층 건조기 (Fluidized bed Dryer)	• 건조 효율 높음 • 건조 시 뜬 상태의 유동층 형성 • 회분식, 연속식 조작 가능
공기압송식 건조기 (Pneumatic Dryer)	• 알갱이, 가루 형태의 원료 • 20~40m/s 풍속 열풍 분산 건조 • 원료와 열풍이 함께 건조관을 통과하며 건조
드럼형 건조기 (Drum Dryer)	• 분무 건조, 어려운 고점도 액체나 반죽 건조 • 회전 원통 표면에 부착하여 건조

③ 진공 건조

진공 건조vacuum drying법은 원료의 특성에 따라 건조기 내부의 온도를 조절하고, 감압하여 건조하는 방법을 말한다.

표 14-4 진공 건조기 종류와 특징

건조기	특징
선반형 진공 건조기 (Vacuum Shelf Dryer)	• 선반 내부 고온 물 또는 수증기에 의해 온도조절 • 건조실 내부 감압상태
원뿔형 진공 건조기 (Conical Vacuum Dryer)	• 혼합과 건조 가능 • 빠른 건조 속도 • 열에 민감한 식품 건조

④ 동결 건조

동결 건조freeze drying법은 진공상태에서 고체상의 얼음이 기체로 승화sublimation되는 원리를 이용하여 건조하는 방법을 말한다. 동결 건조장치는 건조실, 냉동기, 응축기로 구성되어 있으며 조작법에 따라 회분식과 연속식으로 나눌 수 있다. 동결방식에 따라 공기 동결법과 침지 동결법으로 나눌 수 있다. 공기 동결법에는 식품 및 원료를 −18~−40℃ 냉동실에 정치하는 정치 공기 동결법과 냉각된 공기를 순환시켜 동결하는 송풍 동결법이 있다. 일반적으로 식품산업에서는 송풍 동결방식을 주로 사용하고 있다. 침지 동결방법brine freezing은 낮은 온도 화합물인 염화나트륨, 염화칼슘, 염화마그네슘, 프로필렌글리콜, 에텔렌글리콜, 드라이아이스, 액체 질소 등을 이용하여 식품을 침지하거나 분무하여 급속 동결시키는 방법이다. 동결 속도가 빠르고 불규칙한 식품의 동결에 효과적이나, 투자비가 높고 화합물의 잔류 가능성이 있어 이를 고려하여 적용하여야 한다.

⑤ 분무 건조

분무 건조spray drying는 액체나 저점도 식품을 노즐 또는 고속 회전체를 이용하여 10~200μm 작은 알갱이로 분무하여 짧은 시간1~10초 동안 고온열풍150~300℃에 접촉

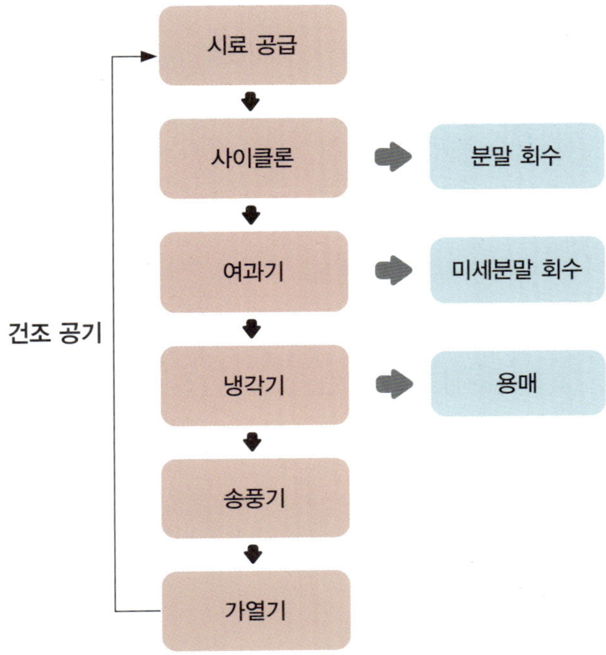

그림 14-6 분무식 건조장치의 예

하여 건조하는 방법으로 건조 속도가 빨라 다양한 식품에 적용되고 있다.

(3) 원료 분쇄

원료 분쇄size reduction 상태에 따라 건식과 습식으로 나눌 수 있다. 분쇄 가공방법에 따라 자유 분쇄, 완충 분쇄, 개방회로 분쇄, 폐쇄회로 분쇄 등이 있다. 조직 파괴, 입자 균일화, 표면적 증가, 균일한 혼합 등을 검토하고, 원료의 수분 함량 및 특성, 온도조건, 기계적인 힘, 용도추출, 분리, 입자 균일화, 정제, 표면적 증가 혼합 등 등을 고려하여 분쇄기를 선정할 수 있다.

표 14-5 분쇄 시 고려사항

항목	내용
원료 특성	• 원료의 크기, 분쇄 후 입자 크기, 입도 분포, 이화학적 특성, 재료의 양, 습식, 건식 등을 고려 • 단단한 정도, 부서지는 정도, 끈적거리는 정도, 융점, 구조, 비중, 화학적, 안정성, 균일성, 순수성도 분쇄에 영향을 미침
수분 함량	경도와 압축 강도에 영향을 미침
온도 조건	• 분쇄과정의 마찰열은 온도를 상승시켜 원료를 변하게 하거나 연화시킴 • 열에 민감한 원료일 경우, 원료가 엉겨 붙거나 분쇄기에 붙으므로 가공 효율이 나빠짐

표 14-6 분쇄기 주요 사항

분쇄 분류	내용
입자 크기	• 거친 분쇄 : 입도 80~140mm • 중간 분쇄 : 입도 10mm • 고운 분쇄 : 100메시 이하
분쇄 조건	• 건식 분쇄 : 젖은 원료를 건조, 마른 상태로 분쇄 • 습식 분쇄 : 분쇄 입자의 수분이 많은 원료 분쇄
분쇄장치	• 해머밀(Hammer Mill) : 다목적 분쇄기로서 고정식 또는 스윙식. 회전축에 헤머를 고정 배열, 분쇄실 아래 체 설치 고정함 • 볼밀(Ball Mill) : 수평 원통 속에 2~15cm의 금속 볼 또는 돌 구성, 원통 회전으로 금속볼 사이의 공간을 채우고 있는 원료를 미분쇄 • 핀밀(Pin Mill) : 고정 원판과 고속 회전원판에 작은 막대 모양의 핀이 여러 개 붙어 있어 고정핀과 회전핀의 충격으로 원료 분쇄 • 디스크 밀(Disc Mill) : 2개의 금속 디스크 원판(고정판과 회전 판)이 서로 맞대어 반대 방향으로 회전하며 분쇄 • 콜로이드 밀(Colloid Mill) : 고속 회전 원판과 벽의 좁은 간격을 이용 분쇄 • 롤 밀(Roll Mill) : 금속 또는 돌 두 개의 간격을 조절하여 분쇄

(4) 원료 사별

체의 입도 크기는 보통 미국 표준체인 메시mesh를 사용하며, 1메시는 가로와 세로 길이가 각각 1인치2.54cm인 크기에 들어 있는 체 눈의 수를 의미한다. 예를 들면, 100메시는 1평방인치6.45cm^2 내에 체의 눈이 100개가 들어 있다는 뜻이며, 표 14-7에서 100번

표 14-7 표준체 환산표

US-메시 번호	호칭치수(μm)	인치
10	2,000	0.0787
20	850	0.0331
30	600	0.0234
40	425	0.0165
50	300	0.0117
60	250	0.0098
70	212	0.0083
80	180	0.0070
100	150	0.0059
200	75	0.0029

의 체를 이용할 경우 원료 내 입자 크기 150μm 이상 이하의 원료를 분리할 수 있다.

2) 추출물 제조

(1) 착즙장치

착즙장치는 유압식, 롤식, 스크류식 압착기가 일반적으로 사용되고 있으며, 압착기의 종류에 따른 특징은 표 14-8과 같다.

표 14-8 압착기 종류

압착기 종류	내용
유압식(판상식) 압착기	• 과즙, 식용유 등을 압착할 때 널리 사용 • 300~600kg/cm^2의 압력 작용

압착기 종류	내용
롤러식 압착기	• 롤 표면에 홈이 파여 이에 착즙된 액 회수 • 압착박은 롤에 장착된 칼날에 의해 제거 배출 • 연속작업 가능
스크루식 압착기	• 과즙, 식용유, 두유 제조 시 사용 • 스크루의 회전에 의해 원료 이동, 압축되는 장치

(2) 추출에 사용되는 장치

① 혼합조

기계적 교반을 통한 두 가지 상을 혼합하여 추출하는 수직 원통장치

② 병류식 혼합기 또는 흐름 혼합기

원료액과 용매를 적당한 비율로 장치 내에서 병류시켜 추출

③ 연속 향류 추출탑

충진탑, 스플레이splay탑, 원심 추출기 등

④ 펄스칼럼

추출 효율을 높이기 위해 맥동을 부여하는 방식의 추출탑

(3) 여과장치

① 여과방법 고려사항

- 원료의 점도와 밀도 특성
- 고형물 입자의 크기, 분포 및 형태
- 고체 또는 액체 부분의 회수 필요성 유무
- 조작 규모
- 회분식 또는 연속 필요성 유무
- 무균 조작 유무

• 여과 속도를 조절하기 위한 압력 또는 진공 사용 유무

② 여과기의 종류

■ 가압 여과기

여판여과 틀, 여포여제, 여액 회수판여액을 회수용, 세척판여과박을 물로 씻는 용도으로 구성되어 있다. 구조가 간단하고 적용 범위가 넓은 필터 프레스가 이에 해당한다.

■ 감압 여과기

대표적 감압 여과기로는 회전 드럼형 감압 여과기를 들 수 있다, 여과방법은 여제로 쌓인 다공 철판 드럼 속으로 액이 여과되고 여과박은 드럼 표면에 쌓이게 된다.

(4) 혼합장치

혼합공정은 물질의 성상에 따라 고체-고체 혼합, 고체-액체 혼합, 액체-액체 혼합, 액체-기체 혼합으로 나눌 수 있다. 교반, 반죽, 압연, 균질화, 유화 등이 이에 속한다. 추출물 제조공정에는 액체-액체 혼합이 가장 많이 차지하며, 일반적으로 활용되는 장치로는 임펠러를 장착하여 축 회전을 통한 액체 간의 혼합을 들 수 있다. 임펠러의 모양에 따라 패들 교반기, 터빈 교반기, 프로펠러 교반기 등으로 구분할 수 있다. 혼합공정 시 물리-화학적 변화가 발생할 수 있어 반응 속도가 매우 중요하며 이를 활용하여 독특한 물성을 얻을 수도 있다. 최근 새로운 혼합기로는 임펠러 없이 초음파분쇄sonicator 장치를 활용한 액상 혼합장치도 활용되고 있다.

(5) 농축장치

추출원료의 농도를 높이기 위한 장치로 가열, 감압, 냉동, 분무, 비가열 농축기 등이 사용된다. 농축기의 종류와 특성에 대한 사항은 표 14-9와 같다.

표 14-9 농축기의 종류

농축기 종류	특성
가열 농축기	• 용질보다 용매의 증기압이 큰 경우에 이용 • 가열하여 용매가 증기상으로 상전이하여 농축하는 방법
감압 농축기	• 감압-가열 농축 • 낮은 가열 온도, 빠른 농축시간
냉동 농축기	용액을 냉각시켜 용매가 우선적 고체상이 되어 석출하는 원리 이용
분무 농축기	• 용액을 압출시켜 용액의 표면적을 넓혀 급속 농축 • 물엿, 우유 등 적용 • 연속 농축 가능
비가열 농축기	• 가열 없이 역삼투막을 이용 농축 • 아미노산 등 분자량이 낮은 지표물질 분리 시 이용

(6) 살균(열교환)장치

원료의 살균장치로는 일반적으로 열교환기를 사용한다. 살균장치의 종류 및 특성은 표 14-10과 같다.

표 14-10 살균(열교환)장치 종류 및 특성

열교환기 종류	특성
이중 관식 열교환기	• 2개의 관으로 구성 • 안쪽 관으로 흐르는 유체 식품과 바깥쪽으로 흐르는 전열 매체 사이에 열교환, 식품 가열 또는 냉각에 이용되는 장치 • 병류식 : 두유체가 같은 방향으로 흐름 • 향류식 : 서로 다른 방향으로 흐름, 열전달 효율 병류식보다 높음 • 코일식 관형 교환기도 있음
통관식 열교환기	• 일반적으로 가장 많이 사용되는 열교환기 • 증발기의 가열 부분, 예열기, 냉각기 등으로 구성 • 원통 모양의 통 안에 여러 개의 관을 배열하여 관 안으로 흐르는 유체와 관 밖으로 흐르는 유체 사이에 열교환을 하는 장치

열교환기 종류	특성
판형 열교환기	• 식품 공업에서 가장 많이 사용되는 열교환기 중 하나 • 좁은 간격의 판 사이에 고온 유체와 저온 유체를 흘려보내 열교환 • 짧은 시간에 가열- 냉각 가능 • 작은 장치로도 큰 전열 면적을 얻을 수 있음 • 청소 쉽고 유지 간단, 용량 변화 쉬움 • 제작비 높음, 고점도 유체 적용 불가능 • 열에 민감 • 점도 낮은 식품을 가열하거나 냉각하는 데 많이 사용 • 짧은 시간 살균- 냉각시키는 식품 사용 예) 우유, 과일주스, 맥주 등
회전식 열교환기	• 온도조절이 가능한 외부 원통과 내부에는 회전이 가능한 원통으로 구성 • 제품 입구에 원료를 넣으면 외부 원통과 내부 원통 사이의 좁은 링 모양 공간을 통하여 출구로 나옴

(7) 추출물 건조

건강기능식품의 가공·제조기술에 있어 건조는 고형분체, 타정, 과립, 기타 제품을 가공하는 경우와 원료의 저장과 보존 등에 이르기까지 광범위하게 적용된다. 감압건조는 수분이 적은 원재료를 감압 가열하여 수분을 순간 방출시켜 건조하는 방법이다. 원재료가 가지고 있는 특성을 고려하여 저온에서 건조하고, 건조과정에서 일어날 수 있는 갈변반응, 변색, 이취 발생 등을 방지할 수 있도록 고려해야 한다. 물질을 동결시켜 수증기water vapor의 부분압을 낮춤으로써 고체인 얼음을 증기로 만드는 동결 건조방법도 추출물 건조방법으로 많이 사용되고 있다.

3) 분말류 제조

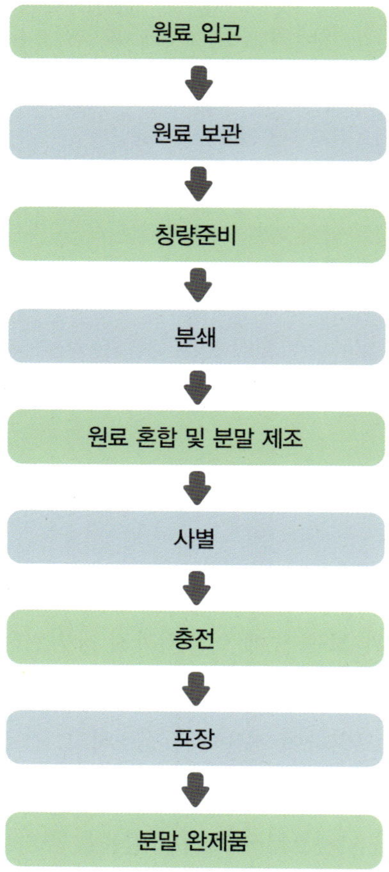

그림 14-7 분말류 건강기능식품 제조 공정

(1) 분말류 관리 시 주의사항

분진이 많아 교차 오염 및 이차 오염 발생 가능성이 높아 환경관리가 중요하여 한 제조라인에서는 한 가지 제품만 제조하는 것이 좋다. 원료의 출입이 밀폐된 시스템에서 진행되어야 하며 분말제품의 안정성을 위해 수분, 온도관리가 중요하다. 초기 수분이 0.5% 상승하면 제품 수명은 1/3로 감소한다. 분말 혼합 시 영향을 주는 인자로는 열 발생, 시료 균일성, 혼합 속도 등을 고려하여 제조 공정을 진행하여야 한다.

표 14-11 분말류의 장 · 단점

장점	단점
• 액체에 비해 안정성 좋음 • 환제-정제에 비해 복용 후 흡수 빨라 유도 : 혈중 농도 도달 쉬움 • 복용 쉬움 • 생산 공정 단순 • 다른 제형에 비해 용해 및 흡수 빠름	• 공기 접촉에 변질하기 쉬움 • 쓴맛, 구토 유발성 제품 적합하지 않음 • 부착성, 부피가 큼 • 날아다니는 성질 • 유동성이 좋지 않음 • 균의 혼합까지 시간과 비용 많이 듦

(2) 혼합기의 종류

① 용기 회전형 혼합기

회전형 혼합기텀블러 혼합기는 원료 투입 후 용기를 회전시켜 혼합하는 방법으로 물리적인 성질이 비슷한 물체의 혼합에 적합하다. 고체입자의 크기와 모양, 밀도의 차이가 있을 경우 분말원료들 간의 분리현상이 발생할 수 있다. 혼합 효율을 향상시키기 위해서는 방해판을 설치하거나 응집되는 것을 방지하기 위해서 별도로 회전 교반장치를 설치하기도 한다. 혼합원료는 용기 부피의 50~60%를 채우며, 회전 속도는 임계 속도 이하로 일반적으로 100rpm을 사용한다.

② 수직 스크루 혼합기

스크루의 회전에 의해 혼합하는 방법으로 혼합 시간이 빠르고 효율이 우수하다. 다량의 물질에 소량 원료를 혼합하는 데 효과적이며, 분리되기 쉬운 물체의 혼합에 적용할 수 있다. 스크루가 지나지 않는 가운데 부분의 재료는 자체 무게에 의해 상승, 회전, 낙하를 반복하면서 균일하게 혼합된다. 혼합과 수송이 함께 이루어지는 점이 장점이며, 스크루와 원료 사이에 마찰력이 커 혼합 도중에 원료가 부서지기 쉽다는 것이 단점이다.

③ 수평 용기형 혼합기(리본 혼합기)

반원통형 용기 안에 회전장치가 설치된 혼합기로 수평 용기형 혼합기 중 리본혼합기가 가장 널리 사용되고 있다. 리본 혼합기는 수평 용기 안에 2개 이상의 얇고 긴 리본형 금속 날이 나선형으로 부착되어 있는 형태로, 바깥쪽 리본은 혼합물을 중앙으로 안쪽

리본은 바깥쪽으로 이동시키면서 혼합하게 된다. 단점으로는 용기와 리본날 사이가 좁아 입자가 손상될 수 있으며 동력 소비가 큰 편이다. 리본 혼합기에서 혼합작용은 리본에 의해 입자들이 한 장소에서 다른 장소로 이동하는 혼합방법으로 분리가 잘 일어나지 않기 때문에 분리되기 쉬운 고체 입자의 혼합에 적합하며 유동성 있는 고체는 비교적 단시간에 혼합이 가능하다는 장점이 있다.

④ 분말식품의 포장 기계

■ 제대식(파우치식) 충전기

- 제파우치 공급형 : 3면이 밀봉된 파우치에 제품을 충전한 후 한 면만 밀봉기로 밀봉하는 형식이다.
- 면 접착형 : 롤상태의 포장재를 가이드guide를 거쳐 세로 방향으로 접어 접착, 내용물을 기전 밀봉, 접힌 부분을 접착한다. 가밀봉하여 4면 접착형 제조가 가능하다.
- 4면 접착형 : 롤 상태의 포장재를 좌/우, 가장자리를 접착시키고 내용물을 충전 밀봉한다.
- 필로우pillow형: 롤 상태의 포장재를 필름 포머film former를 거쳐 원통 틀 주위에 감아 성형하고 이음매를 겹쳐 붙여 내용물을 충전한 후 밀봉한다. 뒷면에 밀봉선이 존재한다.

■ 내용물의 계량

- 중량식 : 자동식, 반자동식 평량기
- 용량식 : 계량컵식, 오거식스크루로, 피스톤식스트로크 길이, 실린더식계량포켓
- 계수식 : 계수원 반식원반구멍–낙하 바이브레이션 피더vibration feeder식진동방향, 진폭수로–정렬

■ 추가 포장 기기

- 수축 포장기shrink packaging machine : 가열 연신된 플라스틱 필름을 이용, 분 40~70 트레이 포장이 가능하다.
- 밀봉기sealing machine : 열판에 직접 또는 간접 접촉하여 수동 또는 자동으로 운영, 냉각판도 별도 추가 운영할 수 있다.

4) 환류 제조

(1) 원료 혼합

환류 제조 시 원료 혼합공정은 환제품의 품질에 큰 영향을 미친다. 환류 제조에 사용되는 혼합기mixer와 특성은 표 14-12와 같다.

표 14-12 혼합기 종류와 특성

혼합기 종류	특성
원통형 혼합기 (Cylindrical Mixer)	• 원통축을 중심으로 회전하는 혼합기 • 가장 일반적 혼합기 • 혼합시간 긺 • 분말 균일 혼합에 적합 • 과립혼합에 많이 사용
V형 혼합기 (V-Type Mixer)	• V-형의 용기 회전 혼합 • 분체의 이동거리가 큼 • 결집과 분리를 반복하여 혼합속도가 빠름 • V형 각도와 분체의 물성이 적당하지 않으면 혼합이 되지 않을 수 있음 • 유동성이 있는 비중 작은 분체, 수지의 착색 및 혼합에 적합 • 혼합기 표준 사용량 : 전 용량의 30~40% 적당
리본형 혼합기 (Ribbon Mixer)	• 유동성이 나쁜 두 종류 이상의 물질 혼합에 용이 • 나선상의 임펠러(impeller)에 의해 혼합하는 장치 • 수평 리본 날개를 상회전 형태의 혼합기 • 분체와 분체, 분체와 액체, 혼합물의 균일 착색 등에 적합 • 혼합기 표준 사용량 : 전 용량의 40~60% 적당
2중 원추형 혼합기 (더블콘형 혼합기, Double Cone Mixer)	• 더블콘(Double Cone) 몸체를 회전하여 혼합하는 방식 • 두 개의 원추 사이에 짧은 원통부를 연결한 이중 원추형 타입 • 반복적 교류낙하를 통한 혼합 • 유동성이 있고 비중이 작은 분말 혼합에 적합 • 혼합시간이 짧으나 혼합도 높음 • 혼합기 표준사용량 : 전 용량의 30~40% 적당
고속혼합기 (High Speed Mixer)	• 짧은 혼합시간으로 정밀 혼합 가능 • 결합제 사용 가능 • 한 번의 가공으로 혼합, 분산, 조립 수행 가능 • 원료가 내면에 부착되는 것을 방지 • 단시간 건식-습식 혼합, 액체 스프레이 혼합 가능

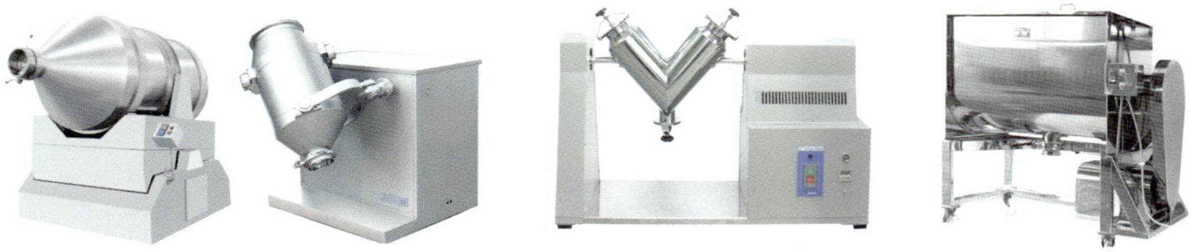

수평형 경사형 V형 혼합기 리본믹서

그림 14-8 혼합기의 예

(2) 환류 제조

① 반죽

환류 제조 시 원료 반죽 제조에 사용되는 반죽기는 회분식과 연속식으로 나눌 수 있다. 회분식 반죽기batch mixer는 원료의 투입과 배출이 같은 통 안에서 이루어지는 것을 말하며, 연속식 반죽기continuous mixer는 원료의 투입과 반죽의 배출이 다른 방향에서 이루어진다. 원료를 투입하면 용기 안 스크류 축의 운동에 의해 반죽 및 이동이 이루어져 반죽된 원료는 배출구로 보내지며 연속으로 반죽이 진행되어 대량 생산이 가능하다.

② 첨가 소재류

■ 부형제

기능별로 충전제, 증점제, 코팅제, 결합제, 향료첨가제 및 감미료, 붕괴제, 착색제, 윤활유, 보존료, 유화제, 기타 기능성제로 구분할 수 있다. 일반적으로 다양하게 사용되는 소재로는 전분류일반전분, 변성전분, 덱스트린 등, 유당, 셀룰로스계미세 결정 셀룰로스, 메틸셀룰로스, 하이드록시프로필메틸셀룰로스 등, 알긴산나트륨, 검류 등을 들 수 있다.

■ 결합제

환제의 용해성, 안정성을 결정하는 데 중요한 소재로 결합제의 양과 특성을 들 수 있다. 결합제로는 검류gums, 셀룰로스계cellulose groups, 전분류starches 등 다양한 소재들이 사용되고 있다. 검류로는 잔탄검xanthan gum, 구아검guae gum, 카라기난검carrageenan gum, 아라비아검arabic gum 등 다양한 검류가 사용되고 있다. 또한, 제약의 정제tablet 제조 시 가루 소재의 성형에 결합제로 셀룰로스계가 많이 사용되고 있는데, 이 셀룰로스계로는 결정셀룰로스microcrystalline Cellulose, 메틸셀룰로스methyl cellulose, MC와 하이드록시프로필메틸셀룰로스hydroxy-propyl-methyl cellulose, HPMC 등이 이에 속한다.

■ 붕해제

환제의 붕해성을 촉진시키기 위해 쓰이는 첨가제로 보통 라미나리아, 한천 등이 사용되고 있으며, 약용효모 또한 붕해제로 많이 사용되고 있다.

■ 고결 방지제

굳는 현상caking을 방지하기 위한 고결 방지제로는 만니톨, 실리카, 실리코알루미늄나트륨, 인산칼슘류, 스테아린산마그네슘, 스테아린산칼슘, 규산칼슘, 인산알루미늄, 인산마그네슘 등이 사용되고 있다.

■ 유화제

일반적으로 서로 혼합되지 않는 물질들, 즉 물과 기름과 같이 섞이지 않는 물질을 혼합시키는 데 필요한 물질을 유화제라 할 수 있다. 유화제는 친수성과 친유성을 모두 갖고 있는 물질로서 기름이 물속에 분산되는 경우를 O/W 유화, 물이 기름 속에 분산되는 경우를 W/O 유화라고 말한다. O/W 유화제들은 고급 알코올의 황산에스테르와 트윈tween류, 단백질류, 아라비아고무, 알긴산염, 카르복시메틸셀룰로스, 사포닌 등이 속하며, W/O 유화 소재로는 레시틴, 콜레스테롤, 다가알코올 지방산 에스테르스판류 등을 들 수 있다. 일반 식품뿐만 아니라 건강기능식품 제조에서도 다양한 기능의 유화제가 사용되고 있다.

(3) 환류 제환

① 제환

제환製丸, pill making은 환의 모양을 만드는 방법으로 수공법과 소제법으로 크게 나눌 수 있다. 수공법, 즉 손으로 제환하는 방법으로 현재도 많이 이용되고 있는 제환방법이다. 기계를 이용한 소제법은 절환기에 환괴를 넣고 적당한 길이와 굵기로 절단하여 건조하기 전까지 제환기에 환의丸衣를 소량 살포하면서 적당한 압력을 가해 회전을 시켜 표면이 균일한 구형을 얻는 방법이다. 수공법과 소제법 모두 적절한 습도조절은 환괴를 만드는 데 중요한 관리 포인트이다.

② 환제의 종류

- 대환boluses : 0.3g 이상
- 환제pills : 0.1g
- 입환granules : 0.05g 이하예 : 은단
- 입제parvules : 0.01g 이하

(4) 환류 코팅

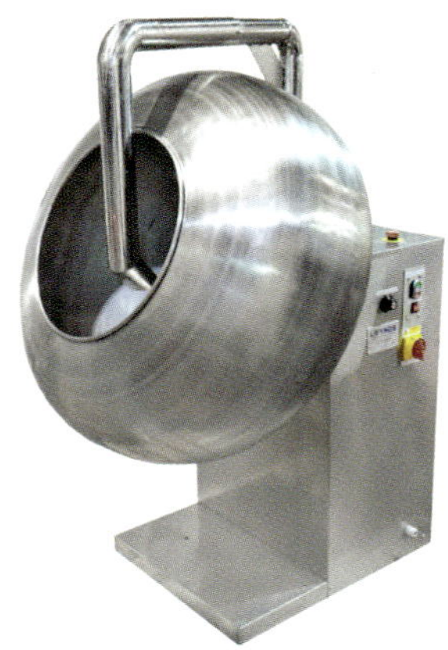

그림 14-9 환류 코팅기의 예

조제된 환제의 물리-화학적 안정성 유지, 미생물 및 수분 제어, 불쾌한 맛, 냄새, 색을 은폐, 체내 환경으로부터 약물 보호, 약물 방출 조절 등이 코팅coating의 목적이라 할 수 있다. 일반적 코팅 소재로는 탈크, 전분, 카올린, 감초가루, 계핏가루, 검류, 셀룰로스계가 있다. 일반적으로 무색의 환제에는 백색의 환의, 착색의 환제에는 착색환의를 적용한다. 환의 코팅공정은 용매가 증발되도록 약한 바람을 가하며 비스듬한 형태perpendicular : coating pan 또는 수직 형태vertical : air suspension coater로 운동하는 환에 코팅액을 표면 전체에 도포하여 제조한다. 예를 들면, 성형한 환을 회전식의 팬에 넣고 환제 표면에 소량의 물을 가한다. 환제 표면에 수분이 소량 도포된 후 꿀이나 극소량의 글리세린 등을 다시 도포한 후에 약용탄, 색소, 금박, 은박 등을 이용하여 코팅한다. 약용탄이나 색소로 코팅한 후에는 다시 광을 내는 작업을 할 수도 있다.

5) 캡슐류 제조

일반적으로 건강기능식품을 액상, 현탁, 페이스트, 분말 또는 과립 등의 형태로 캡슐에 충전하는 것을 말한다. 캡슐류는 연질 캡슐과 경질 캡슐 두 가지로 크게 나눌 수 있다. 캡슐의 장점은 맛, 불쾌한 냄새, 자극 등을 방지할 수 있고, 특히 투여에 편리성을 가지며, 붕해시간이 짧아 약물 방출이 신속하고 중량 편차가 작은 편이다. 첨가제의 종류와 양이 적어도 가공이 가능하다. 단점은 온도와 습도의 영향을 많이 받는 것이다.

(1) 연질 캡슐

연질 캡슐soft capsule은 젤라틴gelatin에 글리세린glycerin, 솔비톨sorbitol과 부형제를 넣어 소성을 높여 일정한 형상으로 성형한 것을 말한다. 착색제, 보존제 등을 첨가할 수도 있으며, 습도, 온도에 따라 캡슐 피막제의 함량을 변화시킬 수 있다. 습도가 높은 지역에서는 연질 캡슐 제조 시 젤라틴 첨가량을 증가시켜 제조하여야 한다. 글리세린을 첨가하면 용해도가 증가하며, 연질 캡슐 물성에 미치는 영향력 또한 솔비톨 첨가 시보다 크다. 수분 함량이 높은 연질 캡슐은 미생물이 번식하기 쉬워 품질관리를 잘하여야 한다.

① 연질 캡슐 제조

젤라틴, 글리세린, 솔티콜, 정제수, 부형제, 착색제, 보존제 등 캡슐 기제에 사용되는 원료들을 혼합 용해한다. 원하는 점도와 색상 등이 완료되면 캡슐 표면에 기포, 즉 공기방울 형성을 막기 위해 감압500~600mmHg을 통한 탈포과정을 거치게 된다. 탈포가 끝나면 연질 캡슐 기제는 60~65℃의 온도에서 숙성과정을 갖는다. 숙성이 끝난 캡슐기제의 점도는 약간 증가함을 볼 수 있다. 연질 캡슐 성형방법으로는 침적법dipping method, 압축성형법stamping method, 심리스Seamless법 등이 있다. 압축성형법에는 평판법plate method과 대량 생산이 가능한 로타리법rotary method이 있다. 생산 라인에 가장 많이 적용된 로타리법은 2매의 캡슐 껍질 사이에 기능성원료를 넣어 압축 성형하는 방법이다.

② 연질 캡슐 충전 및 주의사항

충전물은 물과 혼합되지 않는 휘발성 또는 비휘발성의 액체식물성정유 에스테르류, 알코올류, 유기산류 등와 글리세린glycerin과 같은 용매를 이용하여 액상, 페이스트 등의 상태로 제조하여 충전하게 된다. 충전 시 주의사항으로는 이물 혼입을 방지하여야 하며, 충전 물질이 뭉치지 않아야 한다. 특히, 미량 원료 충전 시에는 필요시 배산공정을 실시하여야 한다.

(2) 경질 캡슐

경질 캡슐hard capsule은 젤라틴, 정제수, 색소, 산, 자당지방산에스테르를 기본으로 사용하고 식품원료, 부형제, 첨가제 등을 섞어 제조한다. 경질 캡슐은 수분 함량이 낮아 미생물이 번식하기 어려우나 수분 흡습이 잘 되어 보관 시 습도관리가 매우 중요하다.

① 경질 캡슐 성형

차가운stainless 제형mold을 따뜻한 젤라틴 액에 담갔다 꺼내면 제형mold 틀의 표면에 젤라틴이 얇은 막을 형성하게 된다. 제형 틀을 상하로 회전하며 냉각하면 젤라틴은 균일한 두께의 막을 형성하게 된다. 이를 건조하여 절단하고 캡슐을 제형 틀로부터 빼내 캡과 몸체를 결합한다. 캡슐의 두께는 젤라틴액의 점도 및 제형 틀의 침지 속도에 영향을 크게 받으며, 캡슐의 품질은 건조 조건에 따라 크게 영향을 받는다.

② 경질 캡슐 충전 및 주의사항

제조된 경질 캡슐의 몸체에 고형제품분말, 과립을 충전한다. 경질 캡슐 충전공정은 그림 14-10과 같다. 경질 캡슐 내용물 제조 시 주의사항으로는 내용물이 균질해야 하며, 미량 성분 충전 시 배산작업을 진행하여야 하고, 특히 흡습이 잘 되는 원료는 마지막에 혼합하여 충전하여야 한다.

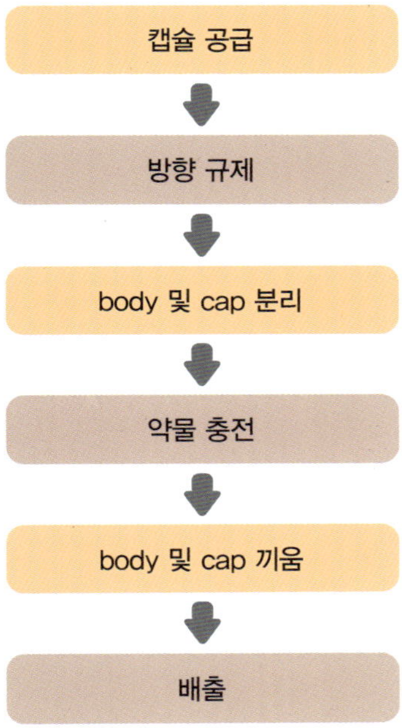

그림 14-10 경질 캡슐 충전공정

APPENDIX

부록

1. 건강기능식품 인정절차 | 2. 제품 개발을 위한 R&D 단계

1. 건강기능식품 인정절차

1) 신고대상

- 「건강기능식품의 기준 및 규격」에 고시되지 아니한 원료
- 「건강기능식품의 기준 및 규격」에 고시된 기능성원료에 대한 기능성내용의 추가, 섭취량 또는 제조기준의 변경
- 「건강기능식품 기능성원료 및 기준 · 규격 인정에 관한 규정」 제9조 제1항에 따라 인정된 기능성 원료에 대한 기능성 내용의 추가, 섭취량, 제조방법 및 규격의 변경 등 안전성 및 기능성에 영향을 미치는 사항의 변경 또는 추가

2) 신청기관

- 식품의약품안전처 고객지원담당관실접수부서
- 식품의약품안전처 평가원 영양기능연구팀처리부서

3) 제출자료

- 제출자료 전체의 총괄 요약본
- 기원, 개발경위, 국내 · 외 인정 및 사용현황 등에 관한 자료
- 제조방법에 관한 자료
- 원료의 특성에 관한 자료
- 기능성분또는 지표성분에 대한 규격 및 시험방법에 관한 자료 및 시험성적서
- 유해물질에 대한 규격 및 시험방법에 관한 자료
- 안전성에 관한 자료
- 기능성 내용에 관한 자료
- 섭취량, 섭취 시 주의사항 및 그 설정에 관한 자료
- 의약품과 같거나 유사하지 않음을 확인하는 자료

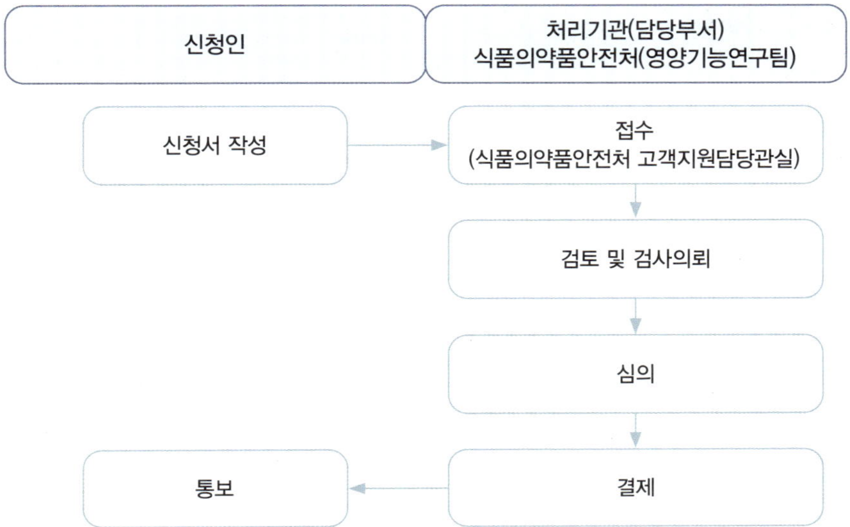

2. 제품 개발을 위한 R&D 단계

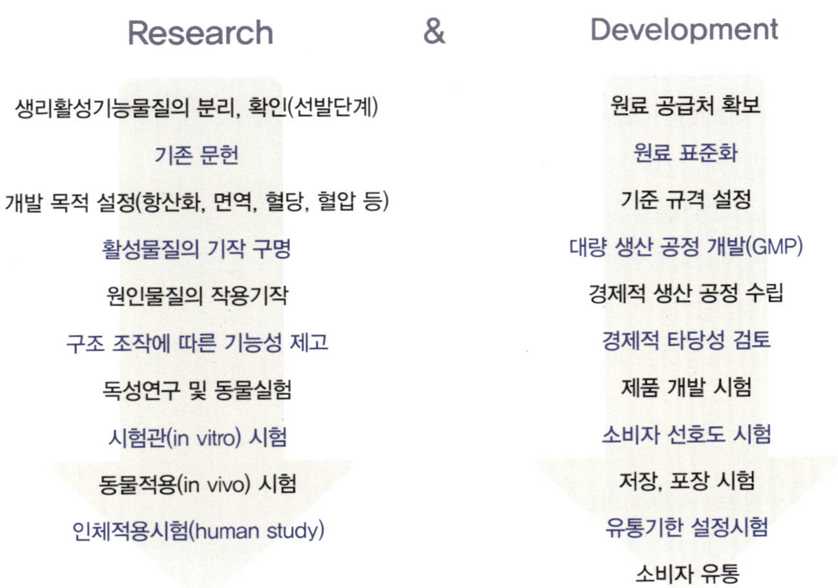
Research
&
Development
생리활성기능물질의 분리, 확인(선발단계)
기존 문헌
개발 목적 설정(항산화, 면역, 혈당, 혈압 등)
활성물질의 기작 구명
원인물질의 작용기작
구조 조작에 따른 기능성 제고
독성연구 및 동물실험
시험관(in vitro) 시험
동물적용(in vivo) 시험
인체적용시험(human study)
원료 공급처 확보
원료 표준화
기준 규격 설정
대량 생산 공정 개발(GMP)
경제적 생산 공정 수립
경제적 타당성 검토
제품 개발 시험
소비자 선호도 시험
저장, 포장 시험
유통기한 설정시험
소비자 유통

참고문헌

국내문헌

가공식품 세분시장 현황. 농수산식품유통공사. 2016

강성호 외. 천연물 추출 및 분리분석. 자유아카데미. 2013

건강기능식품 개발자를 위한 기능성 원료 표준화 지침서. 식품의약품안전처, 2008

건강기능식품의 기준 및 규격. 식품의약품안전처 고시 제2018-67호

건강기능식품 기능성 평가 가이드라인. 식품의약품안전처. (연도는 각 기능성별로 상이함)

건강기능식품에 관한 법률. 법률 제15706호

건강기능식품공전. 한국건강기능식품협회. 2013

고정삼. **식품가공학**. 도서출판 유한문화사. 2006

고종호 외. **증보 건강 기능성 식품학**. 보문각. 2011

골다공증 및 골다공증 골절 Fact Sheet 2018. 대한골대사학회. 2018

권혜영 외. **피부과학**. 메디시언. 2014

금종화 외. **식품위생 관련 법규**. 도서출판 효일. 2010

기능별로 본 건강기능식품학. 한국약학교육협의회 제4판, 신일북스, 2017

김동원외. **식품가공실험**. 문운당. 2010

김미경 외. **새로 쓰는 건강기능식품 길잡이**. 교문사. 2016

김미리 외. **건강에 도움이 되는 기능성식품**. 파워북. 2015

김병묵. **식품저장학**. 진로연구사. 2010

김재욱 외. **농산식품가공학**. 문운당. 2010

김현택 외. **신경과학자를 위한 뇌질환 동물행동검사**. 시그마프레스. 2006

김형열 외. **식품가공기술학**. 효일문화사. 2006

깻잎 추출물을 포함하는 비만 예방 및 치료용 약학적 조성물 및 기능성 식품(특허등록번호 KR100644762B1)

남궁석 외. **개정 식품가공저장실습**. 선진문화사. 2002

노완섭 외. **건강보조식품과 기능성식품**. 도서출판 효일. 2000

대한피부과학회 교과서 편찬위원회. **피부과학**. ㈜대학의학서적. 2014

마테잎 및 마테잎 가루를 함유한 배추김치 및 그 제조방법(특허출원번호 10-2012-0046356)

박문현 외. **식품포장학**. 형설출판사. 2007

박문호. **그림으로 읽는 뇌과학의 모든 것**. (주)휴머니스트 출판그룹. 2013

박원종 외. **식품가공의 이해**. 효일문화사. 2002

박정숙. **식품구매론**. 도서출판 효일. 2006

박헌국 외. **식품가공저장학**. 진로연구사. 2013

비만 진료지침. 대한비만학회 2018

송재철 외. **식품가공저장학**. 효일문화사. 2004

신해헌 외. **식품가공저장학**. 지구문화사. 2009

식품과학기술사전. 광일문화사. 2008

식품공전. 한국식품산업협회. 2013

식품위생법. 한국식품산업협회. 2014

식품의약품안전청. 건강기능식품 GMP 해설서. 2004

식품의약품안전청. GMP 제형별 설계도 모델케이스 보급·우수건강기능식품제조기준(GMP) 관리지침서. 2006

식품의약품안전청. GMP 제형별 설계도 모델케이스 보급·중소규모업소 GMP 제조공정 수행 매뉴얼. 2006

식품의약품안전청. 우수건강기능식품 6개 제형별 매뉴얼. 2006

안용근 외. **현 식품 가공실험**. 효일문화사. 1999

우경지 외. 우리나라 50세 이상 성인에서의 골관절염 유병률(2010~2013). 주간 건강과 질병(질병관리본부) 제 8권 4호. 82-84

이경애 외. **식품가공저장학**. 교문사. 2012

이상영 외. **건강식품개발매뉴얼**. 신광출판사. 2006

이연숙 외. **이해하기 쉬운 인체생리학**. 파워북. 2011

이종철. **자재관리론**. 도서출판 글로벌. 2001

이형주 외. **기능성식품학**. 수학사. 2011

일차의료용 고혈압 임상진료지침. 대한의학회. 2014

일차의료용 고혈압 권고활용 매뉴얼. 대한의학회. 2018

2014 건강기능식품과 기능성식품소재 시장현황. 임팩트. 2014

의약품의 약리학적 평가기법(고혈압치료제). 식품의약품안전처. 2014

장연진. **식품공업의 품질관리와 신제품개발**. 도서출판 세진사. 1990

장학길 외. **식품가공학**. 신광출판사. 2010

정강현 외. **식품가공학**. 문운당. 2007

제제공학 편찬위원회. **제제공학**. 도서출판 신일상사. 2005

청소년건강행태온라인조사. 보건복지부 질병관리본부. 2017

표영희 외. **메디컬 스킨케어**. 파워북. 2018

한국식품과학회. **식품과학기술사전**. 광일문화사. 2008

한국식품과학 교수협의회 편. **식품(산업)기사**. 지구문화사. 2008

한명규. **식품가공저장학**. 형설출판사. 2010

홍기운 외. **최신식품구매론**. 대왕사. 2002

2016 건강행태 및 만성질환 통계. 국민건강영양조사 제7기 1차년도(2016) 및 제12차(2016년)

NCS 건강기능식품 제조가공 학습모듈 ; 건조분말,분말류, 추출물, 캡슐류, 환류, 과립류 제조 가공

국외문헌

Life: The Science of Biology, 9th edition, W. H. Freeman. 2009

Biochemistry: Concepts and Connections, Pearson. 2016

Memory disorders in psychiatric practice. Cambridge, UK ; New York, NY, Cambridge University Press. 2000

Reactive oxygen species in biology and human health, CRC press. 2016

홈페이지

국가직무능력표준 http://www.ncs.go.kr

국민건강보험공단 http://www.nhis.or.kr/retrieveHomeMain.xx

국립수산물품질관리원 http://www.nfqs.go.kr/2013/index.asp

구매자재창고배치도 http://blog.naver.com/kqm45/220204410744

세척 공법 http://ecoworld21c.com/industry_Clean_Cycling

식품의약품안전처 통계자료 http://www.mfda.go.kr

자동세척시스템 http://hypoclean.tistory.com/353

통계청 http://www.kostat.go.kr

한국인정기구 http://www.kolas.go.kr

국외학회지

Abdul Rahman H, Saari N, Abas F, Ismail A, Mumtaz MW, Abdul Hamid A. Anti-obesity and antioxidant activities of selected medicinal plants and phytochemical profiling of bioactive compounds. Int J Food Prop. 20(11):2616–29. 2017

Ahmed HH, Hamza AH, Kotob SE. Corn silk offers multimechanistic approaches in mitigating obesity in rodents. AJPCR. 9(4):292–8. 2016

Ano Y, Nakayama H, Preventive Effects of Dairy Products on Dementia and the Underlying Mechanisms. Int J Mol Sci 19(7):E1927. 2018

Baboota RK, Bishnoi M, Ambalam P, Kondepudi KK, Sarma SM, Boparai RK, et al. Functional food ingredients for the management of obesity and associated co-morbidities-A review. J Jff. 5(3):997–1012. 2013

Baranowska M, Bartoszek A. Antioxidant and antimicrobial properties of bioactive phytochemicals from cranberry. PHMD. 70(0):1460–8. 2016

Bastida JM, Benito R, Janusz K, Diez-Campelo M, Hernandez-Sanchez JM, Marcellini S, et al. Two novel variants of the ABCG5 gene cause xanthelasmas and macrothrombocytopenia: a brief review of hematologic abnormalities of sitosterolemia. JTH. 15(9):1859–66. 2017

Berkoz M, Yildirim M, Arvas G, Turkmen O. Effect of capsaicin on transcription factors in 3T3–L1 cell line. Eastern J Med 20(1):34–45. 2015

Cervantes Gracia K, Llanas-Cornejo D, Husi H. CVD and Oxidative Stress. J Clin Med. 20 : 6(2). 2017

Chaiittianan R, Sutthanut K, Rattanathongkom A. Purple corn silk: A potential anti–obesity agent with inhibition on adipogenesis and induction on lipolysis and apoptosis in adipocytes. J. Ethnopharmacol. 201:9–16. 2017

Chen Z, Zhang C, Gao F, Fu Q, Fu C, He Y, et al. A systematic review on the rhizome of Ligusticum chuanxiong Hort. (Chuanxiong). Food Chem Toxicol. 119:309–25. 2018

Cicero AFG, Colletti A, Bajraktari G, Descamps O, Djuric DM, Ezhov M, et al. Lipid-lowering nutraceuticals in clinical practice: position paper from an International Lipid Expert Panel. Nutr Rev. 75(9):731–67. 2017

Dorris SL, Peebles RS, Jr. PGI2 as a regulator of inflammatory diseases. Mediators inflamm. 2012:926968. 2012

Egras AM, Hamilton WR, Lenz TL, Monaghan MS. An evidence-based review of fat modifying supplemental weight loss products. J Obes. pii: 297315. 2011

Ensor M, Williams J, Smith R, Banfield A, Lodder RA. Effects of three low-dosese of d-tagatose on glycemic control over six months in subjects with mild type 2 diabetes mellitus under control with diet and exercise. J Endocrinol Diabetes Obes. 2(4):1057–85. 2014

Fang J, Little PJ, Xu S. Atheroprotective Effects and Molecular Targets of Tanshinones Derived From Herbal Medicine Danshen. Med Res Rev. 38(1):201–28. 2018

Fasshauer M, Blüher M. Adipokines in health and disease. Trends Pharmacol Sci. 36(7):461–70. 2015

Fayad S, Morin P, Nehme R. Use of chromatographic and electrophoretic tools for assaying elastase, collagenase, hyaluronidase, and tyrosinase activity. J Chromatogr A. 1529:1–28. 2017

Ford NA, Lashinger LM, Allott EH, Hursting SD. Mechanistic targets and phytochemical strategies for breaking the obesity-cancer link. Front Oncol. 3:209. 2013

Fumeron F, Bard JM, Lecerf JM. Interindividual variability in the cholesterol-lowering effect of supplementation with plant sterols or stanols. Nutr Rev. 75(2):134–45. 2017

Ghoshal K, Bhattacharyya M. Adiponectin: Probe of the molecular paradigm associating diabetes and obesity. World J Diabetes. 6(1):151–166. 2015

Green H, Meuth M. An established pre-adipose cell line and its differentiation in culture. Cell. 3(2):127–33. 1974

Guerrero-Wyss M, Durán Agüero S, Angarita Dávila L. D-Tagatose Is a Promising Sweetener to Control Glycaemia: A New Functional Food. Biomed Res Int. 9;8718053. 2018

Halliwell B. Reactive oxygen species in living systems: source, biochemistry, and role in human disease. Am J Med. 91(3C):14S–22S. 1991

Hirsch GE, Viecili PRN, de Almeida AS, Nascimento S, Porto FG, Otero J, et al. Natural Products with Antiplatelet Action. Curr Pharm Des. 23(8):1228–46. 2017

Juliet MP, Anitra CC, Vissers MCM. The Roles of Vitamin C in Skin Health. Nutrients. 9(8):866. 2017

Kyungho P. Role of Micronutrients in Skin Health and Function. Biomol Ther. 23(3):207–217. 2015

Lou-Bonafonte JM, Gabas–Rivera C, Navarro MA, Osada J. The Search for Dietary Supplements to Elevate or Activate Circulating Paraoxonases. Int J Mol Sci. 18(2). 2017

Mangels DR, Mohler ER, 3rd. Catechins as Potential Mediators of Cardiovascular Health. Arterioscler Thromb Vasc Biol. 37(5):757–63. 2017

Menzaghi C, Trischitta V, Doria A. Genetic influences of adiponectin on insulin resistance, type 2 diabetes, and cardiovascular disease. Diabetes. 56(5):1198–1209. 2007

Mopuri R, Islam MS. Medicinal plants and phytochemicals with anti–obesogenic potentials: A review. Biomed Pharmacother. 89:1442–52. 2017

Naveed M, Hejazi V, Abbas M, Kamboh AA, Khan GJ, Shumzaid M, et al. Chlorogenic acid (CGA): A pharmacological review and call for further research. Biomed Pharmacother. 97:67–74. 2018

Nordberg J, Arnér ES. Reactive oxygen species, antioxidants, and the mammalian thioredoxin system. Free Radic Biol Med. 31(11):1287–312. 2001

Onakpoya I, Davies L, Posadzki P, Ernst E. The efficacy of Irvingia gabonensis supplementation in the management of overweight and obesity: a systematic review of randomized controlled trials. J Diet. Suppl. 10(1):29–38. 2013

Panossian A. Understanding adaptogenic activity: specificity of the pharmacological action of adaptogens and other phytochemicals. Ann N Y Acad Sci. 1401(1):49–64. 2017

Perez-Burillo S, Oliveras MJ, Quesada J, Rufian-Henares JA, Pastoriza S. Relationship between composition and bioactivity of persimmon and kiwifruit. Food Res Int. 105:461-72. 2018

Pittayapruek P, Meephansan J, Prapapan O, Komine M, Ohtsuki M. Role of Matrix Metalloproteinases in Photoaging and Photocarcinogenesis. Int J Mol Sci 17(6):E868. 2016

Rios-Hoyo A, Gutierrez-Salmean G. New Dietary Supplements for Obesity: What We Currently Know. Curr Obes Rep. 5(2):262-70. 2016

Saqib U, Sarkar S, Suk K, Mohammad O, Baig MS, Savai R. Phytochemicals as modulators of M1-M2 macrophages in inflammation. Oncotarget. 9(25):17937-50. 2018

Scolaro B, Soo Jin Kim H, de Castro IA. Bioactive compounds as an alternative for drug co-therapy: Overcoming challenges in cardiovascular disease prevention. Crit Rev Food Sci Nutr. 58(6):958-71. 2018

Stoica L, Stoica BA, Olinici D, Onofrei P, Botez EA, Cotrutz CE. Correlations between morphological changes induced by curcumin and its biological activities. Rom J Morphol Embryol. 59(1):65-9. 2018

Stuehr DJ. Enzymes of the L-Arginine to Nitric Oxide Pathway. J Nutr. 134(10):2748S-51S. 2004

Tajik N, Tajik M, Mack I, Enck P. The potential effects of chlorogenic acid, the main phenolic components in coffee, on health: a comprehensive review of the literature. Eur J Nutr. 56(7):2215-44. 2017

Thaung Zaw JJ, Howe PRC, Wong RHX, Does phytoestrogen supplementation improve cognition in humans? A systematic review. Ann N Y Acad Sci. 1403(1):150-163. 2017

Trevino-Saldana N, Garcia-Rivas G. Regulation of Sirtuin-Mediated Protein Deacetylation by Cardioprotective Phytochemicals. Oxid Med Cell Longev. 1750306. 2017

찾아보기

기타

* 저자 소개

박희정 이화여자대학교 대학원 식품영양학과 박사
현재 상명대학교 식품영양학과 교수

정도원 서울대학교 대학원 식품공학전공 박사
현재 동덕여자대학교 식품영양학과 교수

이은정 고려대학교 대학원 식품생명공학전공 박사
현재 한국폴리텍대학 바이오식품분석과 교수

김범식 연세대학교 대학원 식품영양학과 박사
현재 연성대학교 식품영양학과 교수

변상균 서울대학교 대학원 농생명공학전공 박사
현재 연세대학교 생명공학과 교수

김종은 서울대학교 대학원 식품공학전공 박사
현재 국립한국교통대학교 식품생명학부 교수

이해하기 쉬운
건강기능식품

2019년 3월 4일 초판 발행
2021년 9월 5일 2쇄 발행

지은이 | 박희정 · 정도원 · 이은정 · 김범식 · 변상균 · 김종은
발행인 | 유제구
발행처 | 도서출판 파워북
주 소 | 경기도 고양시 일산동구 호수로 358-25
동문타워2차 529호
전 화 | (02) 730-1412
F A X | (031) 908-1410
등 록 | 1997. 1. 31 제 2014-000067호
편 집 | 북스북스(hynho3196@nate.com)

정가 23,000원
ISBN 978-89-8160-390-8 (93590)